증상별로 보는

한방약
가이드북

이광만 지음

대조 大棗

계피 桂皮

인진호 茵蔯蒿

세신 細辛

후박 厚朴

비염 · 갱년기장애 · 냉증
불면증 · 소화불량 · 부종 · 두통
과민성대장증후군 · 피부건조증 · 허약체질
만성피로증후군 등
58가지 증상에 따른 한방약 소개

황백 黃柏

지실 枳實

시호 柴胡

맥문동 麥門冬

천궁 川芎

목단피 牧丹皮

황기 黃耆

건강한 삶

58가지 증상별로 보는

한방약 가이드북

이광만 지음

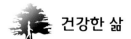
건강한 삶

58가지 증상별로 보는
한방약 가이드북

발행일 · 2020년 6월 11일
지은이 · 이광만
발　행 · 소경자
출　판 · 건강한 삶

등　록 · 제2019-000001호
e-mail · visiongm@naver.com
ISBN · 979-11-970691-0-9 93510

정　가 · 25,000원

국립중앙도서관 출판예정도서목록(CIP)

이 도서의 국립중앙도서관 출판예정도서목록(CIP)은 서지정보유통지원시스템 홈페이지(http://seoji.nl.go.kr)와
국가자료종합목록 구축시스템(http://kolis-net.nl.go.kr)에서 이용하실 수 있습니다.
(CIP제어번호 : CIP2020022039)

몇 년 전 일이다. 집사람이 머리와 얼굴이 갑자기 화끈거리고 땀이 나며, 열감이 목을 통해 가슴까지 퍼져가는 느낌이 드는 증상이 나타난다고 했다. 그래서 병원에 가서 진찰을 받았더니, 갱년기증후군이라고 했다. 호르몬제를 처방받아 며칠 동안 먹었더니, 증상이 훨씬 호전되었다. 하지만 호르몬대체요법으로 인해 유방암, 심장질환, 뇌졸중 등을 비롯하여, 질 출혈과 체중 증가, 복부 팽만감 등의 부작용이 발생할 위험이 증가할 수 있다고 했다. 찜찜하긴 했지만 그렇다고 호르몬제를 먹지 않을 수도 없는 상황이었다.

그러던 중, 알고 지내던 한의사를 만나 이러한 증상을 이야기했더니 '가미소요산'을 처방 해주었다. 그것을 복용했더니 열 오르는 증상이 없어지고, 우울하던 기분도 정상으로 돌아왔 다고 했다. 그때부터 나는 '한방약'에 무언가 특별한 것이 있구나 하고 생각하여, 한번 공부 해보기로 마음먹었다. 우선 집 가까이에 있는 한의대학교의 평생교육원에 가서 한방 약차 수업을 들었다. 공부하면서 실제로 한방 약차를 만들어 마셔보니, 일상생활에서 흔하게 나타 나는 증상들이 없어지거나 완화되는 것을 보고 너무 신기했다. 3년간 한방차를 공부한 후, 본격적으로 한방 약차와 한방약에 대해 공부해보고 싶은 생각이 들었다. 그래서 지금은 《원광디지털대학교》〈한방건강학과〉에 입학해서 한방에 대해 열심히 배우면서, 나름대로 연구하고 있는 중이다.

한방약漢方藥은 매우 오랜 역사를 가지고 있다. 후한 시대(기원 3세기 경)에 장중경이 저술한 《상한잡병론》이라는 의서에 지금도 많이 처방되는 '갈근탕', '반하사심탕', '계지탕', '당귀작약산', '대시호탕', '마황탕' 등의 한방약이 나온다. 그러면 한방약은 왜 이처럼 오랜 세월동안 긴 생명력을 유지하며, 전해 내려오는 것일까? 그것은 한방약의 약효가 시대를 초월하여 많은 사람들에게 인정받기 때문일 것이다.

그러나 한편으로는 이러한 한방약이 우리나라에서는 잘 활용되고 있지 않은 것 같아 무척 아쉬운 생각이 든다. 언제부터인지 우리나라에서는 한약은 보약이라는 인식이 있었다. 그래서 철이 바뀔 때면 으레 한약 한 제 정도는 먹는 것이 일반화된 적도 있었다. 또한 한의사들이 이런 호황에 힘입어 자신에 제조한 탕약만을 고집하게 되고, 표준화된 한방약은 소홀히 한 경향도 있었다. 그러나 경기가 나빠지고 건강보조식품 시장이 확대되면서 한방약의 입지는 점점 더 좁아지게 되었다. 최근 일부 한의사를 중심으로 표준화된 한방약 특히 보험한방약의 사용을 확대하려는 움직임이 일고 있어, 그나마 다행으로 생각하고 있다.

한방약의 대중화가 잘 되어 있는 일본의 예를 보자. 일본에는 한의사라는 식종이 별도로 없고, 의사로 일원화되어 있다. 이 때문에 현대식 전문장비를 이용하는 의사들이 한방의학에 접근하는 방식이 침술이나 다른 의료 방법보다는 한방약에 제한될 수밖에 없다. 또 일본은 한방약의 배합비율이 각 제약회사마다 조금씩 다르기는 하지만 거의 표준화되어 있다. 다시 말하자면 대량생산이 가능한 시스템이며, 일반화된 임상이 가능하다는 뜻이다. 이것이 현재의 일본 한방약이 대중화되는 데 큰 기여를 했다고 본다.

일본의 의사들은 소정의 교육만 받으면 누구나 한방약을 처방할 수 있다. 2011년 일본한 방생약제협회의 설문조사에 따르면 일본 의사들의 80%가 일상적으로 한방약을 처방하고 있다고 한다. 물론 양약에 비해 사용비율은 낮은 편이지만, 그래도 꽤 유명한 상비약 수준의 한방약들이 약국에서 판매되고 있으며, 보험이 적용되는 한방약의 수도 148종(우리나라는 56종)이나 된다.

또 한방약의 생산판매 규모가 한국시장 전체와 맞먹을 정도로 큰 쯔무라제약과 같은 세계 적인 한방제약회사 역시 한방약의 대중화에 크게 기여한 것으로 보인다. 뿐만 아니라 〈일본 동양의학회〉를 비롯한 각종 전문의학회에서 EBM(증거중심의학)에 기초한 진료자료를 주기 적으로 발표하고 있어서, 임상적인 측면에서도 한방의학이 크게 발달되어 있는 것으로 보인 다. 이 책이 나오는 처방례는 대부분 일본의 임상례를 참고한 것이다. 하지만 앞으로 우리나 라에서도 일본의 사례와 마찬가지로 EBM에 기초한 임상사례들이 많이 발표되어 한방약이 일반인들에게도 보편적으로 적용되는 계기가 되었으면 하는 바람이다.

이 책을 쓰면서 가급적 어려운 한방의학 용어는 사용하지 않으려고 노력했다. 그리고 진단명이나 현대의학의 증상명에 의거하여 처방함으로써, 일반인이라도 쉽게 한방약에 접근 할 수 있도록 하였다. 이 책에 소개된 처방은 상당수 우리나라에서 구할 수 있는 종류이며, 개중에는 건강보험의 혜택을 받을 수 있는 것도 포함되어 있다. 또 우리나라에서 구할 수 없는 것일지라도, 대부분 과립제 형태로 외국에서 수입되어 국내에 유통되는 것들이다. 게다가 특별한 경우에는 한의사의 탕전처방이 가능한 것들이기 때문에, 마음만 먹으면 적용하기에 큰 어려움이 없을 것으로 여겨진다.

한방약은 같은 병명이거나 비슷한 증상일지라도 '증'에 따라 처방이 달라지기 때문에, 한방에 대한 기본 지식을 이해한 후에 한방약을 사용해야 한다. 또 양약에 비해 적긴 하지만 간혹 부작용이 나타날 수가 있다. 이때에는 즉시 복용을 중지하고 전문가와 상의해야 한다.

아무쪼록 이 책을 보고 많은 사람들이 한방약과 친해져서, 보다 더 '건강한 삶'을 살아가는 하나의 계기가 되었으면 하는 바람이다.

2020년 6월
日新又日新을 꿈꾸는 **이 광 만**

이 광 만

경북대학교 전자공학과에서 학사 및 석사학위를 받고, 그 후 20년 동안 이와 관련된 분야에서 근무하였다. 2005년부터 조경수 재배를 시작하였으며, 2012년에 경북대학교 대학원에서 조경학 석사학위를 받았다.

2016년부터 《대구한의대학교》 평생교육원에서 한방약차 교육을 받았으며, 2019년에는 《원광디지털대학교》 〈한방건강학과〉에 입학하여 한방과 건강에 관한 공부를 하고 있다.

현재 조경 관련 일을 하고 있으며, 조경과 나무에 관한 책을 쓰고 있다. 또 한방 및 건강과 관련된 책을 집필하고 있다.

저서로는 《나뭇잎 도감》, 《겨울눈 도감》, 《한국의 조경수(1)·(2)》, 《나무 스토리텔링》, 《성경 속 나무 스토리텔링》, 《그리스신화 속 꽃 스토리텔링》, 《그림으로 보는 식물용어사전》 등 여러 권이 있다.

건강한 삶

〈건강한 삶〉은 2019년 설립된 출판사로 건강 및 한방과 관련된 책을 출간하고 있다.

PART **03** 한방약 사전

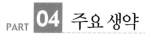

PART **04** 주요 생약

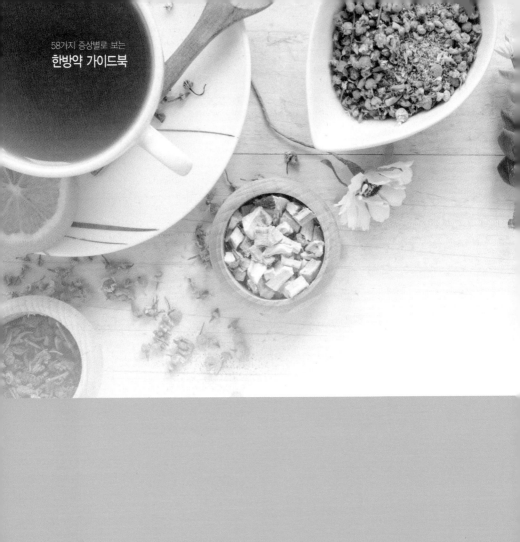

58가지 증상별로 보는
한방약 가이드북

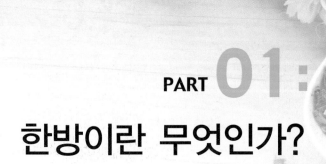

PART 01 :

한방이란 무엇인가?

한방의 이해

| 한방의 역사

● 한방의 기본 의학서 「황제내경」, 「상한잡병론」, 「신농본초경」

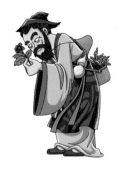

한방의 원류는 중국 춘추시대 기원전 2세기경까지 거슬러 올라간다. 그 시대 중국 최고의 의학서인 「황제내경黃帝內經」은 한방의 기초이론이 되는 인체의 생리, 병리 등을 기술한 〈소문素問〉과 진단, 치료, 침구 등을 기술한 〈영추靈樞〉로 이루어져 있다. 후한 시대 기원 3세기경에 들어서면, 장중경이 「상한잡병론傷寒雜病論」이라는 의학서를 쓴다. 이 책은 지금까지도 한방의학의 바이블이라 불리는데, 〈상한론傷寒論〉과 〈금궤요략金匱要略〉 2부분으로 이루어져 있다. 〈상한론〉에는 상한이라 불리는 급성병의 과정과 각 병기에 이용되는 처방이 쓰여 있으며, 〈금궤요략〉에는 급성병 이외의 만성병에 대해 쓰여 있다.

한편 후한시대에 365종의 생약에 대한 약효 등을 해설한 약물서인 「신농본초경神農本草經」이 완성되어, 중국에서 가장 오래된 약물학서로 인식되고 있다. 「신농본초경」에는 생약을 약효에 따라 상품120종, 중품120종, 하품125종으로 분류하였다. 상품은 양명養命하는 약초로 독성이 없거나 약해서 장기간 복용해도 문제가 없는 것이며, 중품은 양성養性하는 약초로 사용방법에 따라 무독인 것과 유독인 것이 있어 복용에 주의를 요하는 것이

다. 또 하품은 병을 치료하는 약으로 독성이 강하기 때문에 장기간 복용할
수 없는 것이다.

● 동아시아 최고의 한방의서 「동의보감」

한편 우리나라에서는 삼국시대부터 중국에서 의서와 약재를 수입하여
사용해왔다. 세종 때에는 「향약집성방鄕藥集成方」을 완성하여, 우리나라에
서 생산되는 향약으로 질병을 치료하고자 하였다. 또 의관 허준이 선조의
명을 받아 중국과 조선의 의학서적을 집대성하여 「동의보감東醫寶鑑」을 저
술하였다. 총 25권 25책의 목활자로 발행된 이 책은, 지금까지도 한의학
의 바이블로 널리 인용되고 있다.

한방의 장점

● 검사에서 이상이 없는데도 괴로운 증상에 유효하다

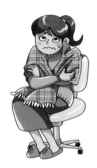

괴로운 증상이 있어서 병원을 찾아가 검사를 받았지
만, '이상 없음'이라는 진단을 받는 경우가 있다. 진단
으로 어떤 병인지 알 수 있다면 그에 적합한 치료법이
찾아보겠지만, 병명도 알 수 없는 괴로운 증상이 계속
되어 '생활의 질'을 떨어트리는 경우도 있다.

대표적인 것이 '냉증'이나 '피로감'이다. 한방에서
는 환자가 호소하는 냉증이나 피로감의 증상을 개선하는 목적으로 치료를
행하여, 좋은 효과를 얻기도 한다. 이처럼 서양의학에서는 유효한 치료법
이 확립되어 있지 않은 병일지라도, 한방에 의해 증상의 개선을 기대할 수
있는 것도 많이 있다.

● 미병을 치료한다

한방에는 '미병未病'이라는 개념이 있다. 건강과 질병의 중간단계를 의미하며, 정상에서 벗어난 건강상태지만 아직은 특별한 질병이 발생하지 않은 상태를 말한다. 「황제내경」에 '성인 불치이병 치미병聖人不治已病 治未病'이라는 말이 나오는데, 이는 '훌륭한 의사는 이미 생긴 병을 치료하는 것이 아니라, 아직 생기지 않은 병을 치료한다'라는 의미이다.

한방에서는 미병을 치료의 대상으로 보고 있다. 몸의 균형이 무너지고 있다면 그것을 바로 잡아주는 한방약을 사용함으로써, 체질을 개선하여 병을 예방한다. 메타볼릭증후군, 어깨결림, 변비와 같은 신체의 부조화도 미병에 해당한다고 볼 수 있다. 현대인에게는 병이라 할 정도는 아니고 그렇다고 건강하다고도 할 수 없는 '반건강 상태'인 미병이 증가하고 있다.

> **| '미병'을 치료한다**
> • 1차예방 : 병에 걸리지 않도록 한다(발병예방).
> • 2차예방 : 병의 초기증상을 파악하여 조기에 치료한다(조기발견 · 조기치료).
> • 3차예방 : 이미 병에 걸린 사람이 다른 병을 걸리지 않도록 한다(기능유지).

● 스트레스병에 시달리는 현대인에게 도움이 된다

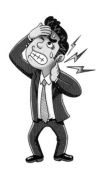

현대사회를 '스트레스 사회'라고 할 정도로, 정신적인 스트레스로 인해 고민하는 사람이 많다. 한방에서는 심신일여心身一如라고 하여, 몸에 나타나는 증상과 함께 마음의 증상도 파악하여 심신양면의 부조화를 개선하는 치료를 행한다.

예를 들면, 대표적인 스트레스병인 과민성대장증

후군은 장관의 기질적인 이상 없는데도 설사나 변비를 반복하는 기능성 장질환이다. 양방에서는 증상에 따라 지사제나 변비약으로 대응하기 때문에 잘 해소되지 않는 경우가 많다. 그러나 한방에서는 '계지가작약탕'을 이용하여, 소화관의 운동기능을 활성화시키면서 불안·불면 등도 함께 개선한다. 이처럼 한방치료는 현대인의 스트레스병에도 도움이 된다.

● 환자 개개인의 맞춤형의료

최근 서양의학에서는 환자 개개인의 맞춤형의료order-made medical treatment가 행해지고 있다. 맞춤형의료는 주문형의료라고도 하며, 개인차유전적 체질차에 맞춘 질병예방 또는 치료를 말한다. 그런데 한방치료야말로 맞춤형의료의 전형이라 할 수 있다. 한방치료에서는 환자 한 사람 한 사람의 체질이나 증상에 대한 반응성의 차이에서 착안하여 치료방법을 찾아내는데, 이것은 최근 유행하고 있는 유전자진단치료와 같은 방식의 치료법이다.

서양의학에서는, 통계적으로 가장 효과가 높은 약을 '1차 선택약'이라 하여 제일 먼저 사용한다. 그러나 한방에서는 환자의 체질과 증症에 맞는 한방약을 우선적으로 선택하여 사용한다. 이러한 환자의 개인차를 중시하는 사고방식이 한방의 큰 장점 중 하나일 것이다.

한방의 특징

서양의학과 한방

● 서양의학과 한방의 차이점

서양의학은 현대의학의 중심이며, 서양과학에 기초를 두고 있다. 병이 생겼을 경우에 그 원인을 찾기 위해 정밀검사 등의 분석적인 수법을 이용하며, 병의 원인 혹은 병이 발생한 부위에 한정하여 치료를 행한다. 한편 한방은 경험적인 것을 중시하며, 사람의 마음까지 포함한 신체를 종합적으로 파악하여 전체적인 균형을 바로 잡는 방법으로 병을 치료한다. 또 서양약은 합성약물로 대부분 단일 화학물질인 경우가 많은데 비해, 한방약은 천연생약을 몇 가지 조합한 복합성분의 약이다.

■ 서양의학과 한방의 특징

서양의학	한 방
• 서양과학에 기초함 • 과학적, 분석적 • 전문분화 • 질병을 진단 • 보편적 • [약]합성약물, 단일성분	• 동양철학에 기초함 • 경험적, 종합적 • 전인적 • '증'을 진단 • 개인적 • [약]천연물질, 복합성분

● 서양의학과 한방의 협력 필요성

현대의학이 눈부시게 발전함에 따라, 이제까지 고치지 못하던 많은 병이 치료가 가능해지고 인간의 수명도 연장되었다. 그러나 서양의학도 만능은 아니다. 서양의학적인 치료에 만족하지 못하고, 한방치료를 희망하는 사람이 늘어나고 있는 것도 사실이다. 물론 한방 역시 만능은 아니지만, 환자가 서양의학에서 만족하지 못하는 부분을 보완해주기도 한다. 그것은 한방의 특징 중 하나인 '환자 개개인의 만족'에 목표를 두고 있기 때문이다.

바꾸어 말하면, 최근 서양의학에서도 많이 언급되고 있는 'QOL생활의 질의 향상'에 중점을 두고 있기 때문이다. 환자가 어떤 원인으로 인해 불편감을 느낀다면 다시 말해 몸에 부조화가 생겼다면, 그것을 경감하는 것이 바로 한방치료의 목표이다. 또 이러한 한방의 장점이 재검토되면서, 서양의학을 기본으로 하는 의료현장에도 한방치료를 도입하는 움직임이 점차 나타나고 있다. '양한방 협진'이 좋은 사례라고 할 수 있을 것이다.

한방이 적합한 분야

● 갱년기장애, 부정수소 등에 효과가 있다

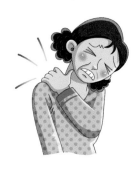

원인이 확실하지 않은 여러 가지 병증, 즉 '부정수소不定愁訴'로 고민하는 여성이 많다. 여성은 매달 월경이라는 파도를 넘어야 하며, 임신·출산·갱년기라는 큰 변동기도 겪어야 한다. 일생동안 남성 이상으로 호르몬분비의 변동이 심하며, 이로 인해 자율신경에도 영향을 미쳐 부정수소가 많이 발생한다.

부정수소나 갱년기장애와 같은 증상은 검사를 하더라도 원인을 특정하기가 쉽지 않기 때문에, 서양의학에서는 대응하기 어려운 분야이다. 여성의 월경, 출산, 갱년기 등에서 나타나는 두통, 열오름, 어지럼증, 발한, 열감, 냉증 등의 증상에 한방치료가 널리 행해지고 있다. 이것은 한방치료가 여성의 심신양면에 나타나는 증상을 동시에 치료하는데 유용하기 때문이다. 또 하나의 한방약으로 여러 가지 증상을 동시에 치료할 수 있는, 한방약의 특징 때문이기도 하다.

● 특히 노약자, 고령자에게 적합하다

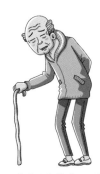

　　의학의 눈부신 발전으로 인해 인간의 수명은 크게 연장되었지만, 한편으로는 완치가 어려운 만성질환을 가진 사람의 수도 증가하고 있다. 또 노화에 따른 질병과 만성질환 환자가 늘어나면서, 이들이 사용하는 약의 종류와 양도 크게 증가하고 있다.

　　특히 고령자는 신체장기의 기능이 약해짐에 따라 약을 분해하고 배설하는 기능이 저하되면서, 복용한 약이 몸에 축적되어 부작용을 일으키기 쉬운 경향이 있다. 이러한 부작용은 고령으로 갈수록 커진다. 예를 들면 '어지럼증'과 같은 증상은 젊은 사람이라면 큰 문제가 되지 않을 수도 있지만, 운동기능이 저하된 고령자에게는 낙상이나 전도로 이어질 수도 있다. 또 뼈가 약하기 때문에 대수롭지 않은 낙상이나 전도가 골절로 연결되기도 한다. 이런 경우에 치료를 위해 사용한 약의 부작용으로 새로운 이상증상이 발생하기도 하고, 또 부작용 때문에 약을 사용하기 어려운 경우도 생긴다.

　　이러한 고령자 특유의 문제에 대해, 여러 가지 부조화가 발생하지 않도록 전신의 기능을 조절하는 한방약을 활용하는 것도 좋은 대처법이 될 수 있다. 고령자가 많이 입원해 있는 요양시설에서, 일상생활과 관련된 동작을 개선하기 위한 목적으로 한방약을 복용시킨 결과, 폐렴과 같은 감염증의 발병률이 낮아졌다는 보고가 있다.

> **| 한방이 잘 듣는 분야**
> - 장기치료가 필요한 만성질환
> - 고령자, 노약자 등 체력이 약해서 약의 부작용이 일어나기 쉬운 사람의 치료
> - 몇 개의 병·증상이 함께 있어서, 여러 개의 서양약이 필요한 사람의 치료
> - 냉증, 만성피로증후군 등, 서양의학적 치료방법을 찾기 어려운 경우

이런 분야에도 효과가 있다

● 개복수술 후의 장폐색이나 장유착 억제에 효과를 발휘

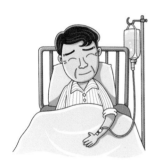 최근 일본에서는 한방치료와 전혀 관계가 없을 것 같은 양방의 외과에서, 한방약을 이용하는 사례가 증가하고 있다고 한다. 개복수술 후에 장관이 막혀 장의 내용물이 통과하지 못하는 장폐색이 생기기도 하는데, 심하면 재수술하는 경우도 있다고 한다. 그런데 장폐색 증상이 있는 사람에게 한방약 '대건중탕'을 사용해본 결과 재수술의 필요성이 많이 줄었다는 연구결과가 있다. 또 복통, 오심, 구토 등의 자각증상이 개선되는 효과도 보였다고 한다.

'대건중탕'에는 소화기관의 운동을 촉진시키는 작용이 있다는 것이 밝혀졌으며, 이것이 수술 후에 일어나기 쉬운 장유착 억제에 도움이 되기 때문이라고 한다. 최근에는 장폐색 예방을 위해, 수술 후에 '대건중탕'을 이

용하는 사례도 증가하고 있다고 한다. 대장암 환자의 수술 후 입원 일수를 조사해보니, '대건중탕'을 복용한 사람이 복용하지 않은 사람에 비해 입원 일수가 짧다는 보고도 있다.

● 항암제의 부작용 및 체력회복에 효과를 발휘

일본에서는 서양약의 부작용을 줄이기 위한 한방약의 역할에 대한 연구가 진행되고 있다고 한다. 특히 한방약을 활용하여 항암제의 부작용을 줄이는 연구기 활발하게 이루어지고 있다. 예를 들면, 대장암에 사용되는 옥살리플라틴 등에서 문제가 되는 말초신경장애에는 '우차신기환'의 효과가 주목을 받고 있다. 또 대장암에 사용되는 이리노테칸이나 만성골수성백혈병에 사용되는 이매티닙 등의 항암제 치료에는 설사가 문제가 되는 경우가 있는데, 이때에 '반하사심탕'을 병용하면 설사가 해결되어 치료를 계속할 수가 있다고 한다. 이 약은 '황련탕'과 함께, 항암제의 부작용으로 많이 나타나는 구내염에도 유효하다. 그 외에 식욕부진이나 전신권태감에 '보중익기탕', '십전대보탕', '인삼양영탕' 등이 이용되기도 한다.

● 치매에 동반되는 여러 증상에 효과가 있다

인지증 치매에 동반되는 난폭한 행동, 피해망상, 주야역전, 이상행동, 흥분 등의 행동 · 심리증상BPSD은 항상 옆에서 케어해야 하는 사람이 필요하기 때문에 간호에 어려움이 많다. 최근 이런 증상을 개선하는데 한방약의 효과가 확인되어, 도입이 증가하는 추세이다.

'조등산'에는 뇌졸중 환자에게 발생하는 무표정 · 무정동 · 무언어 · 무의욕 · 무활동 등의 무력증상이나 환각 · 망상 · 야간섬망 · 수면장애 등의 흥분증상을 개선하는 효과가 있다고 보고되었다. 또 '억간산'을 복용함으로써 알츠하이머병이나 루이소체 치매 환자에게 발생하는 망상 · 환각 · 흥분 · 공격성 · 초조감 등의 증상이 개선되었다는 보고도 있다. 인지증치매 환자에게 이런 증상이 줄어들고 완화된다면, 환자의 QOL 향상은 물론, 옆에서 케어하는 사람의 부담도 경감될 것이다.

● 소화불량, 식욕부진 등 위장의 증상에 효과

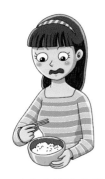

한방에서는 위장의 작용을 중시하기 때문에 '안중산', '평위산', '대건중탕', '시호계지탕' 등 위장의 상태를 조절하는 약이 많다. '육군자탕'도 체력이 허약한 사람의 소화불량이나 식욕부진 등에 효과가 있는 약으로 널리 알려져 있다.

동물실험에서 '육군자탕'이 위벽의 평활근을 이완시켜 음식물이 들어왔을 때 확대되는 저류기능이나 십이지장으로 보내는 배출기능을 개선시켰다는 보고가 있다. 또 위에서 합성되어 분비되는 소화를 돕는 그렐린ghrelin이라는 호르몬의 분비를 촉진시키고 위점막의 혈류를 개선하는 등 소화에 도움이 되는 여러 가지 작용이 보고되고 있다. 검사에서 특별한 이상이 없음에도 불구하고 만성적으로 위의 이상증상이 계속되는 기능성위장장애에도 효과가 있는 것으로 알려져 있다.

● 호흡기질환에도 빠른 효과를 나타낸다

최근 감기치료에 한방약이 널리 사용되고 있다. 일반적으로 한방약은 치료효과가 느리다고 생각한다. 하지만 감기로 인한 발열에 대해 해열효과를 조사한 연구에서, 한방약 갈근탕, 마황탕 등이 서양약 해열제보다 더 빨리 열을 내린다는 결과가 보고되었다. 실제로 시중에서 판매되는 한방감기약 '은교산'은 열을 내리는 효과가 우수한 '연교'가 포함되어 있어서, 열이 나는 감기에는 빠른 효과를 나타낸다.

일본호흡기학회에서는 환자 특히 고령자로부터의 요청에 의해, 호흡기질환에 대한 '한방치료 가이드라인'을 발표하였다. 여기에는 감기를 비롯하여, 감기증후군기침, 인플루엔자, 만성폐쇄성폐질환COPD, 기관지전색 등 호흡기질환에 대한 한방약 처방법이 나와 있다. 내과의도 호흡기질환에 대해 한방약을 쉽게 처방할 수 있도록, 일본서양의학회에서 지침으로 발표한 것이다.

● 알레르기성 피부질환에도 효과가 있다

아토피피부염은 가려움증과 피부건조증을 주된 증상으로 하는 만성 염증성 피부질환이다. 주로 영유아기에 시작되며, 성장하면서 알레르기비염, 천식 같은 호흡기 아토피 질환이 동반되는 경우가 많다.

한방에서는 별도로 아토피피부염이라는 병명을 사용하지 않고, 피부상태나 환자의 체력, 체질 등을 고려하여 그에 적합한 약을 처방한다. 가려움증과 같은 증상에 대해 외용약으로 충분한 효과를 볼 수 없었던 환자에게, 한방약을 사용함으로써 확연히 개선되는 효과를 보였다는 임상실험 결과도 있다. 또 스테로이드 외용제와 병용함으로써, 스테로이드제의 사용량을 줄이는 효과가 있었다고 한다.

묽은 콧물이 나오는 알레르기비염이나 화분증에 '소청룡탕'을 적용한 임상실험에서, 한방의학적 진단인 '증' '수'의 흐름에 이상이 생긴 '수체'을 고려하지 않고 사용한 결과, 약 50%의 사람에게 효과가 있는 것으로 조사되었다. 특히 발작성재채기, 콧물, 코막힘 등에 대해 개선효과가 높았다고 한다. 기관지염에 대한 '소청룡탕'의 유용성도 보고된 것이 있다.

● 생활습관병으로 인한 증상을 개선

한방에는 고혈압 환자의 혈압이나 당뇨병 환자의 혈당치를 직접적으로 내려주는 약은 없다. 그러나 '당귀작약산' 등의 한방약을 사용함으로써 혈류장애를 개선하여 고혈압 수반증상, 당뇨합병증 정신장애 등이 개선되었다는 보고가 있다. 또 서양약 강압제를 사용하여 혈압은 내렸지만, 두통이 나타나는 사람에게 한방약의 효과를 기대할 수 있다.

비만증이란 대사장애로 인해 인체에 지방이 과잉 축적된 상태를 말하며, 한방에는 이러한 비만증을 치료해주는 약이나 치료법은 없다. 그러나 체중감량과 내장지방 감소에 '방풍통성산'이나 '방기황기탕'이 효과가 있는 한방약으로 알려져 있다. 특히 이들 약은 생활습관병에 의해 생기기 쉬운 여러 가지 대사증후군을 치료하는데 유용한 것으로 알려져 있다.

│ 한방의 미래

● 한방의 효과를 과학적으로 밝힌다

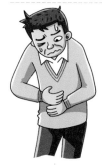

최근 의료분야에서 '근거중심의학EBM, evidence-based medicine'이 주목을 받고 있다. 이것은 임상실험에 의해 치료효과를 확인하고, 그 데이터를 근거로 치료하는 방법을 말한다. 한방에서도 이와 같이 과학적인 근거에 기초한 치료가 요구되고 있어, 서양의학적인 수법에 의한 여러 가지 검증작업이 진행되고 있다. 이 중에는 기존의 방법이 아닌 새로운 방법에 의해 유효성이 밝혀져서, 사용이 확대되는 것도 나오고 있다.

● 서양의학과 한방의 장점을 살리자

양방치료보다 한방치료를 선호하는 사람도 있다. 그러나 한방치료가 적합한 분야가 있기 때문에, 이러한 분야를 잘 선택해서 한방치료를 받는다면, 병을 치료할 수 있는 가능성을 훨씬 높일 수 있을 것이다. 그리고 병을 정확하게 진단하기 위해서는 내시경, CT, MRI 등 양방의 첨단검사장비에 의한 검사가 우선되어야 한다. 또 수술이 필요한 암이나 항생제가 우선되어야 하는 감염증 등은 서양의학적인 치료가 우선이다. 따라서 한방치료를 희망하더라도 먼저 첨단장비에 의한 검사를 받아서, 서양의학적인 치료가 우선되어야 하는 병이 아닌가 확인해보아야 한다.

우리나라와는 달리 일본에서는 서양의사 면허를 취득한 의사가 한방에 관한 교육을 받은 후에, 필요에 따라서 한방약을 처방하고 있다. 또 전체 의사의 약 80%가 한방약을 처방하고 있으며, 그 수는 점점 증가하는 추세라고 한다. 서양의학과 한방이 서로의 장점을 살려서, 환자의 상태에 맞는 치료방법을 도입하는 것이 환자를 위한 최선의 치료법이라 할 수 있을 것이다.

| '증'이란 무엇인가?

● '증'을 판별하여 병을 치료한다

한방에서는 기질적인 이상이나 병변이 없더라도, 기능적인 이상으로 인해 몸이 불편하거나 괴로움을 느끼는 것도 병으로 본다. 그 이유는 전신의 작용에 이상이 생겨, 이런 증상이 일어난다고 보기 때문이다. 환자 한 사람 한 사람의 이상을 파악하는 것을 한방에서는 '증證'이라고 하며, 이렇게 파악한 '증'을 기초로 한방약을 처방한다. 한방치료의 특성을 이해하기 위해서는 우선 질병을 판별하는 방법을 알아야 한다.

● '음양', '허실'이 판별의 기준

'증'을 판별하는 기초가 되는 것이 '음양陰陽', '허실虛實' 등의 개념이다. 이른바 '증상을 보는 기준'이라는 점에서, 여기에 '증'이라는 말을 붙여서 환자의 상태를 나타낸다. 즉 '음증陰證'은 병의 성질이 '한寒'하고, '양증陽證'은 병의 성질이 '열熱'한 것을 말한다.

여기서 '열'은 체온과는 무관하게 열감 · 신경계의 흥분이나 신진대사의 이상항진을 말하며, '한' 역시 체온과는 무관하게 한감 · 신경계나 신진대사의 이상저하를 뜻한다. 또 '허증虛證'은 위장이 허약하고 체력이 약한 것을 말하며, '실증實證'은 위장이 튼튼하고 체력이 강한 것을 말한다.

	병의 성질	체질 경향
음증	한	• 신진대사의 저하
양증	열	• 신진대사의 항진
허증	약	• 체력이 약하다(위장이 허약)
실증	강	• 체력이 강하다(위장이 튼튼)

| '음양'으로 판단한다

● '음양'은 병에 대한 반응의 성질로 본다

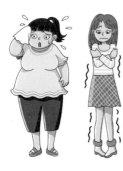

'음양'은 병에 대해 몸이 반응하는 성질을 나타내는 개념이다. 건강한 상태에서는 '음양'의 밸런스가 유지되며, 외부의 상황에 따라 조절된다. 그러나 '음양'의 밸런스가 어느 한쪽으로 기울게 되면, 병이 생기게 된다. 같은 변비라도, 장의 연동운동이 무력하고 차가워서 생기는 노약자의 음증변비와 장에 열이 많아서 생기는 청소년의 양증변비가 있다. 감기에서는 오한이나 한기가 주체인 상태를 '한증寒證', 비교적 높은 열이 나서 더위를 타는 상태를 '열증熱證'이라고 부른다. 다시 말해서, 따뜻하게 해서 편안해지면 '한증', 차갑게 해서 편안해지면 '열증'이라고 생각하면 된다.

● '음증'은 반응이 저하된 상태

'음증'은 몸의 반응이 대체적으로 추위에 의해 지배되는 상태를 말한다. 날씨가 추우면 안색이 창백하게 변하는 사람들이 여기에 해당한다. 또 몸이 냉하면 설사하기 쉬우며, 추울 때 병이 더 악화하는 경향이 있다.

● '양증'의 반응이 활발된 상태

한편 '양증'은 병에 대한 몸의 반응이 활발해서, 열에 지배되는 상태를 말한다. 더위를 많이 타며, 찬 것을 많이 마시고 싶어 하는 사람들이 여기에 해당한다. 이런 사람들은 대부분 몸에 열이 많고, 얼굴이 붉은색을 띤다.

■ 나는 '음증'인가? '양증'인가?

음 증	양 증
• 추위를 많이 탄다. • 따뜻한 음료를 좋아한다. • 온열자극을 좋아한다. • 안색이 창백하다. • 체온이 낮으며, 맥이 약하고 느리다. • 혀의 색이 연하고, 설태가 습윤하다. • 변취가 약하다. • 항문의 작렬감을 동반하지 않는 불소화 설사 • 연한 색의 오줌이 빈번하게 나온다.	• 더위를 많이 탄다. • 찬 음료를 좋아하고, 많이 마신다. • 한냉자극을 좋아한다. • 안색이 홍백색이다. • 체온이 높으며, 맥이 강하고 빠르다. • 혀의 색이 붉고, 설태가 건조하다. • 변취가 심하다. • 항문의 작렬감을 동반하는 설사 (무지근한 배) • 오줌 색이 진하다.

| '허실'로 판단한다

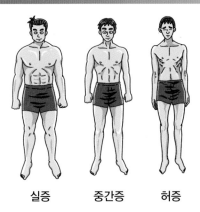

실증   중간증   허증

● '허실'은 체력이나 병에 대한 저항력 또는 반응력을 나타낸다

'허실 虛實'은 체력이나 병에 대한 저항력 또는 반응의 정도를 나타내는 개념이다. 또 체력이 허실의 중간 정도이고, '실증' 또는 '허증' 어느 쪽이라고 말하기 어려운 부류를 '중간증' 또는 '허실간증'이라고 한다.

● '허증'은 체력이 약한 상태

'허증虛證'은 체력이 약하고, 병에 대한 저항력이나 반응이 약한 상태를 말한다. 이런 부류의 사람들은 날씬하고 연약한 체격이며, 쉽게 피로감을 느끼고 위장이 약해서 설사를 잘하는 특징이 있다. 병이 발생한 부위에 동원되는 에너지가 결핍된 상태라고 할 수 있다. 따라서 감기에 걸리더라도 증상이 그다지 심하게 나타나지 않는다.

● '실증'은 체력이 강한 상태

한편 '실증實證'은 체력이 강하고, 병에 대한 저항력이나 반응이 강한 상태를 말한다. 단단한 체격이고 위장이 튼튼하며, 변비에 잘 걸리는 것이 전형적인 특징이다. 그리고 감기에 걸렸을 때도 증상이 심하게 나타난다.

■ 나는 '허증'인가? '실증'인가?

	허 증	실 증
만성질환	• 체력이 약하고 연약하며, 날씬한 체격 • 기력이 없고, 피로감을 잘 느낀다. • 눈빛, 목소리에 힘이 없다. • 복력이 연약하다. • 맥이 약하다. • 설사를 잘 한다.	• 체력이 강하며, 단단한 체격 • 기력이 있고, 피로감을 잘 느끼지 않는다. • 눈빛, 목소리에 힘이 있다. • 복력이 충실하다. • 맥이 강하다. • 변비에 잘 걸린다.
급성질환	• 병에 대한 저항력·반응이 약하다. • 증상이 약하게 나타난다. • 자연적으로 땀이 나온다 　(감기에 걸렸을 때 등). • 맥이 약하다.	• 병에 대한 저항력·반응이 강하다. • 증상이 심하게 나타난다. • 땀이 잘 나오지 않는다 　(감기에 걸렸을 때 등). • 맥이 강하다.

● '기혈수'의 이상으로 병태를 파악한다

　한방에서는 '기혈수 氣血水'가 체내에서 밸런스를 유지하면서 순환함으로써, 생명활동을 영위하며 건강도 유지된다고 생각한다. 이 '기혈수'에 이상이 생겨 양 量이 부족해지거나 흐름이 정체 또는 편중되면, 여러 가지 부조화가 일어난다. '기혈수' 중에 무엇이 어떤 이상을 일으키는가가, 한방에서는 병태를 파악하는 중요한 기준이 된다. 즉 '기혈수'가 어떤 이상 상태인가 하는 것이 '증'을 결정하는 중요한 포인트 중 하나다. 이러한 '기혈수'의 병태에는 '기허', '기역', '기체', '혈허', '어혈', '수체' 등 6종류가 있다.

■ '기혈수'란?

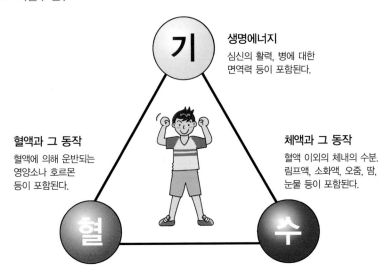

생명에너지
심신의 활력, 병에 대한
면역력 등이 포함된다.

혈액과 그 동작
혈액에 의해 운반되는
영양소나 호르몬
등이 포함된다.

체액과 그 동작
혈액 이외의 체내의 수분.
림프액, 소화액, 오줌, 땀,
눈물 등이 포함된다.

● '기'는 생명에너지

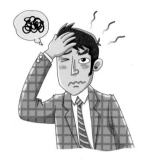

'기氣'란 '원기元氣'의 '기'를 뜻하며, 생명활동을 영위하는 근원적인 생명에너지와 같은 것이다. 따라서 '혈'과 '수'도 '기'의 동작을 지원한다.

'기'의 이상에는 3가지가 있다. '기'의 양이 부족한 것을 '기허氣虛'라고 하며, 심신의 활력이 저하된 상태를 말한다. 또 '기'의 흐름이 정체된 상태를 '기체氣滯' 또는는 '기울氣鬱'라 하며, 억울감이나 불안감을 나타내는 것이 특징이다. '기'가 정체된 부위에 따라, 목이 조이는 느낌이나 복부팽만감 등이 나타나기도 한다. '기'가 순방향이 아니라 역방향으로 역류하는 것을 '기역氣逆'이라 하며, 열오름감이나 가슴두근거림과 같은 증상을 나타낸다.

■ '기'의 이상

기 허	기 역	기 체
'기'의 양이 부족하여, 동작이 저하되고 활력이 떨어진 상태	'기'의 순환이 실조된 상태. 위에서 아래로 순환해야 하는 '기'가 거꾸로 역류하는 상태	'기'의 순환이 나빠져서, '기'가 정체된 상태. 억울감이 특징이다.
'기'가 부족하면	**'기'가 역류하면**	**'기'가 정체하면**
• 몸이 노곤하고, 피로하기 쉽다. • 식욕부진, 기력이 없다. • 설사를 잘 한다. • 감기에 걸리기 쉽다. • 눈빛이나 목소리에 힘이 없다. • 맥이 약하다. • 복력이 약하다.	• 열오름감, 안면홍조 • 손발의 냉기 • 발작성 발한 • 발작성 두통, 기침 • 복통발작, 구토 • 사물을 보고 잘 놀란다. • 배꼽 위부분의 박동	• 억울감을 느낀다 • 의욕이 없다 • 두중감, 머리가 멍한 느낌 • 목이 막히는 느낌 • 가슴이 조이는 느낌 • 복부팽만감, 트림, 방귀 • 증상이 변하기 쉽다.

⬇

'보기제', '이기제'가 필요하다.

● '혈'은 혈액과 혈액의 동작

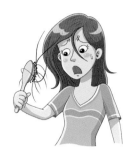

'혈血'이란 몸속의 붉은 액체로, 일반적으로 혈액과 그 흐름을 가리킨다. 혈액이 운반하는 영양성분이나 호르몬과 혈액의 움직임까지도 포함하는 개념이다.

'혈'의 이상에는 '혈'의 양이 부족한 상태인 '혈허血虛'와 '혈'의 순환이 나쁜 상태인 '어혈瘀血'이 있다. '혈허'의 원인은 '혈'을 충분히 만들어 내지 못하는 경우와 소비가 많은 경우가 있으며, '혈허'로 인해 빈혈이나 피부건조 등이 생긴다. '어혈'은 '혈'이 정체되어 생기며, 피부나 점막의 색이 나빠지고 월경이상을 일으키기도 한다.

■ '혈'의 이상

혈 허	어 혈
'혈'의 작용이 부족한 상태. '혈'이 충분히 생산되지 않거나, 소비가 많은 것이 원인이다.	'혈'의 순환이 나빠서 정체된 상태. '기'나 '수'의 이상과 관련된 것이 많다.
'혈'의 양이 부족하면	**'혈'이 정체하면**
• 빈혈, 월경이상, 손톱이상 • 눈의 피로, 어지럼증, 안색불량 • 탈모가 일어나기 쉽다 • 피부의 건조·거침, 손발의 살갗이 잘 튼다 • 지각장애, 저림, 근육경련, 쥐 • 복직근의 긴장	• 얼굴이나 눈 주위의 피부색이 나쁘다 • 입술, 치주, 혀의 색이 나쁘다 • 피하출혈 • 배꼽 아래 부분의 압통·저항 • 두통, 어깨결림, 요통, 사지통증 • 월경이상, 불면, 정신불안정

'보혈제', '구어혈제'가
필요하다

● '수'는 체액과 체액의 동작

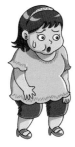

혈액을 제외한 색을 띠지 않는 체액과 체액의 동작을 '수水'라고 한다. 림프액이나 소화액, 오줌, 땀, 눈물, 콧물 등의 분비액과 체내에서 분비되는 모든 수분을 가리킨다. '수'의 이상은 '수체 水滯' 또는 '수독 水毒'이라 하며, '수'의 흐름이 정체되어 생긴 병태를 말한다. 이른바 몸의 일부에 여분의 물이 고인 상태로 부종, 두통, 어지럼증 등의 원인이 된다.

■ '수'의 이상

수 체
'수'가 정체되어, 몸의 일부에 남아있는 상태

'수'가 정체하면		
• 몸이 무거운 느낌	• 물 같은 설사, 물 같은 콧물	• 어지럼증, 기립성현기증
• 오심, 구토, 두통, 두중감	• 부종, 관절의 경직	• 소변감소, 소변과다

'이수제'가 필요하다

▌ 한방에서의 '오장'

● '오장'의 실조에서 이상을 파악한다

이상의 원인이 특정 장기인 경우는 '오장五臟'에 의한 진단이 도움이 된다. 단, 한방에서 말하는 '오장'이란 해부학에서 말하는 장기와 정확히 일치하는 것은 아니며, 심신의 기능을 '간·심·비·폐·신' 5개로 나누어 그 동작의 실조를 보고 증상을 파악한다.

예를 들면, 서양의학에서 말하는 간은 소화기의 하나로, 음식물에서 얼은 영양소의 대사, 유해물질의 해독, 담즙의 분비 등을 담당하는 장기이다. 이에 대해, 한방에서 '간'은 '혈'을 모아서 전신에 영양을 공급하고 근육을 지배하여 긴장을 유지하며, 화를 내는 감정을 조절하는 등의 동작을 하는 것으로 생각한다. 마찬가지로 '심', '비', '폐', '신'도 심장, 비장, 폐, 신장의 동작과 일치하는 점이 있지만, 단순히 그 장기 하나의 기능을 가리키는 것은 아니다.

■ '오장'의 동작과 이상

오장	동 작	이상 증상
간	• 정신활동을 안정시킨다. • 신진대사를 촉진한다. • '혈'을 저장하여, 전신에 영양을 공급한다. • 골격근의 긴장을 유지한다.	• 신경과민, 불안 · 초조감, 분노 • 두드러기, 황달 • 월경이상, 빈혈
심	• '혈'을 순환시킨다. • 의식수준을 유지시킨다. • 각성 · 수면 리듬을 조절한다.	• 초조감, 흥분, 집중력 저하 • 불면, 얕은 잠, 다몽 • 심계항진, 호흡장애, 서맥, 가슴답답함 • 발작성 안면홍조, 열감
비	• 음식물을 소화 · 흡수하여 '기'를 생성한다. • '혈'의 유통을 원활하게 한다. • 근육의 형성과 유지를 담당한다.	• 식욕부진, 소화불량, 오심 · 구토, 복부팽만감, 복통, 설사 • 피하출혈 • 탈력감, 사지나른함, 근위축 • 억울감
폐	• 호흡에 의해, 천(天)의 '기'를 받아들인다 • '기'의 일부에서 '혈'과 '수'를 생성한다. • 피부의 기능을 제어하고, 그 방어력을 유지한다.	• 기침, 가래, 천명, 호흡곤란, 호흡장애, 흉통 • 기도점막의 건조 • 발한이상, 가려움증, 감기에 잘 걸림
신	• 성장 · 발육 · 생식기능을 제어한다. • 뼈 · 치아를 형성하고 유지한다. • 수분대사를 조절한다. • 호흡기능을 유지한다 • 사고력 · 판단력 · 집중력을 유지한다.	• 성욕감퇴, 불임 • 뼈의 노화, 치아의 탈락, 요통 • 부종, 배뇨장애, 눈과 피부의 건조, 호흡장애 • 건망증, 공포감, 경기 • 백내장, 이명

● 오행과 신체 장부의 관계

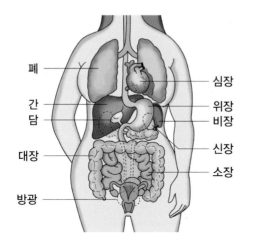

오행	오장	오부
목	간	담
화	심	소장
토	비	위장
금	폐	대장
수	신	방광

● 상생관계와 상극관계

■ 장기오행 관계도
'간'은 '폐'의 제약을 받지만,
'비'를 제어한다.
'신'은 '간'을 생조(生助)한다.

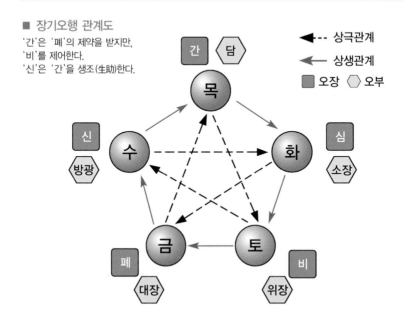

■ 상생관계

• 화살표의 끝에 있는 것을 증가시키거나 강화시키는 작용을 한다.

• '목 → 화 → 토 → 금 → 수'라는 방향으로 흐른다.

• '목'이 타서 '화'가 생긴다. '화'에서 '토'가 생긴다. '토'에서 '금'을 캔다. '금'의 표면에 '수'가 떨어진다. '수'에 의해 '목'이 자란다.

■ 상극관계

• 상극이란 상대를 제압하는 관계로, 화살표의 끝에 있는 것을 감소시키거나 약화시키는 작용을 한다.

• 상생관계의 흐름을 하나씩 뛰어넘어, '목 → 토 → 수 → 화 → 금'의 흐름이 된다.

• '목'은 '토'를 가르고 태어난다. '토'로 제방을 만들어 '수'의 흐름을 변화시킨다. '수'는 '화'를 끈다. '화'는 '금'을 용해시킨다. '금'으로 된 칼로 '목'을 자른다.

'육병위'란?

● '육병위'에 의해 병의 변화단계를 본다

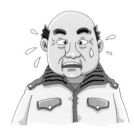

한방에서는 급성감염증과 같이 병상이 급격하게 변해가는 것을 육병위六病位에 기초하여 진단하기도 한다. 육병위란 병의 시작에서 최종상태까지의 변화상태를 6가지 병기로 나누어, 지금 병이 어떤 단계에 있는 가를 알아보는 것이다. 태양병, 소양병, 양명병의 양병기陽病期와 태음병, 소음병, 궐음병의 음병기陰病期가 있다.

이것은 병의 진행상태에 의해 분류하는 개념이지만, 병의 원인과 관계없이 병과 싸우는 몸의 반응패턴에 의해 분류한다. 예를 들면, 감기 초기에 오한, 발열, 두통이 있는 시기는 '태양병'이며, 더 악화되면 기침이 나고 식욕이 없는 시기인 '소양병'으로 옮겨간다. 이처럼 병의 증상이 바뀜에 따라 약의 처방도 달라진다. 한방에서는 '음양', '허실', '육병위' 등 몇 가지 '증'을 조합하여, 환자의 상태를 파악한 후 치료에 들어간다.

■ 병의 진행

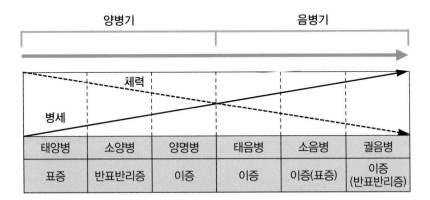

양병기			음병기		
태양병	소양병	양명병	태음병	소음병	궐음병
표증	반표반리증	이증	이증	이증(표증)	이증 (반표반리증)

● 양병기

병보다 체력이 강한 시기이며, 열성반응을 나타낸다. 급성감염증에서 흔히 볼 수 있다.

■ **태양병** : 병을 이기기에, 충분한 체력이 있는 시기이다. 병위는 '표表'에 있으며 오한, 발열, 두통, 항배부의 결림, 부맥 등의 증상이 나타난다. 대표적인 처방으로 '계지탕', '갈근탕', '마황탕' 등이 있다.

■ **소양병** : 병위는 '반표반리 半表半裏'에 있다. 흉협고만이 특징적인 증상이며, 그 외에 미열, 구고, 백~황색의 설태 등의 증상이 나타난다. 대표적인 처방으로 '소시호탕'이 있다.

■ **양명병** : 병이 '이裏'에 도달한 시기이다. 몸의 깊숙한 부위인 소화기에 변비, 복만감 등이 나타나며, 지속적으로 고열과 발한증상이 있다. 주로 '백호탕류'나 '승기탕류' 등이 이용된다.

● 음병기

체력이 쇠약하여 병과 싸울 수 없게 되는 한성반응을 나타내는 시기이다. 만성병에서 흔히 나타난다.

■ 태음병 : 양명병과 같이 병위는 '이裏'이지만, 체력이 저하하고 열은 없다. 또 맥이 약하고 복부에 힘이 없으며, 복통, 구토, 설사, 약맥 등이 나타난다. 대표적인 처방으로 '건중탕', '인삼탕' 등이 있다.

■ 소음병 : 병위는 '이裏'와 동시에 '표表'에도 있다. 맥은 약하고 눕고 싶으며, 강한 권태감이 있는 상태이다. 그 외에도 수족냉증, 물 같은 설사 등의 증상이 나타난다. 주로 '부자제' 등이 이용된다.

■ 궐음병 : 병위는 '이裏'와 '반표반리'에 있다. 전신쇠약으로 위중한 상태이다. 극도의 사지냉증, 상열하한, 극도의 심장쇠약, 음식물이 그대로 배설되는 설사 등의 증상이 나타난다.

한방의 치료원리

전신의 상태를 보고 '증'을 판단한다

● 같은 병명이라도 '증'이 다르면 사용하는 약이 다르다

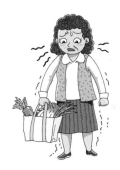

한방에서는 몸의 어떤 부위에 이상이 생겼을 때, 그 부위 뿐 아니라 몸 전체의 부조화에 의해 생긴 것으로 본다. 따라서 이것을 바로 잡아주는 한방약을 이용하여, 전신의 밸런스를 조절함으로써 병을 치료한다.

환자의 몸 상태가 정상에서 얼마나 벗어나 있는지를 보고, '증'을 판별하여 치료의 방향을 결정한다. 예를 들어, 몸에 생긴 열로 인해 몸 상태가 나빠졌다면, 열을 식혀주는 약을 사용하여 병을 치료한다. 반대로 냉으로 인해 몸의 움직임이 나빠지고 병에 대해 반응도 약해졌다면, 몸을 따뜻하게 하는 약을 사용하여 병을 치료한다. 이처럼 몸의 상태에 따라, 몸이 목표로 하는 방향으로 한방약을 선택한다.

따라서 한방치료에서는 서양의학에서 말하는 병명이 같더라도, '증'이 다르면 사용하는 약이 달라진다. 반대로 전혀 다른 병일지라도, 동일한 한방약을 사용하기도 한다. 예를 들면, '대시호탕'은 '실증'인 사람의 변비에 사용되지만, 고혈압에 동반되는 어깨결림, 두통, 열오름 등에도 사용된다. 이러한 한방의 특징을 동병이치 同病異治 또는 이병동치 異病同治라고 한다.

● 부족한 것은 보충하고, 남는 것은 제거한다

부조화를 바르게 하여, 심신의 동작밸런스를 조절하는 것이 한방치료의 목표다. 이를 위해서, 부족한 것은 채우고 남는 것은 제거하는 '보사補瀉'가 치료의 원칙이다. 예를 들어, '기혈수' 중 어느 하나가 부족하면 그것의 생산을 촉진하는 한방약을 사용하고, 흐름이 정체되어 많이 모여 있으면, 한방약을 사용하여 흐름을 원활하게 하여 치료한다.

병명이 아니라, '증'을 보고 치료한다

● 여러 가지 증상이 있더라도 하나의 약으로 치료할 수 있다

양방에서는 병으로 인해 나타난 증상을 치료하는 대증요법이 기본이다. 예를 들면, 감기로 양방의료기관을 방문하면, 열을 내리는 약해열제, 가래를 멈추게 하는 약거담제, 기침을 멈추게 하는 약진해제 등 몇 가지 약을 처방해준다.

한편 한방에서는 여러 가지 증상을 하나의 한방약으로 치료하는 것이 기본이다. 한방치료를 받으면 수진의 동기가 된 주요 증상뿐 아니라, 다른 여러 가지 증상도 함께 개선되는 경우가 많다. 월경이상을 치료하기 위해 '사물탕'을 사용했더니, 냉증과 피부건조가 개선된 경우도 있다. 이것 역시 한방치료의 특징이라 할 수 있다.

● '증'이 변하면 사용되는 약도 바뀐다

한방에서의 '증'은 양방에서 말하는 병명과는 다르며, 환자의 몸과 병의 상태를 포함하는 개념이다. 따라서 병의 상태가 변하면 '증'이 변하고, 이에 따라 치료에 사용되는 약도 바뀌게 된다. '증'은 단순한 진단이라기보다

치료와 일체화된 개념이다. '증'을 판별하는 것을 다른 말로 하면, '이 병에는 어떤 약이 효과가 있는가?'를 찾아내는 것이라 할 수 있다.

● 한방치료의 기본적인 사고방식

■ 감기의 경우
환자가 '음양', '허실'이 어떤 상태인가를
확인하여, 그림의 중심을 향하도록
하는 약을 선택한다.
따라서 같은 병이라도 사람에 따라서
사용되는 약이 다르다.

실 저항력 · 반응이 강하다.

마황탕

음 ← → **양**

추위를 많이 탄다.　더위를 많이 탄다.

마황부자세신탕　　**계지탕**

허 저항력 · 반응이 약하다.

| 사진으로 진찰한다

● '사진'에 의해 '증'을 알아내는 정보를 수집한다

환자가 '음양', '허실' 어디에 속하는가? '기혈수'에 어떤 이상이 있는가? 하는 '증'을 판별하기 위해 오감을 활용한 '사진 四診'을 한다. '사진'은 한방의 독특한 진찰법으로 '망진 · 문진 · 문진 · 절진' 4가지 방법이 있다. 또 필요에 따라서는 서양의학적인 검사 혈액검사, 영상진단 등를 하기도 한다. 이들 정보를 기초로 한방치료의 방향을 결정한다.

● '망진'은 눈으로 보고

'망진 望診'은 시각을 사용하는 진찰법으로, 서양의학의 시진 視診에 해당한다. 환자의 몸의 상태, 얼굴색, 피부의 윤기, 눈빛, 입술이나 잇몸, 혀, 손톱, 그리고 동작이나 정신상태까지 포함하여 시각에 의해 정보를 얻는 것을 말한다. '망진' 중에서도 특히 혀를 보는 것을 '설진 舌診'이라 하며, 중요시 한다. 이것은 혀는 '전신의 상태를 반영하는 거울'이라는 사고를 반영한 것이다. 혀의 색이나 모양, 혀 표면에 있는 설태 舌苔의 색이나 상태는 '증'을 판별하는데 중요한 요소가 된다.

■ 망진 : 눈으로 보고 하는 진찰법. 안색, 피부의 색이나 상태, 체격이나 체형, 동작
  등에서 읽는다.

■ 설진 : 망진 중에서도 특히 혀를 보는 것을 말하며, 혀의 색깔이나 상태, 설태를
  본다.

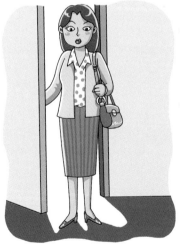

• 두발
탈모는 '혈허'

• 입술, 잇몸
검붉은 색은 '어혈',
건조한 입술은 '혈허'

• 혀
혀끝이 붉으면 '양증',
자색 혹은 적흑색이면
'어혈', 혀에 치아자국
이 있으면 '수체'

• 안색
홍조를 띠면 '양증'이
나 '기역', 창백하면
'음증', '혈허'

• 피부, 손톱
피부가 건조하여 색이
나쁜 것은 '어혈', 손
거스러미나 손톱갈라
짐은 '혈허'

• 동작, 걸음걸이
동작이 완만하고, 표정이 어두우면 '기허', '혈허'

● '문진'은 귀와 코로

문진 聞診은 귀로 듣고, 코로 냄새를 맡는 것에 의해 정보를 얻는 진찰법이다. 환자의 목소리 크기나 생기, 말하는 모양, 호흡음이나 기침, 체취나 구취, 변취 등이 판단의 재료가 된다.

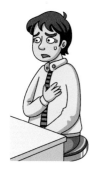

■ 문진 : 귀로 듣고, 코로 냄새를 맡는 진찰법. 목소리나 말하는 법, 호흡음이나 기침, 체취나 구취, 배설물의 냄새 등으로부터 정보를 얻는다.

• **목소리**
명료하고 강력하면 '실증', 약하고 듣기 어려우면 '허증'

• **호흡음**
폐의 '허·실'을 본다.

• **체취, 변취**
심한 것은 '양증', '실증', 약한 것은 '음증', '허증'

● '문진'은 환자의 호소에서

문진 問診은 서양의학의 문진과 같으며, 환자의 병력, 자각증상 등을 질문하여 전신의 상태를 파악한다. 한방에서는 특히 자각증상의 호소를 중요하게 판단한다. 수진의 동기가 된 증상 이외에, 환자자신도 자각하지 못한 증상도 '증'을 알아내는 중요한 정보가 된다.

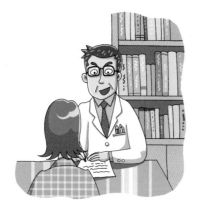

■ 문진 : 서양의학의 문진과 거의 같지만, 한방에서는 특히 호소하는 자각증상을 중시한다.
• 냉증, 열오름
• 구갈
• 땀나는 방법
• 어지럼증
• 변통상태, 배변상태
• 전반적인 몸상태(나른함 등)

● '절진'은 몸을 만져보고

절진切診은 서양의학의 촉진에 해당하며, 직접 손으로 환자의 몸을 만져보고 행하는 진찰법이다. 한방에서는 손목의 맥을 짚어보는 '맥진脈診'과 복부를 진찰하는 '복진腹診'에서 중요한 정보를 얻는다. '맥진'은 맥이 강한지 약한지, 빠른지 느린지, 피부표면 가까이에서 전해오는지 깊은 곳에서 전해오는지에 따라 맥의 성질을 판별한다.

'복진'은 환자를 반듯이 눕히고 힘을 빼게 한 후, 손으로 복부를 만지고 눌러서 진찰한다. 복벽의 긴장도나 탄력성, 압통부위 등을 알아낸다. 위부 진수음이 나는 것도 중요한 정보이다. '복진'에서 특징적인 소견이 나타나면, 이것이 한방약 처방에서 결정적인 요인이 될 수 있다.

- 절진 : 환자의 몸에 직접 손을 대어보고 행하는 진찰법. 특히 손목에 하는 '맥진'과 복부를 보는 '복진'에서 얻는 정보가 중요하다.

- 맥진 : 맥의 강약이나 완급 등을 본다. 맥이 빠르면 '양', 느리면 '음', 반발력이 있으면 '실', 없으면 '허'로 판별한다.

- 복진 : 복부의 긴장이나 저항, 압통 등을 본다. 복진의 특징적인 소견은 처방을 결정하는 중요한 요소이다.

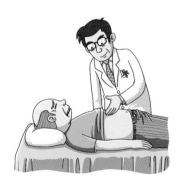

- **심하비편 心下痞鞕**
  명치부에 저항이 있거나, 누르면 통증이 있다.

- **흉협고만 胸脇苦滿**
  늑골의 아래 부분에 저항감이 있거나, 배가 부풀어 있고 아프다.

- **제상계 臍上悸**
  배꼽 윗부분에서 박동이 감지된다. '기역'이나 '수체'의 특징

- **하복부의 압통 · 저항**
  배꼽 아래 부분이나 하복부 좌우에 저항감이 있거나, 누르면 통증이 있다. '어혈'의 특징

- **소복불인 小腹不仁**
  하복부의 긴장이 약해서, 무력하고 공허한 증상. '신허'의 특징
- **복벽의 상태**
  긴장도나 피부온도, 발한, 장의 움직임 등을 본다.
- **위부진수음 胃部振水音**
  배를 가볍게 치면 꿀렁거리는 소리가 들린다. '수체'의 신호

한방치료의 진행절차

● '사진'에 의해 '증'을 판별한다

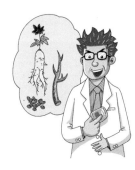

눈으로 보고 판단하는 '망진', 귀와 코를 활용한 '문진', 환자의 병력이나 자각증상을 들어보는 '문진', 환자의 몸을 만져보고 판단하는 '절진'과 같은 '사진'을 통해서 환자의 기본적인 정보를 얻는다. 이를 기초로 '음양', '허실', '기혈수', '오장', '육병위' 등 몇 가지 기준을 조합하여 환자의 '증'을 찾아낸다. 그리고 '증'을 기초로 해서, 치료를 위한 한방약방제을 선택한다. 이때 일본동양의학회에서 발표한 진료가이드라인이나 많은 사람에게 유효하며 부작용도 적은 제1선택약을 참조하는 것도 도움이 된다.

만성적인 증상이라면, 우선 선택한 약을 2주 정도 복용하면서 변화를 살펴본다. 상태가 좋아져서 선택한 약이 환자에게 맞다고 판단되면 계속 복용하고, 상태에 변화가 없거나 오히려 상태가 나빠졌다고 판단되면 처방약을 바꾸어본다. 치료하는 도중에도 '증'에 변화가 있으면, 그에 맞춰 처방도 조정해간다.

● '증'에 맞는 약을 처방한다

한방약의 효과에는 개인적인 차이가 있을 수 있다. 따라서 약을 복용하기 전과 비교해서 '무엇이 어떻게 변했는가?' 혹은 '아무런 변화가 없는가?' 등의 정보를 파악하여, 환자의 상태를 계속적으로 판단해가는 것이 중요하다. 이러한 과정을 거쳐야만 환자에게 가장 적합한 한방약을 찾아낼 수가 있다.

또 MRI, CT, 초음파검사, 혈액검사 등과 같은 첨단기기에 의한 서양의학적인 검사를 받지 않으면 발견하기 어려운 병도 있으므로, 필요한 경우에는 이런 검사를 적극적으로 활용한다. 그리고 한방치료를 희망하더라도 우선적으로 서양의학의 검사와 진단을 받는 것이 기본이며, 서양의학적인 치료가 우선되어야 할 때도 있다. 서양의학에서 말하는 병명은 한방의 '증'과 이론적으로는 관계가 없지만, 실제로 한방약을 선택할 때는 중요하게 고려하는 사항이다.

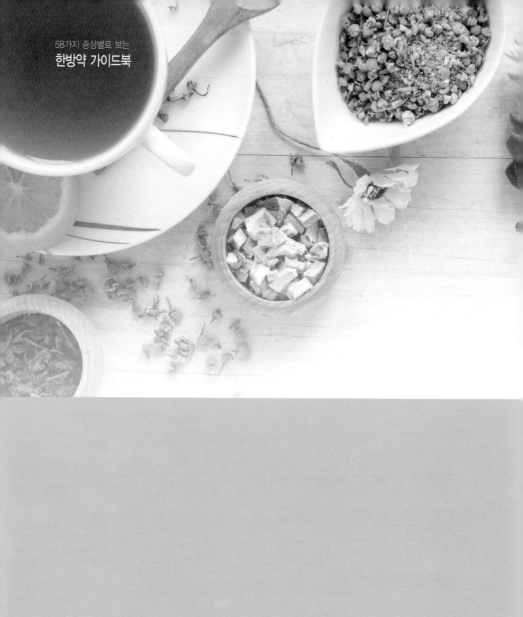

58가지 증상별로 보는
한방약 가이드북

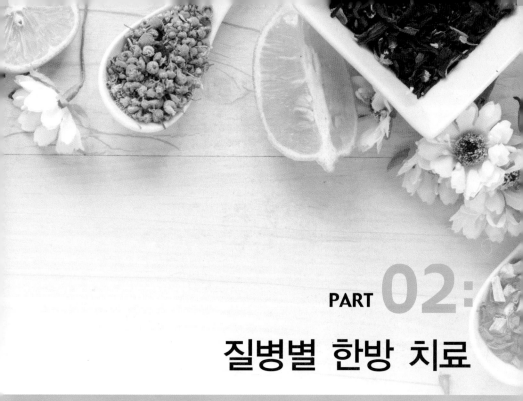

PART 02:

질병별 한방 치료

  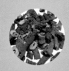

호흡기계 질환

PART 02_질병별 한방 치료

| 감기

● 인간에게 가장 흔한 질환

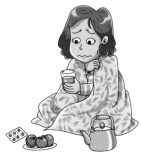

감기는 200여 종 이상의 바이러스에 의해 발생하는 호흡기계통의 대표적인 감염병이다. 사람에게 가장 흔하게 나타나는 급성질환 중 하나로, 코와 목 부분을 포함한 상부 호흡기의 감염증상이다. 감기에 감염되면 기침, 콧물, 코막힘, 재채기, 미열, 두통, 근육통과 같은 증상이 나타나는데, 특별한 치료법이 없으며 대개는 치료하지 않아도 저절로 낫는다. 그래서 '감기는 약을 먹으면 1주일, 안 먹으면 7일'이라는 말도 있다.

그러나 갑자기 39~40°의 고열이 나고, 관절통이나 근육통, 전신권태감과 같은 전신증상이 현저하게 나타나면, 인플루엔자 즉 독감에 걸린 것으로 봐야 한다. 독감은 감기와 달리 치명적인 합병증을 유발할 수 있으며, 효과적인 백신이나 항바이러스치료제 사용이 가능하다.

● 한방에서는 '음양', '허실'로 선택한다

한방에서 감기를 진단하는 중요한 개념 2가지가 있다. 하나는 추위에 의해 지배된 '추운감기' 즉 '음증陰證'인가, 열에 의해 지배된 '더운감기' 즉 '양증陽證'인가 하는 측면이다. 다른 하나는 병에 대해 저항력이나 반응이 약한 '허증虛證'인가, 병에 대해 강한 '실증實證'인가 하는 측면이다. 열은 있어도 미열 정도이고 오한이나 한기가 주체인 것을 '허증', 비교적 높은 열이 나는 것을 '양증'이라 한다. 또 감기에 걸렸을 때 증상이 심하게 않는 것을 '허증', 심한 것을 '실증'이라 한다. 이런 음양허실의 '증'에 따라 한방약이 처방된다.

■ '음양', '허실'에 따른 감기의 분류

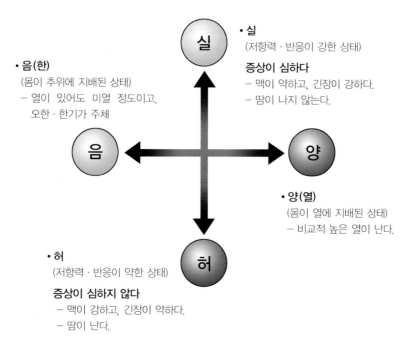

•실
(저항력·반응이 강한 상태)
증상이 심하다
 - 맥이 약하고, 긴장이 강하다.
 - 땀이 나지 않는다.

•음(한)
(몸이 추위에 지배된 상태)
 - 열이 있어도 미열 정도이고, 오한·한기가 주체

•양(열)
(몸이 열에 지배된 상태)
 - 비교적 높은 열이 난다.

•허
(저항력·반응이 약한 상태)
증상이 심하지 않다
 - 맥이 강하고, 긴장이 약하다.
 - 땀이 난다.

 예를 들면, '갈근탕'은 감기에 걸렸을 때 흔하게 이용되지만, '실증'이고 '양증'인 경우에 적합한 한방약이다. 따라서 체력이 저하된 노약자나 고령자는 '허증'이고 '음증'인 경우가 대부분이므로, 이때는 '갈근탕'보다 '마황부자세신탕'이 적합하다.

● 발열을 도움으로써 감기를 치료한다

감기에 대한 서양의학적 치료는 해열진통제를 중심으로 기침이 있으면 진해제, 가래가 있으면 거담제를 사용하여 나타난 증상을 제거하는 방식으로 치료한다. 이러한 방법은 감기의 원인을 제거하는 것이 아니라, 증상을 제거하는 대증요법對症療法이라 할 수 있다. 감기를 치료하기 위해 항생제를 써야 한다고 생각하는 사람도 있지만, 감기는 대부분 바이러스감염에 의한 것이기 때문에 항생제로는 치료할 수 없다. 항생제가 필요한 경우는, 세균감염이 의심되거나 폐렴의 우려가 있을 때로 한정된다.

감기치료에서 한방약도 대증약이라 할 수 있지만, 서양의학적 사고방식과는 큰 차이가 있다. 일반적으로 감기초기에 발열하면 약으로 열을 내리려고 하는데, 한방에서는 오히려 몸을 따뜻하게 하여 발열을 돕는 것이 기본이다. 그로 인해 투병반응을 높이거나 발한을 촉진함으로써, 결과적으로는 열을 내리게 한다.

● 초기 감기와 오래된 감기에는 사용되는 한방약이 다르다

초기감기와 오래 지속되어 악화된 감기는 '증'이 다르기 때문에, 적용되는 한방약도 다르다.

■ 초기 감기

'증'이 '양'이고 '실'이며 두통, 관절통, 기침 등의 증상이 심할 때는 '마황탕'을 많이 사용한다. '갈근탕'은 '마황탕' 정도로 증상이 심하지 않고, 어깨나 목덜미가 뻣뻣한 경우에 사용하면 좋다. 또 '양'이고 '허'이며 피부에서 땀이 많이 나면 '계지탕', 묽은 콧물이 줄줄 나오면 '소청룡탕'을 많이 사용한다. 오한·한기가 많은 '음'의 경우에는 '마황부자세신탕'이 대표적인 처방이다.

■ 오래된 감기

진한 가래가 나오는 기침이 계속되거나, 목의 건조감이 주된 증상인 경우에는 '맥문동탕'을 많이 사용한다. 또 메스꺼움이나 식욕부진이 있다면 '소시호탕' 혹은 '시호계지탕'을 사용하며, 권태감이 심하면 '보중익기탕'을 사용한다.

■ 회복기

회복기는 감기증상은 치료되었으나, 기침이 조금 남아있고 피로권태감이 있는 상태이다. 회복촉진을 목적으로 '보중익기탕'이나 '맥문동탕'을 사용한다.

● 한방 감기약에 사용되는 '마황'의 부작용에 주의

한방 감기약에는 '마황탕', '갈근탕', '마황부자세신탕', '마행감석탕' 등 '마황'이 포함된 것이 많다. '마황'은 기침이나 통증을 진정시켜주거나 발한을 촉진시키는 효과가 있지만 위장장애, 혈압상승, 빈맥, 심계항진 등의 부작용을 일으킬 수도 있다. 감기로 며칠 정도 복용한다면 큰 문제가 되지 않지만, 노약자나 고혈압, 심장병 등의 지병이 있는 사람은 주의가 필요하다. 감기로 인해 폐렴 등의 합병증이 생긴 경우에는 항생제 등의 서양약을 우선적으로 사용해야 한다.

■ 초기 감기

허	음	오한, 한기, 목의 통증, 기침	➡	마황부자세신탕	192p
		해열, 오한, 권태감	➡	진무탕	248p
	양	발한	➡	계지탕	174p
		묽은 콧물, 재채기, 기침	➡	소청룡탕	210p
실	양	두통, 관절통, 요통, 기침	➡	마황탕	194p
		두통, 어깨결림, 어깨나 뒷목이 뻐근함	➡	갈근탕	160p

■ 오래된 감기

허	음	미열, 도한, 심계항진	➡	시호계지건강탕	216p
		해열, 오한, 권태감	➡	진무탕	248p
	양	가래가 끊이지 않는 기침, 목의 건조감	➡	맥문동탕	196p
		발한, 열오름감, 메스꺼움	➡	시호계지탕	218p
실	양	식욕부진, 피로권태감	➡	보중익기탕	260p
		메스꺼움, 식욕부진	➡	소시호탕	208p

■ 감기, 인플루엔자

감기	갈근탕, 마황부자세신탕, 소시호탕, 패독산(추운 감기), 은교산(더운 감기)
감기증후군기침	맥문동탕
인플루엔자	마황탕, 갈근탕

※ 일본동양의학회에서 발표한 진료가이드라인에 기재된 한방약

| 기관지염, 기관지천식

● 기침과 가래는 가장 흔한 호흡기 증상

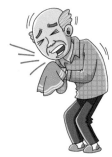

기관지염은 기관지에 생기는 염증으로 가래, 천명, 호흡곤란, 흉통 등의 증상이 나타난다. 급성기관지염과 만성기관지염 두 종류로 분류되며, 급성기관지염은 기침감기로 알려져 있다. 기관지천식은 기관지의 만성염증으로 인해 기관지가 좁아져서, 공기가 잘 드나들지 못해 숨 쉴 때마다 쌕쌕하는 소리천명가 나는 호흡기질환이다. 증상이 심한 경우에는 숨이 몹시 차고 가슴이 답답해져서 호흡곤란이 오기도 한다.

기침은 우리 몸에 들어온 이물질이나 체내에 발생한 노폐물을 강력한 힘으로 밖으로 내보내는 방어행위이다. 하지만 강력하게 뿜는 만큼 힘이 많이 들어, 체력이 소모되고 내부에 상처나 염증이 생길 수도 있다. 가래는 상기도로부터 폐에 이르는 호흡기계통의 여러 곳에서 발생한 분비물을 외부로 뱉어낸 것을 말한다. 원래는 기도점막의 보호물질이지만, 질병 또는 외부환경으로 인해 분비량이 많아지거나 농도가 짙어져서 고통의 원인이 되기도 한다.

● 양방치료를 우선할지 확인한다

기침이나 가래 등은 한방으로 치료가 잘 되는 증상이다. 그러나 이런 증

상을 나타내는 질환 중에는 반드시 서양의학적인 치료가 필요한 것도 있으므로, 과학적인 진단에 의해 이를 감별하는 것이 무엇보다 중요하다. 예를 들면 결핵, 폐암, 폐렴 등의 질환은 반드시 양방치료를 우선적으로 받아야 한다. 이런 질환은 혈액검사나 흉부엑스레이촬영 등으로 간단하게 진단할 수 있다.

또 노약자의 감기는 오래되면 폐렴을 일으키기 쉬우며, 심한 고열이나 기침 등의 증상을 보이기도 하므로 특별한 주의가 필요하다. 기관지염이나 기관지천식은 한방치료를 고려할 수 있지만, 상황에 따라서는 양방치료를 우선해야 하는 것도 있다. 기관지염이라 하더라도 세균감염이 우려되는 경우는 반드시 서양약 항생제를 사용해야 한다. 기관지천식은 흡입 스테로이드제가 기본 치료약이고, 심한 발작을 일으키는 경우는 기관지확장제에 의한 치료가 필요하다.

● 묽은 가래인지 진한 가래인지가 한방약 선택의 포인트

한방에서는 호흡기증상의 원인을 불문하고, 모두 오장의 하나인 '폐'의 이상으로 생각한다. 따라서 가래나 기침의 상태와 증상, 환자의 체력 등을 고려하여 약을 선택한다. 물같이 묽은 가래가 줄줄 나오는 경우에는 '소청룡탕', 비슷한 증상이면서 몸이 냉한 경우에는 '영감강미신하인탕' 등을 사용한다. 그리고 몸이 차고 체력이 저하된 사람에게는 '마황부자세신탕'을 사용한다.

또 끈적끈적하고 진한 가래가 나오고 기침이 계속되는 경우에는 대표적으로 '청폐탕'을 사용한다. '마행감석탕'은 체력이 강한 '실증'인 사람에게 적합한 약이고, 일시적으로 강한 기침이 나올 때는 돈복^{한 번에 먹음}하기도 한다. '맥문동탕'은 체력이 저하된 '허증'인 사람에게 적합한 약이고, 마른기침이 계속될 때에도 사용한다. 이들 한방약은 기관지염이나 기관지천식으로 인한 기침과 가래뿐 아니라, 만성폐쇄성폐질환이나 축농증과 같은 증상에도 사용할 수 있다.

■ 기침, 가래 등의 호흡기 증상

음	허	묽은 가래, 기침, 냉증, 위장허약	➡	영감강미신하인탕	277p
		기침, 목통증, 코막힘, 냉증, 권태감	➡	마황부자세신탕	192p
양 (초기)	중간	묽은 가래, 기침, 묽은 콧물, 목통증, 오한, 발열	➡	소청룡탕	210p
	실	심한 기침, 목통증, 코막힘, 오한, 발열, 관절통	➡	마황탕	194p
양	허	마른 기침, 끈끈한 가래, 목 건조감	➡	맥문동탕	196p
	중간	가래가 적은 기침, 천명	➡	신비탕	277p
		기침, 끈끈한 가래	➡	청폐탕	269p
		목에 붙는 가래, 목의 폐색감, 억울감	➡	시박탕	276p
	실	끈적한 가래, 심한 기침, 천명, 구갈, 열감	➡	마행감석탕	190p

진료 가이드 라인 ■ 기관지관련질환

기관지천식	맥문동탕, 소청룡탕, 시박탕, 마행감석탕, 보중익기탕, 팔미지황환
기관지염	소청룡탕
아스피린천식	시박탕, 신비탕
만성폐쇄성폐질환	보중익기탕
스테로이드의존성천식	시박탕
간질성폐렴(부작용)	맥문동탕, 청폐탕, 시박탕

※ 일본동양의학회에서 발표한 진료가이드라인에 기재된 한방약

제1 선택약 ■ 호흡기계 질환

고령자의 천식	팔미지황환	인플루엔자(독감)	마황탕
목감기	마황부자세신탕	콧물감기	소청룡탕
위장증상을 동반하는 감기	오령산	오래된 감기	시호계지탕
건장한 사람의 감기	마황탕	보통 사람의 감기	갈근탕
약간 허약한 사람의 감기	마황부자세신탕	허약한 사람의 감기	향소산
감염성 감기	마행감석탕	마른 기침	맥문동탕
기관지확장증	청폐탕	천식	시박탕

※ 제1선택약은 많은 사람에게 유효하며, 부작용도 적은 한방약

이비인후과 질환

알레르기비염, 화분증

● 묽은 콧물, 재채기, 비염 등이 주요 증상

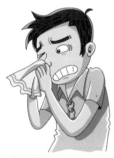

알레르기비염은 연속적인 재채기, 물같이 묽은 콧물, 코막힘, 가려움증 등의 증상을 보이는 코 점막의 질환을 말하며, 특정계절성비염과 1년 내내 만성적으로 계속되는 통년성비염이 있다. 또 알레르기비염을 유발하는 원인항원을 알레르겐allergen이라고 하는데, 대표적인 것으로 집먼지 진드기, 꽃가루, 곰팡이, 애완동물의 털 등이 있다.

화분증은 꽃가루가 눈이나 코점막에 접촉하여 결막염 증상이나 알레르기비염, 천식 등을 일으키는 알레르기성 질환을 말한다. 발작성이고 원인 화분의 개화기와 일치하는 계절성을 나타내는 것이 특징이다. 우리나라에서 꽃가루알레르기를 일으키는 대표적인 수목은 참나무, 소나무, 자작나무, 오리나무 등이 있다. 이들 증상에 대한 서양의학적 치료는 대증요법으로 항히스타민제를 내복하거나, 원인요법으로 개화기 수주일 전부터 면역요법을 실행한다.

● 알레르기비염은 한방치료가 잘 되는 분야

양방에서는 알레르기비염을 치료하기 위해 항히스타민제를 복용하거나 코분무용 스테로이드제를 사용한다. 눈의 증상이 심한 경우에는 점안약을 사용하기도 한다. 원인물질을 알기보기 위해 검사를 하는 경우도 있지만, 통상적인 치료는 증상을 억제하기 위한 것이지 근본적으로 병을 치료하기 위한 것은 아니다.

알레르기비염은 한방치료가 잘되는 분야 중 하나이다. 한방에서는 원인 물질이나 증상이 나타나는 부위에 관계없이, 전신의 상태를 조절하여 증 상을 개선한다.

● 한방에서는 '수체'로 파악하여 치료한다

한방에서는 자주 나는 재채기나 줄줄 흐르는 맑은 콧물을 '수'의 흐름에 이상이 생긴 '수체'로 파악한다. 알레르기비염의 급성기에는 맑은 콧물과 재채기가 함께 나는데, 이들 증상과 몸의 상태로 파악하여 한방약을 선택한다. 대표적인 처방은 '소청룡탕'이다. '소청룡탕'은 임상실험에서 알레르기비염에 한방의학적 진단인 '증'을 고려하지 않고 사용한 결과, 약 50%의 사람에게 효과가 있는 것으로 조사되었다. 또 졸음이나 권태감 등의 부작용도 나타나지 않는다. 위 주위를 두드리면 물이 출렁거리는 듯한 소리가 나는 '위부진수음'이 있는 경우에 많이 사용된다. 최근 서양의학적인 임상연구에서도 알레르기비염에 대한 유효성이 가장 확실한 한방약이라는 결과가 나왔다.

그 외에 '허증'이고 냉증이 있는 사람에게는 '마황부자세신탕'이나 '영감강미신하인탕' 등을 사용한다. 또 '소청룡탕' 등으로 효과가 불충분할 경우는 항히스타민제를 병용할 수도 있다.

● 한방약에 의한 체질개선

한방에서는 알레르기비염 증상이 나타나지 않을 때부터 한방약을 복용함으로써 체질개선을 꾀하기도 한다. 이때에는 '시호계지탕'이나 '시호계지건강탕' 등 '시호'라는 생약이 포함된 '시호제'가 많이 이용된다. '보중익기탕'도 '시호'가 포함되기 때문에, 넓은 의미에서는 '시호제'에 속한다. 증상이 나타나면, 해결될 때까지 치료를 위한 약과 병용한다. 체질개선을 목적으로 몇 년간 한방약을 복용하기도 하는데, 이렇게 하면 증상이 완화되거나 없어지기도 한다.

■ 알레르기비염, 화분증

음	묽은 콧물, 냉증, 기침, 위장허약	➡	영감강미신하인탕	277p
	냉증, 목통증, 기침, 권태감	➡	마황부자세신탕	192p
양	묽은 콧물, 목통증, 기침	➡	소청룡탕	210p
	목덜미 뻣뻣함, 만성화된 비염	➡	갈근탕가천궁신이	272p

진료 가이드 라인 ■ 알레르기비염, 화분증

알레르기비염	소청룡탕, 마황부자세신탕, 시령탕, 신이청폐탕, 보중익기탕, 영감강미신하인탕
소아알레르기비염	마황탕
통년성 알레르기비염	소청룡탕, 마황부자세신탕, 연감강미신하인탕
화분증	소청룡탕, 마황부자세신탕

※ 일본동양의학회에서 발표한 진료가이드라인에 기재된 한방약

| 어지럼증

● 원인을 알지 못하는 경우가 많다

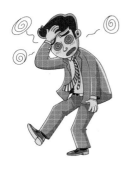

어지럼증은 우리나라 성인 20%가 1년에 1번 이상은 경험하는 흔한 증상이다. 나이가 들수록 증가하며, 여성이 남성보다 2배 이상 많다고 한다. 이러한 어지럼증은 증상에 따라 현훈 회전성어지럼, 실신성어지럼, 평형장애 등으로 구분할 수 있다. 현훈은 세상이 자신을 중심으로 빙빙 돈다

고 지각하는 증상으로, 말초 혹은 중추성 전정질환에서 흔히 발생한다. 실신성어지럼증은 정신을 잃을 것 같은 느낌 또는 아득해지는 느낌을 호소하며, 앉았다 갑자기 일어날 때 일어나는 증상을 기립성현기증 기립성저혈압이라 한다. 또 균형장애는 소뇌나 대뇌 전두엽의 평형장애에 의해 발생하며, 서있거나 걸을 때 중심을 잡지 못하고 쓰러지는 증상을 말한다.

어지럼증을 진찰하는 병원은 이비인후과, 신경내과 등이며, 메니에르병과 같이 병명이 명확한 병이라면 병에 대한 치료가 우선이다. 하지만 어지럼증이나 현기증으로 고민하는 사람들은 대부분, 확실한 원인을 일 수 없어서 근본적인 치료법은 찾기가 어렵다. 한방에서는 어지럼증의 증상개선에 주안점을 두고 약을 처방한다.

● 한방으로 치료가 잘 되는 분야

어지럼증은 한방치료가 잘 되는 분야 중 하나이다. 어지럼증의 원인은 주로 '수'의 흐름에 이상이 생긴 '수체'라고 여기며, 형태에 따라서 '혈'이나 '기'의 이상으로 파악하기도 한다. '수체'에 의한 어지럼증에 열오름감이 있으면 '영계출감탕'이 제1선택약이고, 열오름감이 없으면 '진무탕'이 제1선택약이다. 또 '영계출감탕'은 체력이 저하된 '허증'인 사람에게 적합한 약이고, '오령산'은 체력이 보통이고 구갈이 있는 사람에게 적합한 약이다. 같은 '수체'라도 부동성어지럼증 몸이 붕 뜬 것 같고 어찔어찔한에 냉증이나 설사를 동반하는 사람에게는 '진무탕'을 사용한다.

그 외에 '비위'와 '기허'가 있고 위장이 허약한 사람에게는 '반하백출천마탕', 빈혈이 있으면 '당귀작약산', '계지복령환', '도핵승기탕' 등을 사용한다. 중년 이후의 갱년기장애 등 '간'의 실조가 보이는 사람에게는 '가미소요산', '조등산' 등이 효과가 있다.

■ 어지럼증을 일으키는 병

귀의 병	기타
• 양성발작성 두위현훈증 • 메니에르병 • 내이염 • 전정신경염 • 돌발성난청 • 청신경종양	• 고혈압, 저혈압 • 빈혈 • 심신증, 우울증 • 뇌간ㆍ소뇌의 출혈이나 경색 • 기립성현기증 등

■ 어지럼증

증상분류	허실	증상		처방	페이지
수체ㆍ기역	허	어지럼증, 기립성현기증, 열오름감, 심계항진	➡	영계출감탕	278p
수체	허	몸이 후들거림, 냉증, 권태감, 부종, 설사	➡	진무탕	248p
	중간	어지럼증, 구갈, 소변량 감소, 부종	➡	오령산	278p
기허ㆍ비허	허	어지럼증, 두중감, 위장허약	➡	반하백출천마탕	259p
어혈ㆍ수체ㆍ혈허	허	어지럼증, 냉증, 빈혈, 부종	➡	당귀작약산	176p
어혈ㆍ기역	중간	어지럼증, 열오름감	➡	계지복령환	170p
	실	어지럼증, 열오름감, 변비	➡	도핵승기탕	186p
간의 실조	허	어지럼증, 목과 어깨결림, 고혈압(특히 중년 이후)	➡	조등산	246p
		어지럼증, 신경과민, 초조감, 갱년기장애	➡	가미소요산	158p

제1선택약 ■ 이비인후과 질환

젊은 사람의 알레르기비염	소청룡탕	여성 어지럼증	당귀작약산
고령자의 알레르기비염	마황부자세신탕	젊은 사람의 축농증	갈근탕가천궁신이
화분증	소청룡탕	고령자 축농증	신이청폐탕
어지럼증	영계출감탕	편도염	소시호탕가길경석고
소아 어지럼증	오령산	코피	황련해독탕(냉복)
고령자 어지럼증	조등산		

※ 제1선택약은 많은 사람에게 유효하며, 부작용도 적은 한방약

CHAPTER 03

순환기계 질환

| 고혈압

● 무서운 합병증을 유발하는 고혈압

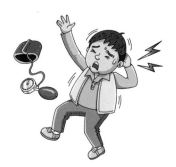

고혈압은 혈압이 정상보다 병적으로 높은 상태를 말한다. 심장이 피를 내뿜을 때는 혈관에 가해지는 압력이 세어지는데, 이때의 혈압을 수축기혈압 또는 최고혈압이라고 한다. 반대로 피가 심장으로 돌아올 때는 혈관에 가해지는 압력이 상대적으로 줄어든다. 이때의 혈압을 확장기혈압 또는 최저혈압이라고 한다.

일반적으로 고혈압이란 성인의 최고혈압이 140mmHg 이상이거나, 최저혈압이 90mmHg 이상일 때를 말한다. 고혈압은 치료를 받지 않으면 고혈압이나 고혈압으로 인한 심부전, 시력상실, 뇌졸중, 신장질환 등의 중대한 합병증으로 이어질 수 있으므로 주의해야 한다.

■ 고혈압의 주요 합병증
- **뇌** : 뇌출혈, 뇌경색, 지주막하출혈
- **심장** : 심근경색, 협심증, 심비대, 심부전
- **신장** : 신경화증, 신부전
- **기타** : 폐쇄성동맥경화증

● '허실'의 '증'이나 수반증상에 따라 한방약을 선택한다

한방에는 '혈압'이라는 개념이 없다. 따라서 고혈압이나 부정맥과 같은 병명으로 처방되는 약은 없으며, 이에 수반되는 증상에 따라 한방약을 선택한다. 수반증상으로는 피로감, 탈력감, 사지냉증, 두중감, 불면, 어지럼증, 어깨결림, 기립성현기증, 동계, 변비, 설사, 식욕부진 등 비특이적 증상이 있다. 한방약은 이러한 고혈압에 수반되는 자각증상을 개선하고, 환자의 QOL을 향상시킬 목적으로 사용한다. 한방약을 복용함으로써 혈압을 높이는 원인이 개선되면, 그로 인해 혈압이 내리기도 한다. 그러나 혈압이 내려가지 않는 명백한 고혈압이고, 이로 인해 여러 장기에 영향을 미칠 우려가 있는 경우는 강압제에 의한 서양의학적인 치료를 우선해야 한다.

한방에서는 '허실'의 '증'이나 고혈압에 수반되는 증상에 따라 한방약을 선택한다. 체력이 약한 '허증'인 사람에게 많이 사용되는 것으로는 '칠물강하탕', '조등산' 등이 있다. 최근 이들에 포함된 '조구등'라는 생약이 혈관을 이완시켜 혈압을 내리는 작용을 한다는 것이 알려졌다. 냉증이 있는 경우에는 몸을 따뜻하게 하는 작용을 하는 '부자'가 포함된 '진무탕', '팔미지황환' 등이 사용된다. 보다 체력이 강하고 '어혈'이 있으면 '계지복령환', '도핵승기탕', 얼굴이 빨갛게 달아오르면 '삼황사심탕', '황련해독탕' 등 열을 식혀주는 작용이 있는 '황련'이 포함된 한방약을 사용한다.

■ 고혈압의 수반증상

허	열오름감, 어깨결림, 이명, 두중감	➡ 칠물강하탕	281p
	두통, 어지럼증, 어깨결림, 열오름감(특히 중년 이상)	➡ 조등산	246p
	냉증, 권태감, 어지럼증	➡ 진무탕	248p
	냉증, 저림, 하반신 탈력감	➡ 팔미지황환	250p

중간	열오름감		계지복령환	170p
실	변비, 열오름감	➡	도핵승기탕	186p
	안면홍조, 열오름감, 변비	➡	삼황사심탕	276p
	안면홍조, 열오름감, 변비, 어깨결림, 초조감	➡	황련해독탕	256p

• 칠물강하탕, 조등산(조구등 포함) • 진무탕, 팔미지황환(부자 포함) • 계지복령환, 도핵승기탕(구어혈제) • 삼황사심탕, 황련해독탕(황련 포함)

진료
가이드
라인   ■ 고혈압

약제유발성고혈압(부작용)	작약감초탕, 소시호탕

※ 일본동양의학회에서 발표한 진료가이드라인에 기재된 한방약

| 뇌혈관장애

● 급성기의 치료는 양방치료가 우선이다

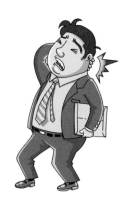

뇌혈관질환은 우리나라 사망원인 중 세 번째를 차지한다. 이 중에서 중풍이라고도 불리는 뇌졸중은 뇌혈관장애로 인한 질환 및 사고를 총칭하는 것으로, 뇌에 혈액을 공급하는 혈관이 막히거나 터짐으로써 뇌가 손상되어 나타나는 신경마비증상이다. 대게 중년 이후의 노년층에서 많이 발병한다. 중풍이 발병하면 사망하거나, 생존하더라도 그 후유증으로 인해 반신불수나 사지마비가 되는 경우가 대부분이다.

뇌혈관장애의 치료는 급성기와 만성기로 나누어 생각해볼 수 있다. 뇌졸중이 일어난 직후인 급성기에는 한시라도 빨리 병원응급실로 가서 서양의학적인 치료를 받는 것이 중요하다.

● 한방치료는 뇌혈류의 개선을 목적으로 한다

뇌혈관장애는 발작 직후 구명조치로 현대의학적 치료가 우선이며, 응급치료 후에 증상을 개선하거나, 전신의 상태를 조절하기 위해 한방약을 병용한다. 대표적인 한방약은 '구어혈제'인 '계지복령환' 등이 있다. '증'에 따라 다른 '구어혈제'가 이용되기도 한다. 그 외에 '실증'으로 인한 안면홍조와 열오름감, 초조감 등이 있는 경우에는 '황련해독탕'을 사용한다. 특히 '간'의 실조로 인한 '허증'인 고령자에게는 '조등산'을 많이 사용하며, 흥분성정신증상이 심한 경우에는 '억간산' 등을 사용한다. 또 '기허'가 있으면 '보중익기탕', '기허'와 '혈허'가 있으면 '십전대보탕', '신허'가 있으면 '팔미지황환' 등을 사용한다.

■ 뇌혈관장애(만성기)

어혈	허	어지럼증, 냉증, 빈혈, 부종	➡	당귀작약산	176p
	중간	어지럼증, 두통, 열오름감	➡	계지복령환	170p
	실	어지럼증, 두통, 열오름감, 변비	➡	도핵승기탕	186p
심의 실조	실	안면홍조, 열오름감	➡	황련해독탕	256p
간의 실조	허	두통, 어지럼증, 어깨결림, 고혈압	➡	조등산	246p
		신경과민, 초조감, 화냄, 불면	➡	억간산	226p
		신경과민, 초조감, 화냄, 불면, 위장허약	➡	억간산가진피반하	227p

진료가이드라인 ■ 뇌졸중

혈관성인지증, 혈관성인지장애	억간산

※ 일본동양의학회에서 발표한 진료가이드라인에 기재된 한방약

| 심계항진, 부정맥

● 폐질환, 갑상선항진증, 빈혈 등은 양방치료가 우선

심계항진은 심장박동이 빨라지거나 느려지는 증상을 말하며, 원인으로

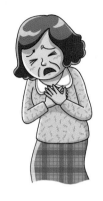

는 부정맥이나 다른 심장질환 등을 들 수 있다. 부정맥은 심장이 뛰는데 필요한 전기자극이 잘 만들어지지 않거나 제대로 전달되지 않아서, 심장박동이 비정상적으로 빨라지거나 느려지는 것을 말한다.

일시적인 두근거림이나 심계항진은 정신적인 긴장이나 흥분에 의한 것일 수 있지만, 이것이 계속되는 경우에는 부정맥을 비롯한 여러 가지 심장병을 의심해보아야 한다. 또 만성폐쇄성폐질환 등의 폐질환이나 빈혈, 갑상선기능항진증, 탈수현상, 약의 부작용 등에 의한 것일 수도 있다. 따라서 이런 증상이 의심되면 바로 서양의학적인 진단과 치료가 우선되어야 한다.

그러나 서양의학적인 검사에서 특별한 이상증상이 없는데도 불구하고, 두근거림이나 심계항진 증상을 호소하는 사람이 있다. 서양의학에서는 이것을 '심장신경증'이라 하며, 불안장애불안신경증의 일종으로 보고 항불안제를 사용하거나 심리요법으로 치료한다.

● 전신의 부조화를 완화하여 불안을 제거한다

양방치료가 필요하지 않으며, 심장신경증이 아닌데도 불구하고 심계항진이나 두근거림 증상이 계속될 때에는 한방치료가 효과를 볼 수 있다. 한방에서는 두근거림이나 심계항진 이외에도 환자가 느끼는 심신의 이상증상을 완화시켜주는 한방약을 이용하여 환자의 불안을 제거한다. '실증'이면서 심계항진과 함께 불안이나 초조감, 불면 등이 있는 사람에게는 '시호가용골모려탕', '허증'이고 신경과민, 도한이 있는 사람에게는 '계지가용골모려탕' 등을 생각할 수 있다. 목조임감이 있고 가슴이 아픈 사람에게는 '반하후박탕'이 좋다. 그 외에 심계항진과 함께 호흡곤란이 있는 사람에게는 '영계출감탕'이나 '자감초탕' 등을 이용할 수 있다.

● 부정맥은 서양의학적 진단이 우선

심장은 정해진 리듬에 따라 수축과 확장을 반복한다. 그 리듬이 어떤 원인에 의해 불규칙하게 된 상태를 부정맥이라 한다. 부정맥은 맥이 비정상적으로 빠른 빈맥 90회/분 이상과 느린 서맥으로 대별된다. 치사에 이르는 부정맥에는 심실세동이나 심실빈맥 등이 있다. 또 기외수축 期外收縮은 대부분 무증상이지만 빈맥, 두근거림, 어지럼증, 흉부압박감 등의 자각증상을 느낄 수 있다. 치사에 이르는 부정맥은 서양의학적 치료가 우선이며, 검사에서 이상이 없다고 진단되는 경우에는 한방약을 사용할 수 있다.

■ 심계항진

허	신경과민, 불안감, 열오름감, 불면, 도한	➡	계지가용골모려탕	164p
	숨가쁨, 피로감, 수족화끈거림, 피부건조	➡	자감초탕	280p
	숨가쁨, 열오름감, 기립성현기증	➡	영강출감탕	277p
	냉증, 부종, 어지럼증	➡	당귀작약산	176p
	위장허약, 설사, 냉증, 두통	➡	계지인삼탕	172p
중간	목조임감, 억울감, 불안감	➡	반하후박탕	200p
실	억울감, 불안감, 초조감, 불면	➡	시호가용골모려탕	214p
	불안감, 초조감, 안면홍조	➡	황련해독탕	256p

■ 부정맥

허	피로감, 신경과민	➡	계지가용골모려탕	164p
	인두부의 위화감, 가슴두근거림, 신경과민	➡	반하후박탕	200p
중간	두근거림, 수족열감, 구갈	➡	자감초탕	280p
실	흉협고만, 초조감 등의 정신증상	➡	시호가용골모려탕	214p

제1선택약 ■ 순환기계 질환

젊은 사람의 본태성고혈압	황련해독탕	가슴두근거림	자감초탕
고령자의 고혈압	조등산	부정맥	자감초탕
기립성현기증	반하백출천마탕	말초순환장애	계지복령환

※ 제1선택약은 많은 사람에게 유효하며, 부작용도 적은 한방약

소화기계 질환

| 소화불량, 위염, 식욕부진

● 기능성원인을 알아내는 것이 중요하다

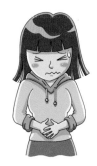

소화불량이란 섭취한 음식물의 영양소가 흡수되기 전에, 어떤 원인으로 인해 생화학적 소화작용이 장애를 일으키는 상태를 말한다. 대부분 구역, 구토, 속쓰림, 복부불안, 복명, 설사, 복부팽만감, 식욕부진, 복통 등의 증상을 수반한다. 내시경 검사나 초음파 검사로는 특별한 이상소견을 보이지 않는데도 이와 같은 증상을 호소하는 경우가 많으며, 스트레스로 악화되기 때문에 '신경성소화불량'이라고도 한다.

위통은 위의 통증을 말하며, 위염에 의해서 생기는 것이 가장 많고 위십이지장궤양, 위암, 위무력증, 위하수 등에 의해서도 일어난다. 위궤양은 위액 중에 포함된 염산과 펩신의 소화작용에 의해 위나 십이지장 등의 점막에 조직결손이 생기는 질환을 말한다. 자각증상으로 통증이 있는 경우도 있으며, 통증 외에 속쓰림, 트림, 구토, 복부팽만감, 출혈, 천공 등이 나타나기도 한다.

● 기능성위장장애에는 한방약이 유효하다

위장의 부조로 인해 발생하는 증상에는 소화불량, 위통, 위작열감 등 여러 가지가 있다. 그 중에서 위암이나 위십이지장궤양과 같은 병은 서양의학적인 치료가 우선되어야 한다. 만약 이러한 증상이 의심된다면 먼저 과학적인 검사를 받아 정확한 병명을 알아내는 것이 중요하다.

속쓰림을 호소하는 사람 중에는 위산이 식도로 역류하는 위식도역류증이 있는 경우도 있다. 여기에는 식도에 염증과 궤양 등의 병변이 있는 경우 역류성식도염와, 이러한 병변이 없는 경우 비미란성역류증가 있으며, 위내시경 검사에 의해 진단이 가능하다. 검사에서 특별한 이상이 없는데도 만성적으로 위의 이상증상이 계속되는 것을 기능성위장장애라고 하며, 만성위염 또는 신경성위염이라고도 한다. 이 기능성위장장애나 비미란성역류증 등의 증상은 한방약이 잘 듣는 분야이다. 한방에서는 위장의 동작이 건강을 유지하는데 중요한 역할을 한다고 생각하며, 위장의 상태를 조절하는 여러 종류의 한방약이 있다. 최근에는 서양의학적인 방법에 의해, 그 유효성을 검증하는 연구도 진행되고 있다.

● '육군자탕'은 기능성위장장애의 대표 한방약

위의 운동기능 이상은 기능성위장장애의 중요한 원인 중 하나다. 위의 운동기능이란, 입을 통해 들어온 음식물이 위에 머물면서 저류, 연동운동에 의해 위액과 섞여 각반, 걸쭉하게 된 것을 십이지장으로 보내는 배출 기능을 말한다. 따라서 음식물이 위에 들어왔을 때, 위가 비어있고 편안한 상태인가가 중요하다. 그 이유는 위가 충분히 비어있지 않으면 저류기능에 장애가 생겨서, 소량의 식사로도 만복감을 느끼기 때문이다. 이렇게 되면, 각반·배출기능도 저하되어 소화불량을 일으키기 쉽다.

'육군자탕'에는 식욕을 증진시키는 그렐린 ghrelin 이라는 호르몬의 분비를 촉진시키는 작용이 있어, 위벽의 평활근을 이완시켜 소화작용을 돕는다. 위점막의 혈류를 촉진시켜, 점막을 보호하는 효과도 있다. 이처럼 하나의 약이 다양한 작용을 하기 때문에, 복합적인 효과를 얻을 수 있다는 것도 한방의 장점 중 하나라고 할 수 있다. 최근 '육군자탕'의 이와 같은 효과가 입증되면서, 기능성위장장애를 치료하는 대표적인 한방약으로 꼽히게 되었다. 또 '허증'이면서 위통이 있을 때는 '안중산', 냉증으로 인한 통증에는 '인삼탕', 냉증으로 인한 설사에는 '진무탕' 또는 '진무탕'과 '인삼탕'을 병용한다.

● '허실', '음양' 또는 증상에 따라 한방약을 선택한다

'육군자탕'은 비교적 체력이 저하된 '허증'이고, 수족이 냉한 '음증'인 사람에게 적합하다. 또 식욕부진, 위무력감, 명치부의 조임감, 피로감 등을 잘 느끼는 사람의 위장증상에 주로 사용된다.

한방에는 '육군자탕' 이외에도 기능성위장장애 등의 증상을 개선하는 약이 많이 있는데, 체질이나 증상에 따라 구분해서 사용한다. 예를 들면, 소화불량이나 식욕부진이 주된 증상이더라도 위장이 허약하고 냉증이 있는 사람에게는 '인삼탕', 설사를 잘하는 사람에게는 '평위산'을 사용한다. 또 위통에는 '허증'일 때 '안중산', '실증'일 때 '황련해독탕', '중간증'일 때 '반하사심탕'을 사용하며, 속쓰림 등에는 '복령음', '황련탕' 등을 사용한다. 한방에는 한 가지 약으로 여러 가지 증상을 개선할 수 있는 장점이 있으므로, 모든 증상을 고려하여 약을 선택하는 것이 중요하다.

■ 위염, 소화불량, 식욕부진

음	허	소화불량, 메스꺼움, 위통, 설사, 냉증, 권태감	➡	인삼탕	280p
		소화불량, 메스꺼움, 위통, 설사	➡	사군자탕	262p
		소화불량, 복부팽만감, 메스꺼움, 위통	➡	육군자탕	236p
	중간	명치부 팽만감, 공복시 통증, 계륵부 통증·압통	➡	시호계지탕	218p

양	허	소화불량, 설사, 식욕부진, 위부진수음	➡	평위산	270p
		위통, 속쓰림, 메스꺼움, 식욕부진, 신경성위염	➡	안중산	224p
	중간	위통, 속쓰림, 식욕부진, 위부진수음	➡	복령음	261p
		설사, 메스꺼움, 속쓰림, 배가 꾸륵꾸륵함, 구갈	➡	위령탕	279p
		위통, 메스꺼움, 속쓰림, 설사, 배가 꾸륵꾸륵함, 신경성위염	➡	반하사심탕	198p
		위통, 메스꺼움, 속쓰림, 열오름감	➡	황련탕	254p
	실	위통, 메스꺼움, 안면홍조, 열오름감	➡	황련해독탕	256p

진료 가이드 라인 ■ 위장장애

기능성위장장애	육군자탕, 반하사심탕, 안중산
상부소화관 증상	육군자탕
소장·대장 연동운동저하	대건중탕

※ 일본동양의학회에서 발표한 진료가이드라인에 기재된 한방약

❙ 변비

● 기능성변비는 장의 기능이 나빠서 생긴다

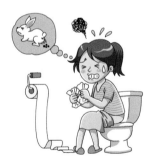

변비는 배변횟수가 줄어들고 양도 적으며, 변의 수분도 감소하여 굳기가 증가한 상태를 말한다. 일반적으로 대변은 하루에 한 번 보는 것이 정상이나, 이것이 2~3일 또는 심하면 1주일 이상 한 번 보게 되면 변비라고 할 수 있다. 우리나라 인구의 5~20%가 변비증상을 호소할 만큼 매우 흔한 증상으로, 남성보다는 여성과 노인들에게 더 많이 나타난다.

변비에는 장에 암이나 염증 등이 있어서 발생하는 기질성변비와 이러한

병이 없는데도 생기는 기능성변비가 있다. 또 기능성변비에는 이완성변비와 경련성변비가 있다. 서양의학에서도 아직 어떤 종류의 변비인지를 알아내는 검사법이 개발되지 않아, 판별이 어려운 경우도 있다. 여성의 경우는 호르몬분비의 변동이 혈류에 영향을 미치거나, 골반 내 혹은 장벽에 혈류가 울체되면 변비가 생기기 쉽다.

■ 기능성변비

	이완성변비	경련성변비
원인	• 대장의 긴장도가 너무 느슨해져서, 장의 연동운동이 잘 되지 않아 일어난다.	• 대장의 연동운동이 너무 강해서, 수축한 장관이 잘록해져서 변의 통과를 방해하기 때문에 일어난다.
특징	• 운동부족, 식이섬유 부족, 다이어트, 변의를 참는 것 등이 원인이다. • 고령자나 복근이 약한 여성 또는 비만한 사람에게 많다.	• 스트레스, 수면부족 등이 원인이다. • 젊은 사람에게 많으며, 토끼똥처럼 동글동글하고 딱딱한 변이 나오는 것이 특징이다.
한방약	• 대황감초탕, 윤장탕, 조위승기탕	• 계지가작약대황탕

● 변비 해소를 위해서는 생활습관의 개선이 우선이다

기능성변비를 해소하기 위해서는 우선 배변습관을 개선하고 식이섬유가 많은 식사를 하며, 적당한 운동을 하는 것 등이 중요하다. 이렇게 해도 변비가 해소되지 않으면 약을 이용한다. 서양의학에서는 장을 자극하여 배변을 촉진시키는 자극성설사약이나 항문을 통해 대장에 직접 주입하는 관장약 등을 이용한다.

시판되는 변비약은 대부분 자극성설사약이다. 이것은 이완성변비에는 효과가 있지만, 경련성변비가 있는 사람이 이용하면 심한 복통을 일으킬 수가 있다. 또 연용하면 약효가 떨어져서, 갈수록 약의 양이 증가하기 때문에 주의가 필요하다.

관장약은 가장 강력한 설사약으로, 농글리세린이나 인산나트륨 등의 약물이 사용된다. 수시로 사용하면 습관화되어 약제에 의지하게 되며, 연용하면 약 없이는 배변이 어려워지는 경우도 있다. 실제로 설사약의 연용이 원인인 변비도 적지 않으므로, 약에 너무 의존하는 것은 금물이다.

■ 변비 해소를 위한 생활습관
- 육식보다 식이섬유가 풍부한 채소를 많이 먹는다.
- 하루 1.5리터 이상의 물을 조금씩 자주 마신다.
- 매일 정한 시간에 화장실에 간다.
- 적당한 운동을 습관화한다.
- 대장활동을 도와주는 발효음식을 많이 먹는다.

● 한방에서는 '대황'이 포함된 약을 주로 사용한다

한방에서는 '기역', '기허', '어혈', '혈허', '수체' 등 '기혈수'의 밸런스교란에 의한 것으로 보며, 장관에 '열熱'이 있는지 변비인지, '한寒'이 있는 변비인지로 구분한다. 변비에 이용되는 한방약에는 '대황'이라는 생약이 주로 사용된다. '대황'에는 장을 자극하여 연동운동을 촉진시키는 작용이 있으며, '대황'과 '감초' 성분이 포함된 변비약이 시판되는 것도 있다. 한방 변비약은 배변을 촉진시킬 뿐 아니라, 장관을 따뜻하게 하고 촉촉하게 하는 작용이 있어 장의 동작을 조절한다. 체력이나 증상에 따라 적절한 변비약을 선택하여 사용하면 좋다.

■ 대표적인 처방은 '대황감초탕'
만성이완성변비에는 대표적인 처방인 '대황감초탕'을 비롯하여 '윤장탕', '조위승기탕' 등이 사용된다. '대황감초탕'은 최근 서양의학적 연구에서도 변비에 대한 유효성이 입증되었다. 변비 이외의 다른 특별한 증상은 없고 체력이 보통 이상인 사람이라면, 우선적으로 이 약을 사용하는 것이 좋다.

■ '허증', '중간증'인 경우

이보다 체력이 저하되고 위장이 약한 사람의 변비에는, '대황'과 함께 자극을 완화시켜주는 생약이 배합되어 장을 따뜻하게 하고 촉촉하게 하는 처방이 이용된다. '허증'의 경우는 '마자인환', '중간증'의 경우는 '윤장탕'이 대표적인 변비약이다. 특히 장이 건조해서 변이 딱딱해지기 쉬운 고령자에게는 흔히 이런 약을 사용한다. 단 '대황'은 너무 자극이 강하기 때문에, '허증'인 사람은 복통을 일으킬 수도 있다. 이 경우에는 '대황'을 포함하지 않는 약을 선택한다. 이런 약 중에는, 냉증과 복통이 있는 사람이라면 '대건중탕'이나 '소건중탕', '계지가작약탕' 등이 흔히 사용된다. 이 약들은 혈류를 개선하여 장을 따뜻하게 하며, 장의 운동도 개선한다.

한방약을 사용하는 경우에도, 변비를 일으키기 쉬운 생활습관은 반드시 개선해야 한다. 한방에서는 장의 움직임을 활성화시키기 위해, 배를 따뜻하게 하는 것이 중요하다고 생각한다. 따라서 가능하면 따뜻한 것을 먹고 마시며, 배를 차지 않게 해야 한다.

■ '실증'인 경우

체력이 강하고 위장이 튼튼한 '실증'인 사람에게는 '대황'과 '망초'가 포함된 약이 흔히 사용된다. '망초'는 천연 함수유산나트륨 서양약 염류설사약의 성분에도 들어있다 으로, 변의 수분량을 증가시켜 부드럽게 만드는 작용이 있다. 대표적인 것은 '조위승기탕'이며, 복부팽만감이 동반되면 '대승기탕'이나 '대황목단피탕' 등을 사용한다. 이 외에 상복부팽창감이 있는 사람은 '대시호탕', 열오름으로 인한 안면홍조가 있는 사람에게는 '삼황사심탕'이 좋다. 경련성변비에는 '계지가작약대황탕'을 사용한다.

● '대황'의 부작용에 주의

한방 변비약은 '대황'이 포함된 것이 많기 때문에 주의해야 한다. '대황'은 즉효성이 있어서, 복통이나 설사와 같은 부작용이 나타날 수 있다. 이때에는 '대황'의 양을 조금씩 줄이고 '대건중탕'을 병용하거나, '대건중탕'으로 교체하는 등의 처방을 검토한다. '대황'이 포함된 한방약은 장내세균총 腸內細菌叢에 의해 대사되는 효과를 발휘하므로, 장내세균총의 상태에 주의할 필요가 있다.

■ 변비

음	허	노약자, 토끼똥처럼 동글동글하고 단단한 변	⇨	마자인환	188p
	중간	노약자, 피부건조	⇨	윤장탕	279p
		복부팽만감, 복통, 복직근의 긴장	⇨	계지가작약대황탕	273p
양	중간	변비 이외의 증상이 없는 경우	⇨	대황감초탕	184p
	실	복부팽만감	⇨	조위승기탕	267p
		복력충실, 복부팽만감	⇨	대승기탕	274p
		열오름감, 월경이상, 두통, 초조감, 좌하복부의 압통	⇨	도핵승기탕	186p
		우하복부의 압통	⇨	대황목단피탕	258p
		복력충실, 명치부의 조임감, 안면홍조	⇨	삼황사심탕	276p
		복력충실, 늑골 아래의 압통·불쾌감, 어깨결림	⇨	대시호탕	182p

■ 변비증

변비증	마자인환, 대건중탕, 대황감초탕
소아변비증	대건중탕, 대황감초탕, 소건중탕, 계지가작약대황탕, 윤장탕, 조위승기탕

※ 일본동양의학회에서 발표한 진료가이드라인에 기재된 한방약

● 한방약은 만성설사에 효과가 있다

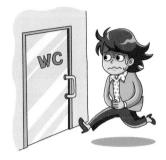

정상적인 대변에 함유된 수분은 보통 75% 정도이지만, 설사는 85% 이상의 수분이 함유되어 배설된다. 또 배변 횟수가 하루 3회 이상이거나, 대변의 무게가 200g 이상인 경우를 설사로 정의한다. 설사는 세균이나 박테리아에 의한 급성염증 혹은 염증성장질환 등의 만성염증에 의해서도 발생할 수 있다. 또 항암치료나 방사선치료의 후유증 또는 유당불내증乳糖不耐症 등의 식사요인에 의해서도 발생할 수 있다. 설사에는 급성설사와 만성설사가 있는데, 원인이 어떤 것인지에 따라 대응이 달라진다.

■ 급성설사

급성설사의 원인은 급성감염증콜레라, 이질 등, 식중독살모넬라, 포도상구균 등, 약품설사중금속, 전신질환인플루엔자 등 등이 있다. 이런 설사는 유해한 것을 밖으로 배출하려는 생리적인 반응으로, 함부로 설사약을 사용하면 오히려 병을 악화시킬 수 있다. 치료할 때는 탈수증상이 일어나지 않도록 수분을 충분히 공급하는 것이 중요하다. 감염성대장염과 같이, 증상이 중한 경우에는 항생제를 사용하기도 한다.

■ 만성설사

대개 과민성대장증후군이 원인이며, 암, 궤양성대장염, 클론병, 갑상선기능항진증 등의 원인으로 설사가 지속되기도 하는데, 우선 이런 병이 아

닌지 정밀한 진단을 받아볼 필요가 있다. 검사에서 특별한 원인이 없는데
도 설사가 계속된다면 위장의 기능저하, 냉증, 스트레스 등을 의심해볼 수
있으며, 이들 증상은 한방치료가 효과적인 분야이다.

● 배를 따뜻하게 하여, 장의 운동을 조절한다

한방에서는 설사를 음증설사와 양증설사로 구별한다. 음증설사란 만성
적인 경과를 나타내며, 염증이 없는 것이 많고 무지근한 배를 동반하지 않
는다. 이런 증상에는 한방약이 효과가 좋다. 반면 양증설사는 세균이나 바
이러스에서 기인하는 급성염증을 동반하는 것이 많고, 대부분 아랫배에
무지근한 느낌이 든다.

설사는 위장이 약한 '허증'인 사람에게 많이 보이며, 대부분 배가 차면
설사가 일어나기 쉽다. 한방에서는 배를 따뜻하게 하여 장의 운동을 조절
하는 '인삼탕', '계지인삼탕', '진무탕' 등을 많이 사용한다. 더위먹음으
로 인해 전신권태감을 동반하는 설사에는 '청서익기탕'이나 '보중익기탕'
이 좋다. 체력이 보통인 '중간증'이고 배에서 꾸룩꾸룩 소리가 나는 설사
에는 '반하사심탕', 입이 마르고 소변량이 감소한 설사에는 '오령산', 발
열이나 무지근한 배를 동반하는 심한 설사에는 '황련탕' 등을 사용한다.

■ 설사

음	허	냉증, 소화불량, 메스꺼움, 명치통증, 식욕부진	➡	인삼탕	280p
		냉증, 두통, 소화불량, 메스꺼움, 명치통증, 식욕부진	➡	계지인삼탕	172p
		진흙변, 물똥, 소화불량, 식욕부진	➡	계비탕	272p
		냉증, 전신권태감, 어지럼증, 부종, 소변량 감소	➡	진무탕	248p
양	허	피로감, 권태감, 식욕부진	➡	보중익기탕	260p
		피로감, 권태감, 식욕부진, 더위먹음, 여름탐	➡	청서익기탕	268p
	중간	발열, 복통, 무지근한 배, 급성장염	➡	황련탕	254p
		명치통증, 메스꺼움, 배가 꾸룩꾸룩함	➡	반하사심탕	198p
		구갈, 메스꺼움, 소변량 감소, 부종, 두통	➡	오령산	278p

● 검사에서는 특별한 이상이 나타나지 않는 기능성장질환

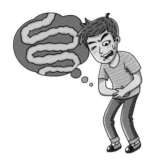

과민성대장증후군은 검사에서 특별한 이상이 없는데도 만성적인 복통 또는 복부팽만감, 배변장애 등을 동반하는 기능성장질환을 말한다. 또 소화기증상 이외에도 심계항진, 두통, 불안, 우울, 월경불순 등을 동반하기도 한다. 소화기증상을 호소하는 환자의 30% 정도가 과민성대장증후군으로 진단될 만큼 흔한 질환이기도 하다.

변통이상에 의해 발생하는 설사형과 변비형이 있다. 또 설사와 변비가 교대로 일어나는 혼합형이 있는데, 이 경우에는 변비도 설사도 장의 경련에 의해 일어난다. 아직 원인은 명확히 밝혀지지 않았지만, 대장의 운동이상, 감각이상, 뇌와 장관의 상호작용, 면역체계 이상, 장내의 미생물 무리의 변화, 심리사회적 요인 등이 제시되고 있다.

양방에서는 자율신경에 작용하여 장의 운동을 억제하는 약이나, 변의 수분을 조절하는 약을 사용하여 치료한다. 설사나 변비가 심하면 그것을 억제하는 약을 병용하거나, 정신적인 스트레스가 강한 경우에는 항불안제나 항우울제 등을 함께 쓰기도 한다. 과민성대장증후군은 기능성 질환이고 스트레스와 관련성이 큰 것으로 알려져 있으며, 한방치료가 잘 되는 질환 중 하나이다.

● 심신의 상태에 따라 한방약이 다르다

한방에서는 몸과 마음을 하나로 보고(心身一如) 증상을 다스린다. 따라서 변통이상을 개선해가면서 심신의 상태도 함께 치료한다. 과민성대장증후군의 제1선택약은 '계지가작약탕'이며, 여기에 들어 있는 '작약'은 장의 과잉한 운동이나 긴장을 완화시키는 작용을 한다. '계지가작약탕'은 복통, 설사, 복부팽만감에 좋은 효과를 나타낸다. 억울감이나 불안감이 강한 사람에게는 '반하후박탕'이나 '향소산'을 사용한다. 그 외에도 심신의 증상에 따라 적절한 한방약을 사용한다. 혼합형에는 '계지가작약탕', '대건중탕', '소건중탕' 등의 '건중탕류'가, 설사형에는 '인삼탕'을 많이 사용한다. 또 변비형에는 '계지가작약대황탕'을 많이 사용한다. 허증이고 설사형인 경우에는 탈수증상에 주의해야 한다.

■ 과민성대장증후군

음	허	복통, 변통이상, 설사, 복부팽만감	➡	계지가작약탕	166p
		복통, 피로감, 권태감	➡	소건중탕	204p
		설사, 냉증, 소화불량, 메스꺼움, 명치통증	➡	인삼탕	280p
		복통, 복부팽만감, 장연동운동의 이상, 냉증	➡	대건중탕	178p
		설사, 냉증, 전신권태감, 어지럼증	➡	진무탕	248p
	중간	복부팽만감, 복통, 변비	➡	계지가작약대황탕	273p
양	허	복통, 발한, 복직근의 긴장, 늑골 아래의 압통·불쾌감	➡	시호계지탕	218p
		피로감, 권태감, 식욕부진	➡	보중익기탕	260p
		신경과민, 초조감, 화냄, 부정수소	➡	가미소요산	158p
	중간	설사, 배가 꾸륵꾸륵함, 명치통증, 메스꺼움, 속쓰림	➡	반하사심탕	198p
		정신불안, 복통, 복직근의 긴장, 늑골 아래의 압통·불쾌감	➡	사역산	276p
기체	허	억울감, 정신불안, 식욕부진	➡	향소산	252p
	중간	억울감, 정신불안, 인후폐색감	➡	반하후박탕	200p

진료 가이드 라인 ■ 과민성대장증후군

과민성대장증후군	계지가작약탕

※ 일본동양의학회에서 발표한 진료가이드라인에 기재된 한방약

● 급성간염은 서양의학적 치료가 우선이다

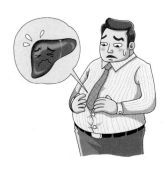

간에 생기는 염증을 간염이라고 하며, 간염 중에서도 6개월 이내에 없어지는 급성염증을 급성간염이라고 한다. 급성간염은 서양의학적 치료를 우선적으로 받아야 한다. 또 6개월 이상 지속되는 것을 만성간염이라고 하며, C형간염바이러스나 B형간염바이러스가 원인인 것이 대부분이다. 간염바이러스 이외의 원인으로는 알콜성간장애, 간지방, 약제성간장애, 자가면역성 등이 있다.

급성간염은 최초의 바이러스감염 시에 급격하게 발증하며, 대부분 황달을 동반한다. 통상, 일과성이며 특별한 치료는 필요하지 않다 일부, 극증간염(劇症肝炎)으로 진전되는 것도 있다. 만성간염은 자각증상이 거의 없기 때문에, 건강진단 등으로 발견할 수 있다.

C형만성간염 및 B형만성간염의 치료는 바이러스를 억제하는 항바이러스요법이 가장 유효한 치료법이다. 그러나 항바이러스요법이 효과가 없는 경우, 한방에서는 QOL의 개선을 목적으로 '간비호제'를 사용한다.

■ 간염바이러스의 종류와 특징

	감염경로	특 징
A형	경구감염	대부분 가볍게 앓고 지나가며, 회복이 되면 면역을 얻게 된다.
B형	혈액 · 체액	급성과 만성감염을 일으킬 수 있는 바이러스성질환으로, 전 세계적으로 발생빈도가 가장 높다.
C형	혈액 · 체액	급성간염 환자의 70~80%가 만성간염으로 이행한다. 만성인 경우 상당 수가 간경화나 간암으로 진행될 확률이 높다.
D형	혈액 · 체액	단독으로는 발증하지 않고, B형간염바이러스에 감염된 사람에게 발증한다.

● '소시호탕'을 비롯한 '시호제'가 기본처방

한방치료는 원인 바이러스를 배제하는 치료를 받지 못하거나 받아도 효과가 없는 경우, 간기능장애를 억제하거나 전신권태감, 식욕부진 등을 개선할 목적으로 사용된다. 만성간염에는 '소시호탕' 등의 '시호제'가 기본처방이며, 특히 C형만성간염 환자의 간기능 개선에 효과를 발휘하였다는 보고가 있다. 또 인터페론요법 후에 이용되기도 하지만, '소시호탕'과 인터페론을 병용하거나, 간경변 또는 간암 환자에게 투여하면 간질성폐렴을 일으킬수 있다. '구어혈제'의 하나인 '계지복령환'도 간기능장애의 개선이나 간섬유화를 억제하는 효과를 기대할 수 있다. '계지복령환'이 지방간에 의한간장애인 동물의 간섬유화를 억제하였다는 보고가 있다. 간경화로 진행된경우에는 '보중익기탕', '십전대보탕' 등의 '보제'가 이용된다. 황달이 나타나면 '인진호탕', '인진오령산'을 이용하기도 한다.

또 간질환에서 볼 수 있는 많은 증상 중에는, 한방에서 말하는 '어혈'로 인한 것이 많은데, 이때에는 '시호제'와 '구어혈제'를 병용하면 좋다. 예를 들면, '대시호탕' + '도핵승기탕', '소시호탕' + '계지복령환', '시호계지건강탕' + '당귀작약산'을 함께 복용하면 좋다. 혹은 '보중익기탕'이나 '십전대보탕'과 '계지복령환'이나 '당귀작약산' 등을 병용해도좋다.

■ 간비호제

만성바이러스간염에서 바이러스의 배제를 목적으로 하는 치료가 효과가 없는 경우, 간기능을 개선하여 발암리스크를 줄일 목적으로 간비호제肝庇護劑를 사용한다. 양방치료에서는 우루소데옥시콜산이나 글리시리진제제 '감초' 성분의 주사약이나 내복약 등이 주로 사용된다. 한방약도 간비호제 중 하나로 이용된다.

■ 만성간염

만성간염의 기본 처방	➡ 소시호탕	208p
식욕부진, 소화불량	➡ 육군자탕	236p
피로, 권태감	➡ 보중익기탕	260p
황달증상	➡ 인진호탕	240p
구어혈제 병용	➡ 계지복령환	170p

제1선택약 ■ 소화기계 질환

젊은 사람의 변비	대황감초탕	과민성대장증후군	게지가작약탕
노약자의 변비	마자인환	치질	을자탕
소아 변비	소시호탕	구내염	길경탕
반복적인 장폐색	대건중탕	황달	인진호탕
만성설사	진무탕	만성간염	대시호탕+도핵승기탕
가슴쓰림	반하사심탕		

※ 제1선택약은 많은 사람에게 유효하며, 부작용도 적은 한방약

CHAPTER 05 대사 · 내분비계 질환

PART 02_질병별 한방 치료

| 비만

● 내장지방형비만이 특히 위험하다

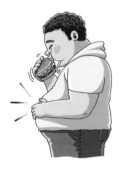

비만이란 대사장애로 인해 체내에 지방이 과잉 축적된 상태를 말한다. 그러나 체중은 많이 나가지만, 근육량이 많고 체지방량이 적은 경우는 비만이라고 부르지 않는다. 비만이 건강에 악영향을 미치는 것은, 많은 생활습관병이 비만과 관련되어 있기 때문이다. 따라서 건강장애를 가져오는 비만을 '비만증'이라는 병명으로 부르기도 한다. 또, 복부의 장기 주위에 내장지방이 많이 붙어있는 내장지방형비만도 병을 일으키기 쉬운 위험한 비만이다.

정확한 체지방량을 측정하기 어렵기 때문에, 일반적으로 신장과 체중으로 간단하게 비만도를 판정한다. 현재 가장 널리 이용되는 것이 BMI Body Mass Index 체격지수에 의한 판정법이다. BMI는 체중 kg을 신장 m의 제곱으로 나눈 값으로, 통계적으로는 이 값이 22일 때 질병에 걸릴 확률이 가장 낮기 때문에, 그 체중을 표준체중이라 한다. 또 18.5 미만이면 저체중, 25 이상이면 비만으로 판정한다.

■ BMI에 의한 비만도 측정

BMI 구하는 방법

BMI = 체중(kg) ÷ {신장(m) × 신장(m)}

예 신장 150cm, 체중 40kg인 사람은
저체중에 해당한다.

40 ÷ (1.5 × 1.5) = 17.78

BMI	판정
18.5 미만	저체중
18.5 이상, 25 미만	보통체중
25 이상	비만

● '방풍통성산', '방기황기탕' 등이 효과가 있다

내장지방형비만은 당뇨병, 지질이상증, 고혈압과 같은 생활습관병으로, 동맥경화질환의 조기 발병을 유발하기 때문에 특히 위험하다. 비만증 치료는 식사요법, 운동요법, 그리고 행동요법이 기본이며, 양방에서는 비만증 치료약으로 마진돌이라는 식욕억제제 BMI35 이상의 고도비만증을 대상나 세틸리스탯 2형 당뇨병과 지질이상증을 동반하는 비만증을 대상이라는 약이 있지만, 그다지 널리 사용되지는 않는다.

최근에는 한방약이 비만 치료약으로 주목받고 있다. 비만증에 효과가 있는 한방약으로 '방풍통성산', '방기황기탕', '대시호탕' 등이 있으며, 임상연구에서도 체중감량과 내장지방감소 등의 효과가 보고되었다. 그러나 흔하지는 않지만, '방풍통성산'에 간질성폐렴이나 간기능장애 등의 부작용에 관한 보고가 있으므로 주의가 필요하다.

■ 비만과 관련이 있는 건강장애

- 당뇨병(2형), 내당능장애
- 고지혈증
- 고혈압
- 고뇨산혈증, 통풍
- 관동맥질환(심근경색, 협심증)
- 뇌경색, 뇌졸중
- 지방간
- 월경이상, 임신합병증
- 수면시 무호흡증후군, 비만저환기증후군
- 변형성슬관절증, 변형성관절증, 변형성척추증, 요통증
- 비만 관련 신장병

■ 비만증

허	피부가 희고 근육이 무른 수태(水太)체질로, 잘 피로하고 땀을 많이 흘리며, 다리에 부종이 있는 사람의 다음 증상 : 관절염, 부종, 피부병, 다한증 등. 변비 경향은 없다.	➡	방기황기탕	275p
실	복부지방이 많고, 변비가 있는 사람의 다음 증상 : 고혈압에 동반되는 심계항진, 어깨결림, 열오름감, 부종, 변비 등	➡	방풍통성산	202p
	흉협고만이 있고, 변비경향이 있는 경우	➡	대시호탕	182p

진료 가이드 라인 ■ 비만증

비만증	방풍통성산

※ 일본동양의학회에서 발표한 진료가이드라인에 기재된 한방약

당뇨병

● 당뇨병으로 인한 합병증이 위험하다

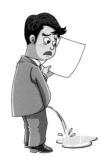

우리가 섭취한 음식물은 위장에서 소화되어, 혈액 속의 포도당 성분으로 떠돌다가 세포에 흡수되어 연료로 쓰이게 된다. 그런데 혈액 속의 포도당이 세포에 들어가기 위해서는 인슐린이라는 호르몬이 필요하다. 췌장에서 생산되는 인슐린은 음식물을 섭취한 후 혈당이 올라가면 자동적으로 분비되어, 혈당의 농도를 항상 일정하게 유지하는 역할을 한다. 그런데 인슐린 분비에 이상이 생겨 혈당조절이 잘 되지 않고 소변으로 배출되는 상태를 당뇨병이라고 한다. 혈당은 정상이 80~120mg/dl이며, 식전이 120mg/dl 이상이고 식후가 200mg/dl 이상이면 당뇨병이라고 한다.

대부분의 당뇨병은 과식이나 운동부족 등과 관련이 깊은 생활습관병인 2형당뇨병이다. 당뇨병은 고혈압과 마찬가지로 여러 가지 합병증을

유발할 수 있다. 고혈당 그 자체가 문제라기보다는, 그로 인해 미세혈관이 있는 장기가 망가지는 것이 위험하다. 혈당치가 높아져도 초기에는 거의 증상이 없지만, 방치하면 신경장애, 망막증, 신증 등의 합병증을 일으킬 수 있다. 또 관동맥질환이나 뇌혈관장애, 말초혈관장애 등도 일으키기 쉽다.

● 당뇨합병증으로 인한 신경장애나 혈류장애에 효과가 있다

한방약만으로 당뇨병의 혈당치를 컨트롤할 수는 없다. 한방약은 서양약 혈당강하제나 인슐린주사로 혈당치를 컨트롤하면서, 합병증을 개선하는 목적으로 이용된다. 혈관합병증과 관련이 있는 혈관장애의 개선을 주목적으로 하는 한방약으로는 '계지복령환' 등의 '구어혈제'가 있다. '어혈'은 말초순환장애와 밀접한 관련이 있다. 최근 서양의학적 연구에서 '계지복령환'이 말초순환장애를 개선하는 여러 가지 작용이 있다는 것이 밝혀졌다. 또 '우차신기환'이나 '팔미지황환' 등은 '실증'이고 저림, 통증, 배뇨이상, 성기능이상, 전신권태 등의 당뇨병성 신경장애 증상이 있는 사람에게 널리 사용된다.

■ 당뇨병의 합병증

혈류장애 개선	어혈	허	냉증, 빈혈, 부종	➡	당귀작약산	176p
		중간	열오름감	➡	계지복령환	170p
		실	열오름감, 변비	➡	도핵승기탕	186p
신경장애로 의한 증상	수체	허	냉증, 수족저림·통증	➡	계지가출부탕 (또는 계지가령출부탕)	168p 272p
	혈허	중간	수족저림·통증	➡	소경활혈탕	206p
	신허	실	냉증, 수족저림·통증	➡	팔미지황환	250p
		실	냉증, 수족저림·통증, 부종	➡	우차신기환	232p
		실	구갈, 화끈거림	➡	백호가인삼탕	275p

● 한방에서는 빈혈을 '혈허'로 파악한다

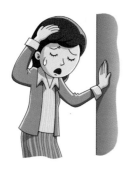

혈액이 인체조직의 대사에 충분한 산소를 공급하지 못해, 조직이 저산소증을 초래하는 것을 빈혈이라고 한다. 조직에 산소를 공급하는 일은 혈액 내의 적혈구가 담당하므로, 적혈구의 혈색소헤모글로빈를 기준으로 빈혈을 진단한다. 빈혈의 가장 대표적인 증상이 어지럼증이기 때문에, 흔히 빈혈을 어지럼증과 동일시하기도 한다. 그러나 어지럼증 이외에도 안색이 창백하고, 가슴이 두근거리고, 손발이 붓고, 일시적으로 뇌의 혈액이 줄어들어 의식을 잃는 뇌빈혈 등의 증상을 일으키기도 한다. 가장 흔한 것은 여성에게 많이 보이는 철결핍성빈혈인데, 이 경우 양방에서는 철분 제재를 공급해줌으로써 치료한다.

한방에서 '혈'이란 단순히 혈액만을 가리키는 것은 아니며, 빈혈 증상이 나타나는 병태는 주로 '혈'이 부족한 '혈허' 상태로 파악한다. '혈'의 순환이 나쁜 '어혈'과 '기'가 부족한 '기허' 등 여러 가지 원인이 합쳐진 것도 있다. 한방에서는 이러한 빈혈증상의 개선을 꾀하면서, 한편으로 위장의 기능을 활성화시켜 철의 흡수를 돕도록 한다. 그리고 철분 자체는 음식이나 철분제를 통해서 보충할 필요가 있다.

● '혈허'에는 '사물탕'이 기본 처방

'간'은 '혈'을 저장하여 전신에 영양을 공급하며, '혈'을 순환시키는 '심'을 양생하는 장기이다. 이러한 '혈'의 작용이 부족한 '혈허'인 사람에게는 '사물탕'을 기본으로 하는 '궁귀교애탕'이나 '십전대보탕' 등이 많이 처방된다. '궁귀교애탕'은 가장 우수한 '보혈제'로 많은 처방의 베이스로 들어가며, 출혈에 의한 빈혈이 있는 경우에 적합하다. 또 '기허'가 있으면 '육군자탕'이나 '인삼탕' 등, 저하된 위장의 기능을 높이기 위한 처방이 도움이 된다. 임신 중인 여성의 철결핍성빈혈에 대해, 철분제를 단독으로 사용하는 것보다 '육군자탕'을 병용하는 것이 치료효과가 높다는 보고가 있다.

자궁근종에 동반되는 빈혈에 대해, 철분제와 '당귀작약산'을 비교한 연구에서, 혈액검사의 수치는 철분제에서 개선효과가 높았으며, 월경과다나 월경통, 어지럼증 등의 자각증상에 대해서는 '당귀작약산'의 개선도가 높다는 결과가 나왔다.

■ 대표적인 빈혈 치료제 '당귀'

'당귀'는 '혈'의 부족을 보충하고 순환을 개선시키기 효능이 있어서, 빈혈을 치료하는 대표적인 한방약재로 꼽힌다. 특히 '당귀'에는 엽산과 비타민B12가 풍부하여 적혈구의 상태를 개선하고 철분결핍에 의한 빈혈에 좋은 효과를 나타낸다. 뿐만 아니라, 월경불순이나 월경통, 냉증 등의 여성 질환에 효과가 좋으며, 장을 촉촉하게 하여 변을 잘 나오게 하는 작용도 있다.

■ 빈혈

혈허	안색불량, 피부건조·거침, 월경이상, 냉증	➡	사물탕	263p
	출혈, 과다월경	➡	궁귀교애탕	273p
혈허·어혈·수체	안색창백, 어지럼증, 월경이상, 부종, 냉증	➡	당귀작약산	176p
기허·혈허	피로감, 권태감, 식욕부진, 냉증	➡	십전대보탕	222p
	피로감, 권태감, 식욕부진, 냉증, 기침	➡	인삼양영탕	279p
	식욕부진, 정신불안, 불면	➡	귀비탕	274p
	정신불안, 불면, 억울감, 식욕부진	➡	가미귀비탕	272p
기허	소화불량, 식욕부진, 설사, 냉증, 권태감	➡	인삼탕	280p
	소화불량, 위부팽만감, 메스꺼움, 식욕부진, 권태감	➡	육군자탕	236p

● 남성호르몬 분비가 감소하면서 나타난다

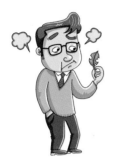

갱년기장애라고 하면 여성 특유의 것으로 생각하기 쉽지만, 중년 이상의 남성도 이와 비슷한 부정수소로 고민하는 경우가 있다. 남성갱년기장애는 의학적으로 확립된 개념은 아니지만, 최근에 사회적으로 주목을 받고 있다. 남성들은 보통 40대 후반에서 50대를 넘어서면서 서서히 호르몬이 감소하는데, 이러한 호르몬감소가 축적되어 나타나는 것이 남성갱년기증상이다.

이 시기에 남성들은 감정의 변화가 심하고 지적능력도 감소하며, 쉽게 피로감이나 분노를 느낀다. 또 근육량과 근력의 감소, 피부의 변화, 골밀도 감소로 인한 골다공증, 내장지방의 증가, 만성피로, 우울증, 성욕감퇴 등 다양한 증상이 나타난다.

● '신허'나 '기'의 실조로 보고 치료한다

'오장' 중에서 '신'은 성장·발육·생식을 담당하며, '신'의 작용이 쇠한 '신허'가 되면 성욕과 기력이 감퇴한다. 또 '신'은 생명에너지인 '기'를 모아두는 곳이므로, 남성갱년기장애의 증상을 '기허', '기역', '기체' 등으로 판단하기도 한다. 따라서 남성갱년기장애의 치료는 '신허'를 개선하는 '팔미지황환' 등을 비롯하여, '기허'가 있으면 '보중익기탕', '기역'이 있으면 '계지가용골모려탕', '기체'가 있으면 '시호가용골모려탕' 등 '기'의 상태에 따라 한방약을 처방한다. 또 우울감 등이 있으면 '귀비탕', '향소산', '가미귀비탕' 등을 사용한다. 그러나 남성갱년기장애가 아니라 우울증으로 진단되면, 항우울제 등 정신과 치료를 우선해야 한다.

■ 남성갱년기장애

신허	허	기력 · 정력 감퇴, 하반신탈력감, 냉증, 저림	➡	팔미지황환	250p
		기력 · 정력 감퇴, 하반신탈력감, 냉증, 부종, 저림	➡	우차신기환	232p
		기력 · 정력 감퇴, 하지탈력감, 수족화끈거림, 저림	➡	육미환	279p
기허	허	피로가 빨리 회복되지 않는다, 권태감, 식욕부진	➡	보중익기탕	260p
기역	허	신경과민, 정신불안, 열오름감, 불면, 심계항진, 배꼽 위 부위의 박동	➡	계지가용골모려탕	164p
기체	실	억울감, 정신불안, 초조감, 불면, 늑골 아래의 압통 · 불쾌감, 배꼽 위 부분의 박동	➡	시호가용골모려탕	214p

■ 남성갱년기장애 체크리스트

다음 10개 항목 중 1이나 7이 해당하거나, 또는 그 외의 8개 중 3개 이상이 해당하는 경우는 남성 갱년기장애가 의심된다(by Morley J.E.).

1. 나는 성적 흥미가 감소했다. □
2. 나는 기력이 몹시 떨어졌다. □
3. 나는 근력과 지구력이 떨어졌다. □
4. 나는 키가 줄었다. □
5. 나는 삶에 대한 즐거움을 잃었다. □
6. 나는 슬프거나 불만감이 있다. □
7. 나는 발기의 강도가 떨어졌다. □
8. 나는 최근 운동할 때 민첩성이 떨어졌다. □
9. 나는 저녁식사 후 바로 졸립다. □
10. 나는 최근 일의 능률이 떨어졌다. □

제1 선택약 ■ 대사 · 내분비계 질환

비만	방기황기탕	당뇨병	팔미지황환
비만(변비 경향)	대시호탕		

※ 제1선택약은 많은 사람에게 유효하며, 부작용도 적은 한방약

CHAPTER 06 운동 · 신경계 질환

PART 02_질병별 한방 치료

| 어깨결림

● 나쁜 자세, 운동부족, 스트레스 등이 원인

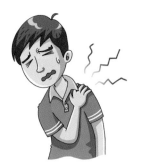

어깨결림은 근육에 유산이 축적되어 혈액순환이 나빠짐으로 인해, 어깨나 목 주위가 뻣뻣해져서 통증을 느끼는 증상을 말한다. 심해지면 팔까지 통증이 전해지기도 하므로, 정형외과의 진단으로는 '목 위팔 증후군'이라고 한다. 어깨결림 증상은 나쁜 자세, 운동부족, 스트레스, 냉증 등으로 인해 생기기 쉽다. 최근에는 컴퓨터나 핸드폰 사용이 늘어나면서, 어깨결림 증상을 호소하는 사람이 증가하고 있다. 여성에게는 호르몬분비의 변화와 관계가 있는 것으로 알려져 있다.

근육피로로 인해 발생한 어깨결림은 체조를 하거나 심신을 이완시키면 좋아지는 경우가 많지만, 증상이 심할 때에는 약을 사용하기도 한다. 양방에서는 비스테로이드항염증제나 근육이완제 등의 내복약, 혹은 습포제나 도포제를 사용하는 것이 일반적이다. 오십견 _{견관절주위염}은 어깨관절의 통증과 운동제한을 일으키는 가장 흔한 질환 중 하나로, 전체 인구의 약 2%에서 유발되는 것으로 알려져 있다. 오십견이라고 해서 반드시 오십 대에만 생기는 것은 아니며, 근래에는 그보다 젊은 연령대나 오십대 이후에도 흔하게 발생한다.

● 목덜미가 심하게 뻣뻣할 때는 '갈근탕'

한방에서는 어깨결림 증상과 함께, 여러 가지 심신의 부조화를 파악하여 이를 해소시킴으로써 증상을 개선한다. 일반적으로 '갈근탕'이라면 감기약으로 생각하는 사람이 많은데, '갈근탕'에 포함된 '마황', '갈근', '작약' 은 통증이나 근육통을 개선하기 때문에 어깨결림 증상에 많이 사용되는 대표적인 한방약이기도 하다. 목덜미가 심하게 뻣뻣한 어깨결림에 효과가 좋으며, 특히 체력이 강한 '실증'의 사람에게 좋은 한방약이다. 비교적 급성 어깨결림 증상에 많이 사용된다.

또 체력이 약하고 냉증이 있는 여성의 경우, 월경이상이나 갱년기장애와 관련이 있다면 '어혈'을 풀어주는 '도핵승기탕', '계지복령환', '당귀작약산' 등이 많이 사용된다. 불안감, 초조감 등의 정신신경증이 있는 경우에는 '가미소요산'도 유용하다. 또 만성 어깨관절의 통증과 운동 제한을 일으키는 오십견에는 '이출탕' 등이 사용된다.

그 외에 정신적 스트레스가 심한 사람에게는 '기'를 순환시켜주는 '계피'를 포함한 '시호계지탕' 등을 사용한다. 또 체력이 허약하고 위장기능이 약하며, 냉증과 통증이 심한 사람에게는 '계지가출부탕'이 사용된다.

■ 어깨결림

	허	열오름감, 입이 쓰다, 늑골 아래의 압통·불쾌감	⇨	시호계지탕	218p
	실	목덜미 뻣뻣함, 땀이 잘 안남	⇨	갈근탕	160p
수체	허	냉증, 자연발한, 관절통	⇨	계지가출부탕 (또는 계지가령출부탕)	168p 272p
어혈	허	냉증, 빈혈, 부종, 월경이상	⇨	당귀작약산	176p
	중간	열오름감, 월경이상	⇨	계지복령환	170p
	실	열오름감, 변비, 월경이상	⇨	도핵승기탕	186p
혈허	중간	냉증은 없으며, 있더라도 심하지 않다.	⇨	소경활혈탕	206p
	중간	오십견	⇨	이출탕	279p

● 관절연골이 닳아서 염증이 생기는 질환

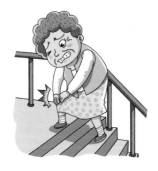

관절염이란 관절에 염증을 일으키는 질병을 통칭하여 이르는 말이다. 연골은 뼈의 끝을 감싸고 있는데, 단단하면서도 탄력성이 있어서 움직일 때마다 뼈와 뼈 사이의 충격을 흡수함으로써 관절을 보호한다. 또 두 뼈 사이에 있는 활맥에서 끈끈한 활액이 분비되어 연골에 영양을 공급하며, 박테리아나 이물질, 찌꺼기 등을 제거한다. 그런데 활맥의 기능에 이상이 생겨 이물질을 제거하는 능력이 떨어지면, 관절에 염증이 생기고 이것이 관절염의 원인이 된다. 관절통이나 관절부종은 이러한 관절의 염증에 의해 일어난다.

퇴행성관절염은 관절이 퇴화되어 관절연골이 닳아 없어지면서 염증이 생기는 질환으로, 심하면 뼈의 변형을 일으키기도 한다. 그 중에서 가장 환자가 많은 것이 무릎에 생기는 변형성슬관절증인데, 슬관절연골이 닳아 염증이 생겨서 통증을 일으키는 것이다. 염증이 계속되면 관절액이 과잉 분비되고, 이로 인해 부종이 생기고 통증이 더 심해진다. 양방치료는 비스테로이드항염증제를 이용하는 약물요법과 운동요법, 온열요법, 장구요법 등 이학요법이 중심이다. 또 관절의 변형이 심한 경우에는 수술도 검토된다. 한방에서는 서양의학적 진단을 근거로 한방약을 처방한다.

● 한방에서는 '수체'를 개선하는 약을 사용한다

한방에서는 변형성슬관절증과 같이 관절에 물이 차서 통증과 부종이 생기는 상태를 '수'의 흐름이 정체된 '수체'로 파악한다. 퇴행성관절염에는 '방기황기탕'이 많이 사용되는데, 특히 살이 무르고 뚱뚱한 체형이며, 땀을 많이 흘리고 하반신이 잘 붓는 사람에게 적합하다. 양방에서 사용하는 비스테로이드항염증제와의 비교연구에서도 우수한 효과를 보였다. 또 이 두 종류의 약을 병용하면 부종과 열감을 제거하는 효과가 더 높은 것으로 알려져 있다.

이에 비해 체력이 좋고 위장이 튼튼한 사람에게는 '월비가출탕'을 사용한다. 또 체력이 보통이고 관절에 열감이나 종창이 있는 경우에는 '월비가출탕'과 비슷한 작용을 하는 '의이인탕'을 사용한다. '의이인탕'은 류마티스관절염에도 빈번하게 사용된다. 마른 체형이고 위장이 약하며, 냉증인 사람에게는 '계지가출부탕'을 사용한다.

■ 관절염, 관절부종

수체	허	특히 슬관절의 부종·통증, 다한	⇨	방기황기탕	275p
		냉증, 자연발한	⇨	계지가출부탕 (또는 계지가령출부탕)	168p 272p
		냉증, 관절변형	⇨	계작지모탕	272p
	중간	관절의 열감, 부종	⇨	마행의감탕	275p
		관절의 열감, 빈혈	⇨	의이인탕	238p
	실	관절의 열감, 구갈, 부종, 소변량 감소	⇨	월비가출탕	234p
기허·혈허	허	냉증, 관절변형, 권태감	⇨	대방풍탕	180p

신경통, 저림

● 빠른 증상해소를 위해서는 양방치료가 우선이다.

신경통은 신경을 담당하는 영역을 따라 나타나는 발작성 통증을 말하며, 신경의 명칭에 따라 삼차신경통, 좌골신경통, 늑간신경통 등의 이름이

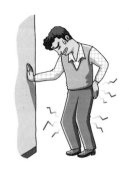

붙여진다. 신경통의 원인은 외상이나 신경의 퇴화, 염증, 눌림 등 매우 다양하다. 그러나 근육이나 인대 또는 뼈 주변의 통증을 담당하는 신경이 압박되거나, 신경으로 가는 혈액이 제대로 공급되지 않아 발생하는 경우가 많다.

저림은 마비의 한 종류로, 어떤 원인에 의해 혈관 내의 혈류가 정체되면, 중추신경이나 말초신경에 장애가 발생하여 전기충격을 받은 것 같은 저린 감각이 계속되는 현상을 말한다. 신경통이나 저림증상을 빨리 해소할 필요가 있는 경우에는 양방치료가 우선이며, 증상을 경감시키는 데는 한방치료가 도움이 된다.

● '기혈수'의 이상이나 '신허'로 보고 치료한다

한방에서는 신경통이나 저림증상을 일으키는 병태를 '수체', '혈허', '어혈', '신허' 등으로 파악하여 주된 병태를 보고 약을 처방한다. '계지가출부탕'은 관절통, 근육통, 신경통 등 운동·신경계의 통증에 많이 사용되는데, '수체'가 있고 '허증'이며 냉증을 동반하는 사람에게 적합하다. '당귀사역가오수유생강탕'은 '혈허'가 있고 수족냉증이 심한 경우, '소경활혈탕'은 냉증이 그다지 심하지 않은 경우에 사용한다. '어혈'이 있고 '허증'이면 '당귀작약산', '중간증'이면 '계지복령환', 실증이면 '도핵승기탕' 등의 '구어혈제'를 사용한다. 또 '신허'인 경우에는 '팔미지황환', '우차신기환', '육미환'을 사용한다.

● 여러 종류의 신경통에 적합한 한방약

안면신경통이나 삼차신경통에는 '갈근탕', '오령산', 흉배부통이나 늑간신경통에는 '시함탕', '당귀탕'을 많이 사용한다. 또 경부통이나 경견완증후군에는 돈복으로 '작약감초탕'을 복용하거나, 증상 초기에는 '갈근탕', 오래된 경우에는 '갈근가출부탕'을 사용한다. 대상포진 후에 오는 신경통에는 초기에는 '오령산'이나 '월비가출탕'을 사용하며, 오래된 것은 '십전대보탕'이나 '황기건중탕'을 사용한다. 당뇨합병증에 의한 신경장애로 심한 저림증상을 호소하는 경우에는 '우차신기환'이 효과가 있다.

■ 신경통, 저림

수체	허	냉증, 자연발한, 신경통	⇨	계지가출부탕(또는 계지가령출부탕)	168p 272p
		허리 아래의 딜력감·묵직함·냉증·부종	⇨	영강출감탕	277p
혈허	중간	냉증은 없지만, 있더라도 심하지 않다.	⇨	소경활허탕	206p
	실	수족냉증	⇨	당귀사역가오 수유생강탕	274p
어혈	허	냉증, 빈혈, 부종	⇨	당귀작약산	176p
	중간	열오름감	⇨	계지복령환	170p
	실	열오름감, 변비	⇨	도핵승기탕	186p
신허	허	수족·허리 아래의 냉증	⇨	팔미지황환	250p
		수족·허리 아래의 냉증, 부종	⇨	우차신기환	232p
		손발화끈거림	⇨	육미환	279p

진료 가이드 라인 ■ 삼차신경통

| 삼차신경통 | 오령산, 시호계지탕, 소시호탕, 시호가용골모려탕, 계지가작약탕, 작약감초탕 |

※ 일본동양의학회에서 발표한 진료가이드라인에 기재된 한방약

| 요통, 좌골신경통

● 양방에서는 소염진통제 중심의 약물요법

인간이 다른 동물과 구별되는 특징 중 하나가 직립보행이다. 그러나 인간도 수만 년 전에는 다른 동물들처럼 네 발로 기어다니다가 점점 진화하면서 두 발로 걷게 되었는데, 그로 인해 생긴 질병이 바로 요통이다. 요통

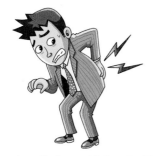

은 남녀노소 구별없이 전 인구의 약 80% 이상이 앓은 경험이 있다고 한다. 특히 현대인은 앉아서 생활하는 시간이 많아지면서, 허리에 많은 부담이 가게 되었다. 앉은 자세는 허리에 더 많은 하중을 가하며, 하루 5시간 앉아 있을 경우 요통 발생률이 3배 증가한다고 한다. 또 허리 또는 골반 아래쪽으로 묵직하게 아프고, 걷거나 서있을 때 고관절 부위에 무리가 가는 증상을 하지통이라고 한다. 이 중에는 좌골신경이 압박을 받아 생기는 좌골신경통이 가장 흔하다. 양방에는 소염진통제를 중심으로 한 약물요법, 요통체조 등의 운동요법, 온열요법, 견인요법 등의 치료법이 있다. 이런 치료로도 증상이 개선되지 않으면 수술을 하기도 한다. 통증완화에 많이 사용되는 비스테로이드항염증제는 위장장애를 일으키기 쉬우며, 특히 장기간 사용하면 고령자에게는 문제가 될 수 있다. 한방약은 이러한 사람들의 통증치료에도 적합하다.

● '신허', '혈허', '어혈' 등의 '증'에 따라 처방한다

중년 이후에 많이 발생하는 손발 또는 허리의 냉증을 동반하는 요통과 하지통은 '신허'에 의한 것이 많다. 노약자인 경우에는 몸을 따뜻하게 하여 통증을 제거하는 '부자제'인 '팔미지황환'이나 '우차신기환'을 많이 사용한다. 또 체력이 허약하고 위장이 약하며, 냉증이 있는 경우는 '계지가출부탕'을 사용한다.

'혈허'가 있고 수족냉증이 심하면 '당귀사역가오수유생강탕', 냉증이 없는 중년남성의 만성요통에는 '소경활혈탕'을 사용한다. 또, '어혈'이 있으면 '도핵승기탕' 등의 어혈을 개선하는 '구어혈제'가 '증'에 따라 사용된다. '작약감초탕'은 급성요통 삔 허리 혹은 수영이나 등산을 할 때 일어나는 쥐에 돈복약으로 사용된다.

● '음증'인 사람의 냉증과 통증을 개선하는 '부자제'

'부자'는 미나리아재비과에 속하는 오두의 덩이뿌리를 건조시킨 생약이다. '부자'가 포함된 한방약을 총칭하여 '부자제'라고 하며, 몸을 따뜻하게 하는 작용과 진통작용이 우수하다. 대표적인 '부자제'에는 '계지가출부탕', '팔미지황환', '우차신기환', '대방풍탕' 등이 있으며, 이들은 모두 심한 냉증이나 관절통, 신경통, 요통 등을 개선하는데 좋은 효과를 발휘한다. 심한 경우에는 '부자단제 부자 가루'를 더하기도 한다.

■ 요통, 좌골신경통

수체	허	냉증, 자연발한	➡	계지가출부탕 (또는 계지가령출부탕)	168p 272p
혈허	허	수족냉증	➡	당귀사역가오 수유생강탕	274p
	중간	냉증은 없지만, 있더라도 심하지 않다.	➡	소경활혈탕	206p
		근육경련, 쥐	➡	작약감초탕	242p
어혈	허	냉증, 빈혈, 부종	➡	당귀작약산	176p
	중간	열오름감	➡	계지복령환	170p
	실	열오름감, 변비	➡	도핵승기탕	186p
신허	허	수족이나 허리 아래쪽의 냉증	➡	팔미지황환	250p
		수족이나 허리 아래쪽의 냉증, 부종	➡	우차신기환	232p
	중간	정신불안, 복직근의 긴장, 늑골 아래의 압통·불쾌감	➡	사역산	276p

제1 선택약 ■ 운동·신경계 질환

건강한 사람의 진통제	월비가출탕	마황을 사용할 수 없는 사람의 진통제	계지가부출탕
체력이 약한 사람의 진통제	대방풍탕		
좌골신경통	우차신기환	요통의 급성기	작약감초탕+소경활혈탕
변형설슬관절증	방기황기탕	만성요통	소경활혈탕
편타성 손상 및 경추증	갈근탕+계지가출부탕	오십견	이출탕
근육경련	작약감초탕	저림	우차신기환+부자

※ 제1선택약은 많은 사람에게 유효하며, 부작용도 적은 한방약

신·비뇨기계 질환

| 배뇨곤란, 빈뇨, 잔뇨감

● 고령자에게 많이 발생하는 배뇨장애

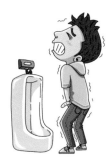

배뇨장애란 소변을 보는 과정에서 일어날 수 있는 여러 가지 이상증상을 일컫는 말이다. 예를 들면 소변을 너무 자주 보거나 빈뇨, 소변을 보려고 해도 잘 안 나오거나 배뇨곤란, 소변을 누고 난 뒤에도 방광 속에 오줌이 남아 있는 느낌 잔뇨감 등이 있다.

급성인 경우는 요도염이나 방광염 등의 요로감염증을 생각해볼 수 있으며, 세균감염이 원인이라면 항생제에 의한 치료가 우선되어야 한다. 만성인 경우는 종양이나 결석 등에 의해 요로에 협착이나 폐쇄가 생겨 일어나는 경우도 있지만, 대부분 과민성방광인 경우가 많다. 과민성방광이란 갑자기 강한 요의가 일어나서 참을 수 없게 되는 것을 말하며, 확실한 원인은 알 수 없지만 노화에 따른 현상으로 여겨진다. 또 고령의 남성에게 많이 발생하는 전립선비대증도 배뇨곤란, 잔뇨감, 빈뇨 등의 증상이 흔하게 나타나며 약물요법, 수술요법, 보존요법 등 3가지 치료방법이 있다. 한방약은 수술요법을 행하는 경우에는 적합하지 않으며, 기본적으로 증상을 개선하는데 이용되고 있다.

양방에서는 빈뇨 증상을 항콜린제를 사용하여, 방광의 수축을 억제하는 방식으로 치료한다. 또 전립선비대증에 의한 배뇨장애에는 α차단제로 방광의 출구근육의 긴장을 완화시킴으로써 증상을 개선한다. 그러나 약의 부작용으로 사용하기 어려운 사람도 적지 않다. 한방약은 이러한 배뇨이상 증상을 개선하기 위해 이용되며, 양방치료와 병행하는 경우도 흔하다.

● '신허'를 개선하는 '팔미지황환', '우차신기환'

급성신염인 경우에는 항생제로 치료하거나, 항생제와 함께 '저령탕'이나 '용담사간탕' 등을 함께 이용하면 치료 효과가 증가한다. 한방에서는 만성신념이나 만성배뇨장애를 주로 '신허'로 파악하여 치료한다. '오장'의 하나인 '신腎'은 성장 · 발육 · 생식 기능을 제어하며, 뼈와 치아를 형성하고 유지하는 기능이 있다. 따라서 '신'의 작용이 약해지면 배뇨이상이나 뼈의 노화, 요통, 기력 · 정력의 감퇴와 같은 현상이 나타난다. '팔미지황환', '우차신기환' 등이 '신허'를 개선하는 대표적인 약이며, 그 외에 '신허'와 함께 '기체'가 있는 사람에서는 '청심연자음', '허혈'이 있는 사람에게는 '저령탕합사물탕' 등이 사용한다.

● 전립선비대증에는 '보신제'를 이용한다

전립선비대증에는 '신허'를 개선하는 '보신제補腎劑'인 '팔미지황환'이 많이 사용된다. 특히 하반신의 냉증, 부종, 야간빈뇨가 있는 경우에 효과가 있다. '우차신기환'도 '보신제'이며, '팔미지황환'으로는 효과가 불충분한 경우에 사용한다. 또 당뇨병이 있는 경우에도 '우차신기환'이 유용하다.

체력이 보통이고 '팔미지황환'이나 '우차신기환'을 사용하여 위장장애를 일으킨 경우는, '저령탕'을 사용한다. 체력이 허약하고 '팔미지황환'

에 의해 위장장애를 일으키거나, 잔뇨감과 같은 증상이 있는 경우는 '청심연자음'을 사용한다.

■ '신허'로 인한 증상
- 성욕 감퇴
- 뼈의 취약화, 치아의 탈락
- 수족냉증, 열오름감, 저림
- 기력 · 정신활동의 저하
- 탈모
- 숨가쁨
- 시력 · 청력의 저하
- 야간빈뇨, 부종, 구갈
- 불면

■ 배뇨곤란, 빈뇨, 잔뇨감

음	허	배뇨이상을 동반하는 방광염(항생제 병용), 배뇨곤란, 잔뇨감, 빈뇨, 야간빈뇨, 냉증, 요통, 권태감	➡	팔미지황환	250p
		배뇨곤란, 잔뇨감, 빈뇨, 야간빈뇨, 냉증, 요통, 부종, 저림	➡	우차신기환	232p
		배뇨곤란, 잔뇨감, 빈뇨 · 야간빈뇨, 손발화끈거림, 피로감	➡	육미환	279p
양	허	방광염, 잔뇨감, 배뇨통, 빈뇨, 전신권태감	➡	청심연자음	281p
	중간	잔뇨감, 배뇨통, 혈뇨, 하반신 부종, 설사	➡	저령탕	244p
		배뇨이상이 없는 방광염(항생제 병용), 혈뇨, 잔뇨감, 배뇨통, 혈뇨, 피부건조, 안색불량	➡	저령탕합사물탕	280p
		잔뇨감, 배뇨통, 오줌이 탁함	➡	용담사간탕	278p
		빈뇨, 잔뇨감, 배뇨통	➡	오림산	278p

■ 전립선비대증

허	빈뇨, 배뇨곤란, 잔뇨감(위장이 약한 경우)	➡	청심연자음	281p
중간	빈뇨, 배뇨곤란(위장장애가 있을 때)	➡	저령탕	244p
실	한반신냉증, 부종, 야간빈뇨(위장이 튼튼한 경우)	➡	팔미지황환	250p
	야간빈뇨, 배뇨곤란(팔미지황환으로 효과가 없을 때)	➡	우차신기환	232p

진료
가이드
라인 ■ 배뇨이상

과활동성방광(여성)	우차신기환
복압성요실금(여성)	보중익기탕
하부요로증상	팔미지황환, 우차신기환
전립선비대증	팔미지황환, 우차신기환
요로결석	저령탕

※ 일본동양의학회에서 발표한 진료가이드라인에 기재된 한방약

● 부종의 원인을 먼저 파악한다

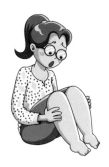

부종이란 몸 전체 혹은 일부가 붓는 것을 말한다. 몸속의 수분은 소변이나 땀, 호흡 등으로 배출되는데, 이 중에 하나라도 문제가 있으면 부종이 생긴다. 체내의 수분은 세포와 혈액을 오가면서 일정 밸런스를 유지하는데, 어떤 원인에 의해 소통이 잘 되지 않아 혈액과 세포 이외의 부분에 여분의 수분이 고이면 부종 증상이 일어난다. 원인은 지나친 염분섭취와 같은 식습관문제나 수면 부족, 장시간 서서 일하는 것과 같은 생활습관에서 오는 것이 있다. 이외에 신장질환이나 심장질환, 임신이나 월경, 약의 부작용에 의한 것이 있다.

부종을 치료하기 위해서는 먼저 서양의학적인 진단을 받아 원인을 알아내는 것이 우선이다. 만약 다른 병에 의해 생긴 것이라면 먼저 그 병을 치료해야 하며, 동시에 이뇨제 등을 사용하여 부종을 없애기도 한다. 그러나 다른 병이 없다면 부종 자체를 치료하기는 어려우며, 이런 경우에는 한방치료가 도움이 될 수 있다.

● '수'의 순환을 원활하게 하는 '이수제'를 이용한다

한방에서는 부종을 '수'가 정체되어, 몸의 일부에 남아 있는 '수체'로 파악한다. 그리고 '수체'로 인해 몸이 붓거나 무거운 느낌이 나며, 관절이 경직되는 증상 등이 나타난다. 또 '수'의 대사를 담당하는 '신'의 기능이 저하된 '신허'도 부종의 원인 중 하나로 본다. 따라서 '수'의 정체를 개선하는 '이수제'인 '오령산', '시령탕', '방기황기탕' 등을 사용하며, '신허'도 함께 있으면 '우차신기환' 등을 사용한다. 임신 중일 때는 '당귀작약산', 임신중독증에 의한 부종에는 '오령산', '시령탕', 월경 시에는 '구어혈제'를 사용한다.

림프계는 체내의 노폐물을 여과하고 병원체나 이물질을 제거하는 기능을 가지고 있다. 림프계에 장애가 생기면 림프액이 정체되어 림프부종을 일으키는데, '방기황기탕'이나 '시령탕' 등이 효과가 있다.

■ 일체의 부종을 다스리는 '복령'

'복령'은 소나무를 벌채한 뒤 3~10년이 지난 뒤 성장한 균핵으로, 적송 또는 마니송 등의 뿌리에 기생한다. 껍질은 '복령피', 균체가 소나무뿌리를 내부에 싸고 자란 것은 '복신', 내부의 색이 흰 것은 '백복령', 붉은 것은 '적복령'이라 한다.

'복령'은 신장기능을 개선하여 이수작용을 원활하게 해주어, 전신의 부종을 제거하는 효능이 우수하다.

■ 부종

수체	음	허	다리부종, 수태, 피로감, 땀이 많음	➡ 방기황기탕	275p
			냉증, 빈혈, 어지럼증 (어혈 · 허혈을 동반한다. 특히 임신 중)	➡ 당귀작약산	176p
			수족 · 허리 아래의 냉증(신허를 동반한다)	➡ 우차신기환	232p
	양	중간	구갈, 소변량 감소, 어지럼증	➡ 오령산	278p
			황달, 피부가려움, 구갈, 소변량 감소	➡ 인진오령산	280p
			하반신부종, 구갈, 소변량 감소	➡ 저령탕	244p
			구갈, 소변량 감소, 식욕부진, 늑골 아래의 압통 · 불쾌감	➡ 시령탕	212p
		실	구갈, 소변량 감소, 명치부의 저항 · 압통	➡ 목방기탕	275p
			구갈, 소변량 감소, 발한, 관절부종, 습진	➡ 월비가출탕	234p

제1 선택약 ■ 신 · 비뇨기계 질환

빈뇨	우차신기환	요로감염	오림산
만성신염	당귀작약산	요실금	보중익기탕
무균성방광염	저령탕합사물탕	전립선비대증	팔미지황환
요로결석	저령탕+작약감초탕	발기부전	우차신기화

※ 제1선택약은 많은 사람에게 유효하며, 부작용도 적은 한방약

정신신경계 질환

| 두통

● 두통은 누구나 한번쯤 경험하는 증상

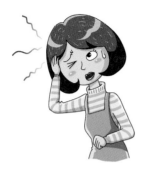

두통은 이마에서부터 관자놀이, 후두부, 뒷목 등을 포함하는 부위에 발생하는 통증을 말한다. 정도의 차이는 있지만 우리나라 전체인구의 90% 정도가 1년에 1회 이상 경험한다고 한다. 개인에 따라 두통의 부위, 강도, 빈도, 통증 등을 표현하는 방법이 다양하며, 남성보다 여성에게 더 많고 정신적인 노동을 하는 직종에 종사하는 사람에게 더 많이 발생한다.

편두통은 머리혈관의 기능이상으로 인해 발작적이고 주기적으로 나타나며, 주로 머리의 한쪽에서만 통증이 나타나는 경우가 많아서 편두통이라 불린다. 근긴장성두통은 목근육의 긴장과 척추질환, 바르지 않은 자세 등의 원인으로 발생한다. 또 심인성두통은 스트레스, 불안증, 우울증과 연관이 깊은 두통이다.

● 만성두통은 한방치료가 효과가 높다

두통 중에서 지주막하출혈이나 뇌종양과 같이 뇌의 병으로 일어나는 것이 있는데, 이런 경우는 즉시 양방치료를 받아야 한다. 한방치료가 적합한 두통은 이른바 '두통환자'에게 반복적으로 일어나는 만성두통이다. 만성두통에는 머리가 욱신욱신하고 맥박이 뛰는 것 같이 심한 두통이 발작적으로 일어나는 편두통이나 머리 전체에 조이는 듯한 통증이 있고 어깨결림을 동반하는 경우가 많은 근긴장성두통 등이 있으며, 이런 두통은 한방 치료가 적합하다.

● 두통의 형태와 '기혈수'의 이상 등을 보고 약을 선택한다

두통의 발생 원인에는 여러 가지가 있다. 한방에서는 이러한 두통의 원인과 '기혈수'의 이상 등을 고려하여 약을 선택한다.

■ 편두통

구갈, 소변량 감소, 어지럼증, 부종 등을 동반하는 경우에는 '오령산'을 사용한다. 냉증이 있고 두통이 일어나기 전에 어깨결림이나 목결림, 메스꺼움이 있는 경우는 '오수유탕'을 사용한다. 혈행을 좋게 하여 몸을 따뜻하게 하는 효과가 있는 '당귀사역가오수유생강탕'은 냉증에서 오는 두통이나 월경통 등에 사용한다.

■ 근긴장성두통

이른 아침에는 두중감이 있으나, 오전 중에 맑아지는 경우는 '조등산'을 사용한다. '조등산'은 근긴장성두통에서 가장 먼저 선택하는 약이다. 위장이 튼튼하고 어깨나 목의 결림이 있는 경우는 '갈근탕'을 사용한다. 또 여성의 월경불순과 연관되어 일어나는 두통으로 수족냉증을 동반하는 경우는, '어혈'을 개선하는 효과가 있는 '계지복령환'을 사용한다. 그 외에 스트레스를 많이 받는 사람의 두중감에는 '반하백출천마탕'을 사용한다.

■ 한방에서 보는 두통

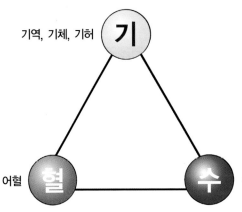

기역, 기체, 기허

기

어혈 **혈**

수 수체

한방에서는 만성두통을 체내의 '수'의 정체 수체를 비롯하여, '기'의 역류 기역나 정체 기체, '기'의 부족 기허, '혈'의 정체 어혈 등, '기혈수'의 이상에 의한 것으로 보고 있다. 또 '오장'의 '간'이나 '비'의 이상에서 오는 것도 있다.

■ 두통

편두통	기역·비허	허	박동성두통, 메스꺼움, 냉증, 명치부의 저항·압통	➡	오수유탕(현기증을 동반하는 경우는 영계출감탕을 합방)	228p
		허	냉증, 설사, 메스꺼움, 소화불량, 명치부의 저항·압통	➡	계지인삼탕	172p
	기역	허	수족냉증, 월경통	➡	당귀사역가오수유생강탕	274p
	수체	중간	구갈, 소변량 감소, 부종, 숙취두통	➡	오령산	278p
근긴장성 두통		허	목결림, 어깨결림, 고혈압 (특히 중년 이후)	➡	조등산	246p
		실	목결림, 어깨결림	➡	갈근탕	160p
심인성 두통	기허·비허	허	두중감, 어지럼증, 위장허약	➡	반하백출천마탕	259p
	기체	실	억울감, 정신불안, 불면, 위장허약	➡	향소산	252p
	간의 실조	허	정신과민, 초조감, 갱년기장애	➡	가미소요산	158p
어혈에 동반되는 두통		중간	열오름감	➡	계지복령환	170p
		실	열오름감, 변비	➡	도핵승기탕	186p

| 혈액투석에 동반되는 두통, 수분대사조절 | 오수유탕, 계지인삼탕, 조등산, 갈근탕 |
| 만성두통, 편두통, 긴장성두통 | 오령산 |

※ 일본동양의학회에서 발표한 진료가이드라인에 기재된 한방약

불면증

● 고령자의 불면증은 특히 위험하다

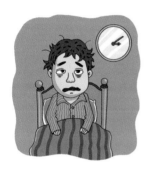

일반적으로 성인의 하루 수면시간은 6~7시간 정도가 적당하다. 나이가 들면 노화현상으로 인해 수면시간이 짧아지며, 잠의 깊이도 얕아지고 자주 깨게 된다. 불면은 잠을 자지 못하거나 깊이 잠들지 못해 자주 잠을 깨는 증상으로, 심할 경우에는 밤새 잠을 이루지 못하기도 한다. 이러한 증상이 1개월 이상 지속되면 '불면증'으로 진단을 내린다. 밤에 잠을 충분히 자지 못하면, 낮 동안에도 수면부족 상태가 지속되어 졸음, 피로감, 의욕상실 등을 초래하므로 일상생활에 지장을 주기도 한다.

불면에 대한 대처법으로는 우선 불면의 원인을 제거하거나, 불면을 초래하기 쉬운 생활습관을 개선하는 것이 중요하다. 그래도 불면이 계속된다면, 양방에서는 불면의 형태에 따라 수면유도제를 이용한다. 현재 불면 치료에 이용되는 수면제는 안전성이 높은 약이지만, 고령자들에게는 부작용을 일으키기 쉬운 경향이 있다. 벤조디아제핀계 수면제는 고령자에게 의존성이나 이월효과가 많이 나타나기 때문에, 고령자의 불면증은 낮 동

안의 수면부족을 초래하는 수가 많다. 또 수면부족이 전도로 이어질 수 있으며, 전도로 인해 와상환자가 될 가능성이 높기 때문에 특히 주의해야 한다. 이와 같이 고령자나 수면제를 이용하기 어려운 사람에게는 한방약이 유용한 치료수단이 될 수 있다. 또 수면제를 한방약으로 교체할 때는 수 주간에 걸쳐서 서서히 하는 것이 중요하다.

● 불면 이외의 증상도 함께 개선하는 약을 사용한다

한방에는 소위 말하는 수면유도제는 없다. 다른 승상을 조절하는 한방약을 선택하여, 전신의 상태를 개선함으로써 자연스럽게 수면을 유도한다. 혈행의 조절, 자율신경계의 조절특히 신경질성 불면, 위장장애의 조절이 포인트이다. 정신병성 불면은 현대 의학적 치료가 우선되어야 한다.

신체 피로감이 있는데도 불구하고, 숙면을 할 수 없는 사람은 '산조인탕'을 사용한다. 또 항상 잠을 자지 못할 것 같은 불안감이 있고, 초조해하거나 자주 화를 내는 경우는 '억간산'이 효과적이다. 체력이 허약하고 쉽게 잠들지 못하며, 쓸데없는 걱정을 하고 계속 누워있기만 하는 경우에는 '귀비탕'이나 '가미귀비탕'을 사용한다. 억울감이 심한 경우에는 '시호가용골모려탕', 불안감이 심한 경우에는 '계지가용골모려탕' 등이 유효하다.

■ 불면증에 효과가 좋은 '산조인'

'산조인'은 갈매나무과에 속하는 멧대추나무의 잘 익은 종자를 가리킨다. 성질은 감甘, 평平하며, 심장과 간에 작용한다. 불면증, 놀람, 가슴두근거림 등의 증상에 탁월한 효과를 발휘한다. 특히 자기 전에 산조인 분말을 10g 복용하면 불면증에 효과가 좋다.

■ 불면증

간의 실조	허	신경과민, 초조감, 화냄, 경련	⇨	억간산	226p
	허	위장허약, 신경과민, 초조감, 화냄, 경련	⇨	억간산가진피반하	277p
기역	허	신경과민, 정신불안, 열오름감, 배꼽 위쪽의 박동	⇨	계지가용골모려탕	164p
기체	허	억울감, 정신불안. 위장허약, 식욕부진	⇨	향소산	252p
	실	억울감, 정신불안. 초조감, 늑골 아래의 압통·불쾌감, 배꼽 위쪽의 박동	⇨	시호가용골모려탕	214p
기허	허	위장허약, 식욕부진, 권태감, 신경불안, 억울감	⇨	귀비탕	274p
	허	정신불안, 억울, 권태감, 식욕부진	⇨	가미귀비탕	272p
심의 실조	허	심신피로, 정신불안, 졸음	⇨	산조인탕	264p
	허	신경과민, 히스테리, 신경증	⇨	감맥대조탕	162p

진료
가이드
라인 ■ 불면증

불면증, 수면장애	고려인삼, 대시호탕, 시호계지건강탕, 반하후박탕, 억간산, 귀비탕, 산조인산, 온경탕

※ 일본동양의학회에서 발표한 진료가이드라인에 기재된 한방약

불안감, 초조감, 억울감

● 현대인의 스트레스로 인한 심신의 부조에 한방약이 효과적이다

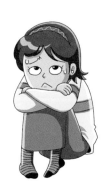

불안감이나 초조감은 마음이 편하지 않고 조마조마한 느낌이 지속되는 상태를 말한다. 이러한 느낌이 일상생활에서 일시적으로 나타나는 것은 대부분 정상적인 반응이다. 그러나 과도한 불안상태나 걱정이 오랫동안 지속되면 불안장애를 의심해볼 수 있다. 이러한 불안증상이 심해지면 숙면을 취하기 어렵고, 쉽게 피곤함을 느끼며, 근육의 지나친 긴장

이나 가슴이 조이는 듯한 압박감, 위통 등을 동반하기도 있다. 증상이 심한 경우에는 신경안정제를 복용하는데, 심각한 부작용이 초래될 수도 있으므로 주의를 요한다.

우울증이나 불안장애 등 증상이 중하거나 긴급을 요하는 경우에는, 양방의 정신과 치료가 우선이다. 그러나 스트레스로 인해 심신의 부조가 발생한 경우에는 한방치료가 효과적인 것이 많다.

● '기'의 이상 혹은 '간'이나 '심'의 실조로 본다

한방에서는 불안감이나 억울감 같은 마음의 상태를 '기역', '기체', '기허'와 같은 '기'의 이상 혹은 '오장'의 '간'이나 '심'의 실조로 보고 치료한다. 피가 머리로 솟구치고 조바심이 나는 '기역'에는 '계지가용골모려탕', 억울감이 심하고 호흡곤란이 있거나 불안·초조감으로 잠을 잘 수 없는 경우는 '기체'와 관련이 있으므로 '향소산'이나 '반하후박탕', 기력이 부족한 '기허'에는 '가미귀비탕'이나 '보중익기탕' 등을 사용한다.

정신활동을 안정시키는 '간'의 실조로 의한 신경과민 증상에는 '억간산', 갱년기장애나 출산과 관련된 억울감에는 '가미소요산'을 사용한다. 또 의식수준을 유지시키는 '심'의 실조로 인해 조바심이나 초조감이 항진되기 쉬운데, 이때에는 '황련해독탕'이나 '감맥대조탕' 등을 사용한다.

● 한방약은 주요우울장애에도 효과가 있다

심한 우울장애는 서양의학적 치료를 우선적으로 받아야하지만, 가벼운 우울상태라면 한방약이 도움이 된다. '시호가용골모려탕'이나 '보중익기탕'은 억울감에 동반되는 식욕부진, 전신권태감, 피로감 등의 증상을 개선하는데 효과가 좋은 한방약이다. 항우울제를 복용하고 있더라도, 몸상태가 좋지 않고 원기가 없을 경우에는 한방약을 병용하면 도움이 된다.

'억간산'은 과민체질로 인한 불안감, 초조감, 불면 등에 효과가 있다.
또 '조등산'은 순환기와 소화기 증상의 개선, 항우울 작용 등의 작용이 있어서, 중년 이후에 나타나는 억울감, 위장장애, 동맥경화에 효과가 있다.

■ 정신증상

간의 실조	허	신경과민, 초조감, 화냄, 불면, 경련	➡	억간산	226p
		신경과민, 초조감, 정신불안, 갱년기장애	➡	가미소요산	158p
기역	허	신경과민, 정신불안, 피가 머리로 솟음, 초조감, 배꼽 위쪽의 박동	➡	계지가용골모려탕	164p
		머리로 피가 솟음, 심계항진, 기립성현기증, 어지럼증	➡	영계출감탕	278p
기체	허	억울감, 정신불안, 불면, 위장허약, 식욕부진	➡	향소산	252p
	중간	목폐쇄감 · 이물질, 억감울, 정신불안, 불면	➡	반하후박탕	200p
	실	억울감, 정신불안, 초조감, 불면, 늑골 아래의 압통 · 불쾌감, 배꼽 위부분의 박동	➡	시호가용골모려탕	214p
기허	허	피로감, 권태감, 식욕부진	➡	보중익기탕	260p
		정신불안, 불면, 억울감, 권태감, 식욕부진	➡	가미귀비탕	272p
심의 실조	허	신경과민, 히스테리, 신경증, 불면	➡	감맥대조탕	162p
	실	정신불안, 초조감, 안면홍조, 명치부의 저항 · 압통	➡	황련해독탕	256p

진료
가이드
라인 ■ 우울증

| 우울증 | 가미소요산 |

※ 일본동양의학회에서 발표한 진료가이드라인에 기재된 한방약

▶ 인지증(치매)

● 양방약 중심으로 처방되며, 한방약도 도입되는 추세

치매는 인지증이라고도 하며, 여러 원인에 의해 뇌기능이 손상되면서
나타나는 질환이다. 뇌기능이 손상됨으로 인해 건망증은 물론 성격변화,

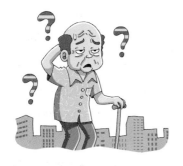

시·공간 파악능력의 변화, 언어능력의 변화 등이 생겨 일상생활이 힘들어지게 된다. 치매환자의 비율은 65세 이상 노인인구의 10% 내외이며, 연령이 5세 증가함에 따라 그 빈도가 약 2배 높아지는 것으로 알려져 있다.

치매의 종류 중에서 가장 많은 것이 알츠하이머병이며, 다음이 뇌경색 등의 뇌혈관질환의 후유증으로 나타나는 혈관성치매이다. 치매증상에는 기억장애, 방향감각장애, 판단장애 등과 같은 중핵증상의 인지기능장애와 이에 동반되어 나타나는 환각, 흥분, 이상행동, 공격적 행동, 섬망, 망상 등 여러 가지 행동·심리증상BPSD이 있다. 인지증 치료에는 병의 진행을 억제하거나 행동·심리증상을 경감하기 위한 서양약이 주로 처방된다. 최근에는 한방약도 도입되는 추세이다.

● 주변증상을 완화시키기 위해 한방약을 사용한다

한방약은 인지증의 행동·심리증상을 완화시키기 위한 목적으로 사용되며, '억간산'과 '조등산'이 대표적인 약이다. 한방에서는 환각이나 망상, 수면장애 등의 흥분성 정신증상을 '간'의 실조로 파악하며, 이들 약이 적용되는 '증'과 일치한다.

'억간산'은 비교적 허약하고 정신흥분이 있는 사람에게 사용되는 약이지만, 알츠하이머병 등에 동반되는 증상을 개선하는데도 도움이 된다. 또 '억간산'은 파킨슨병만 있거나 파킨슨병에서 치매까지 진행된 경우에도 제1선택약이다. '조등산'은 일반적으로 고혈압경향이고 만성긴장성두통이 있는 사람에게 사용되는 약이다. 혈류개선 작용이 있는 것으로 알려져 있으며, 혈관성인지증에 동반되는 무기력 증상이나 흥분성 증상 등에도 사용된다. '조등산'과 '억간산'에 포함된 '조구등'이라는 생약은 세로토닌 조절작용이 있어, 인지증의 행동·심리증상을 완화시키는 것으로 알려져 있다.

■ 인지증에 동반되는 주변증상

망상, 환각, 흥부, 공격성, 초조감, 이자극성(흥분이나 화를 잘 냄), 수면장애 등	➡	억간산	226p
억간산과 같은 증상이면서 체력저하, 위장허약	➡	억간산가진피반하	277p
회화의 자발성이 저하, 표정결핍, 환각, 망상, 야간섬망, 수면장애 등	➡	조등산	246p
노화 전반에 동반되는 제증상(일상생활 동작의 능력저하 등)	➡	팔미지황환	250p

진료 가이드 라인 ■ 인지증

인지증의 행동·심리증상(BPSD), 수면장애, 인지증의 행동·심리증상, 조급성흥분, 환각·망상, 혈관성인지증의 정신증상, 의욕·자발성저하	억간산
혈관성인지증의 정신증상, 의욕·자발성저하	조등산

※ 일본동양의학회에서 발표한 진료가이드라인에 기재된 한방약

제1 선택약 ■ 정신신경계 질환

편두통	오수유탕	늑간신경통	당귀탕
일반적인 두통	갈근탕	당뇨병의 신경병증	우차신기환
고령자의 두통	조등산	여성의 부정수소	가미소요산
소아 두통	오령산	간질	소시호탕합계지가작약탕
생리 두통	당귀작약산	파킨슨병	억간산
근긴장성두통	조등산	수면장애	가미귀비탕
삼차신경통	오령산	악몽	계지가용골모려탕

※ 제1선택약은 많은 사람에게 유효하며, 부작용도 적은 한방약

부인과 질환

CHAPTER 09

PART **02**_질병별 한방 치료

│ 월경이상

● 월경불순, 생리통, 월경과다, 월경전긴장증 등이 있다

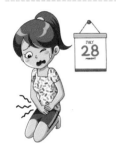

　　월경은 여성의 성숙기에 특정한 질환이 있거나 임신, 산욕·수유기를 제외하고 매월 주기적으로 나타나는데, 그렇지 않은 경우를 '월경이상'이라고 한다. 월경이상에는 다음과 같은 것이 있다.

■ 월경불순 : 일반적으로 월경주기는 26~32일이지만, 그보다 주기가 짧거나 긴 경우 혹은 일정하게 나타나지 않는 것을 월경불순이라고 한다.

■ 생리통 : 월경에 맞춰 주기적으로 발생하는 통증. 보통 아랫배를 쥐어짜고 찌르는 듯하다고 표현하며 골반통증, 허리통증이 동반되기도 한다. 통증은 월경 몇 시간 전이나 직전부터 2~3일간 지속된다.

■ 월경과다 : 월경 시 출혈량이 비정상적으로 많은 것을 말하며, 빈혈을 초래하기 쉽다. 월경기간이 8일 이상 비정상적으로 긴 과장월경過長月經도 이와 비슷한 병태라 할 수 있다.

■ 월경전긴장증 : 월경이 시작되기 1주일 전부터 두통, 구역질, 어깨결림, 불면증, 현기증, 식욕부진, 변비, 설사, 부종, 유방통 등 심신에 나타나는 여러 가지 증상을 말하며, 월경이 시작되면 이와 같은 증상이 없어진다. 양방에서는 월경전긴장증의 원인을 황체호르몬의 이상으로 보고 있다.

● '어혈'로 판단하여 '구어혈제'가 이용된다

　　여성에게는 하루주기 리듬과 생애주기 리듬 외에, 남성에게는 없는 '월주기 리듬' 즉 월경이 있으며, 월경이 있는 동안에는 여성 특유의 배려가 필요하다. 한방에서는 월경이상을 '혈'의 흐름이 정체되어 생기는 '어혈'로 파악하여, 주로 '구어혈제'를 사용하여 치료한다. '계지복령환', '가미소요산', '당귀작약산'은 여성 특유의 여러 가지 증상에 큰 효과를 나타내므로, '산부인과의 3대 한방약'이라 한다. '당귀작약산'은 안색불량, 빈혈, 어지럼증, 냉증 등의 증상이 있는 월경불순에 효과가 있다. '계지복령환'은 자궁근종으로 인한 월경불순에 좋다.

또 '온경탕'은 호르몬분비 밸런스를 조절하는 효과가 있으며, 월경불순에는 '증'을 불문하고 널리 이용되고 있다. 그 외에 출혈량이 많은 경우에는 '궁귀교애탕' 등 '혈허'를 개선하는 약을 사용하며, 월경통이 심한 경우에는 '작약감초탕'을 그때에만 복용한다돈복. 월경 전까지 심한 복통이 있고, 변비나 열오름, 초조감 등의 증상이 있는 월경이상에는 '도핵승기탕'을 사용한다. 체력이 보통이고 자궁내막염에 의한 월경이상이 있는 경우에는 '계지복령환'을 사용한다.

■ 여성의 생리이상에 좋은 '천궁'
　'천궁'은 미나리과에 속하는 천궁의 뿌리줄기를 건조시킨 생약이다. 혈액을 순환시키고 기를 돌게 하며, 바람을 없애고 통증을 잡는 효능이 우수하다. 특히 생리불순, 생리통, 폐경, 난산, 산후어혈복통 등 부인과의 생리이상 질환에 많이 사용된다. '당귀'를 배합하면 효능이 증강되어 각종 어혈증상에 자주 사용된다.

■ 월경이상

	어혈·혈허·수체	냉증, 어지럼증, 빈혈, 부종	➡	당귀작약산	176p
허		빈혈, 과다월경	➡	궁귀교애탕	273p
	혈허	냉증, 빈혈, 손바닥화끈거림, 입술건조	➡	온경탕	230p
		수족냉증, 두통, 냉증이 있으면 심해지는 통증	➡	당귀사역가오수유생강탕	274p

허	어혈·혈허·수체·간의 실조	신경과민, 초조감, 정신불안, 어깨결림, 두통, 어지럼증, 발작성열감	➡	가미소요산	158p
중간		심한 월경통(돈복)	➡	작약감초탕	242p
	어혈·기역	열오름감, 배꼽 아래의 압통	➡	계지복령환	170p
실	어혈·기역	변비, 열오름감, 초조감, 좌하복부의 압통	➡	도핵승기탕	186p
	어혈	변비, 우하복부의 압통	➡	대황목단피탕	258p

진료가이드라인 ■ 월경이상

기능성월경곤란증	당귀작약산, 가미소요산, 계지복령환, 도핵승기탕, 당귀건중탕
월경통	작약감초탕
무월경	온경탕
월경전불쾌기분장애(PMDD)	가미소요산

※ 일본동양의학회에서 발표한 진료가이드라인에 기재된 한방약

│ 임신증상, 임신입덧

● '안태약'은 임신 중의 여러 증상에 도움을 준다

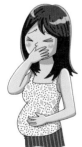

임신입덧은 임신 후 구토가 심한 것을 말하며, 임신 4~8주부터 시작하여 임신 3개월까지 지속된다. 어떤 산모들은 가벼운 오심 토할 것 같은 느낌 정도에 그치는가 하면, 어떤 산모들은 거의 식사를 하지 못해 체중까지 감소할 정도로 심한 경우도 있다.

일반적으로 임신 중에는 신중하게 약을 선택해야 한다. 약성분이 임신부뿐 아니라 태아에게도 악영향을 미칠 수가 있기 때문

이다. 보건복지부의 조사에 따르면 임신부 10명 가운데 1명은 잘못된 약물복용으로 인해 낙태를 선택한다고 한다. 이처럼 서양약 중에는 임신 중에 사용이 제한된 약이 적지 않다.

한방약에는 임신 중에 사용하는 '안태약 安胎藥'이 따로 있는데, 이 약은 임신 초기에 허약해지기 쉬운 모체의 '비'와 '신'의 기능을 돕는 처방이다. 임신입덧, 임신증상, 감기 등의 치료에 서양약을 피하고 싶을 때 흔하게 사용된다. 그러나 한방약이라 하더라도 평상시와 같이 사용할 수 있는 것은 아니므로, 특별히 조심해야 한다.

● 몸상태를 조절하여 임신 중의 제증상을 개선한다

'소반하가복령탕'은 심한 임신입덧에 특효약으로, '수'의 정체가 있고 식욕이 없는 사람에게 효과가 있다. '당귀작약산'은 가벼운 입덧, 부종이나 빈혈의 개선, 자궁수축 억제, 유산이나 조산의 예방 등에 사용하는, 한방에서의 대표적인 안태약이다. 임신입덧과 함께 부종이 있을 때는, 임신중독증을 예방하기 위해 '오령산'이나 '시령탕' 등이 사용된다. 그 외에 감기나 변비가 있는 때도, '증'에 구애되지 않고 부작용 걱정이 적은 약을 사용하는 것이 기본이다.

● 임신 중에 주의를 요하는 한방약

임신 중에 사용하는 한방약 중에 주의를 요하는 것이 있다. 예를 들면, 대표적인 한방감기약인 '갈근탕'에는 '마황'이 포함되어 있는데, '마황'은 혈압을 높이는 부작용이 있기 때문에 임신 중에 사용할 때는 특히 주의해야 한다. 또, 변비의 한방약에 기본이 되는 '대황'은 설사나 자궁수축 등의 부작용이 있어서, 가능하면 임신 중에는 사용하지 않는 것이 좋다.

임신 중에 처방되는 한방약은 통상 이런 생약을 포함하지 않은 약을 우선적으로 선택한다. 일반적으로 엑스제 한방약을 복용할 때는 따뜻한 물에 녹여서 먹는 것을 권장하지만, 임신입덧으로 메스꺼움이 심할 때는 차게 하면 먹기에 좋다.

■ 임신 중에 사용하는 한방약

임신입덧	소반하가복령탕			➡	276p
	반하후박탕			➡	200p
절박조산	하복부통	당귀작약산		➡	176p
	성기출혈	궁귀교애탕		➡	273p
임신중독증	부종	오령산		➡	278p
		시령탕		➡	212p
	고혈압	칠물강하탕		➡	281p
빈혈	당귀작약산			➡	176p
	십전대보탕			➡	222p
	인삼양영탕			➡	279p
	귀비탕			➡	274p
감기	(마황을 포함하지 않는 약)	초기	계지탕	➡	174p
			향소산	➡	252p
		기침	맥문동탕	➡	196p
변비	(대황을 포함하지 않는 약)	계지가작약탕		➡	166p
		소건중탕		➡	204p

기본 메뉴얼 ■ 임신 · 수유와 약

변비증	계지가작약탕, 소건중탕
불면	시호가용골모려탕, 억간산, 가미소요산
감기증후군	향소산, 삼소음, 맥문동탕, 소시호탕, 시호계지탕, 시호계지건강탕, 소청룡탕, 갈근탕

※ 일본동양의학회에서 발표한 기본메뉴얼에 기재된 한방약

● '기', '혈'을 보충하여 산후회복을 돕는다

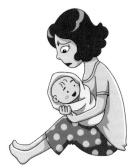

임신 중에는 산모자신의 영양분으로 아기를 키워낸다. 또 산모는 분만 시에 에너지를 많이 소모하기 때문에, 체력이 약해져서 여러 가지 질환에 걸리기 쉽다. 이처럼 체력과 혈액을 많이 소모한 산모에게는 충분한 영양공급이 필요하다. 대게 산후 3개월까지 휴식과 영양공급이 필요하며, 이 시기에 무리하게 일을 하거나 다이어트를 하면 산후회복이 늦어진다. 뿐만 아니라 관절이나 장기에 영양공급이 되지 않아서 근력이 약해지거나 장기가 손상될 수도 있다. 출산에 따른 많은 혈액 손실과 체력소모를 겪은 산욕기의 여성은, 한방에서 말하는 '기'와 '혈'이 부족한 상태이다. 이럴 때는 한방약이 도움이 된다.

● 불안정한 심신의 상태를 함께 개선한다

임신 중에 안태약으로 널리 이용되는 '당귀작약산'은 산후회복에도 도움이 된다. 어떤 경우에는 '궁귀조혈음' 등의 '구어혈제'가 유용하게 사용된다. 또 산욕기의 체력회복에는 '보중익기탕', '십전대보탕' 등의 '보제'가 많이 사용된다.

출산 후에는 체력의 약화뿐 아니라, 급격한 호르몬분비의 변화로 인해 마음의 상태도 불안정하게 된다. 머터니티 블루 maternity blue 라는 말도 있는 것처럼 불안감, 초조감, 우울감 등으로 고민하는 산부도 적지 않다.

이런 증상에는 '가미소요산'이나 '억간산' 등이 효과가 있다. 그리고 수유 중에는 산모가 복용한 약 성분이 모유 속으로 들어갈 가능성이 있기 때문에 특별히 주의해야 한다.

■ 산후회복

산후회복부전	당귀작약산	176p
	궁귀조혈음	273p
체력저하, 피로, 권태감	보중익기탕	260p
	십전대보탕	222p
	인삼양영탕	279p
정신불안, 초조감	가미소요산	158p
	억간산	226p
	여신산	277p
	도핵승기탕	186p

불임증

● 원인을 알지 못하는 불임증에 한방이 효과가 좋다

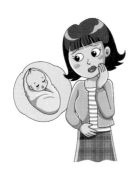

일반적으로 1년간 정상적인 부부관계를 했음에도 불구하고, 임신이 되지 않는 경우를 불임이라고 한다. 최근에는 결혼 연령의 상승, 사회적 스트레스의 증가 등 여러 가지 복합적인 원인으로 인해 난임비율이 높아지고 있다.

불임의 원인으로는 난소기능저하, 배란장애, 자궁이상 등 여성에게 기인하는 요인과 남성에게 기인하는 요인이 있지만, 원인이 불분명한 경우도 적지 않다. 한방치료는 원인이 불명확한 경우에 많이 사용되며, 서양의학적 치료와 한방약을 병용하는 경우도 많다.

● 체내의 환경을 임신하기 좋은 상태로 조절해준다

여성의 불임에는 냉증, 위장장애, 스트레스, 극도의 비만이나 체중미달 등이 원인인 경우가 많은데, 한방에서는 이런 문제를 개선하는 약을 이용하여 임신이 잘 되는 상태를 만들어준다. 또 최근에는 '온경탕', '당귀작약산', '계지복령환' 등의 한방약이 배란장애나 황체기능부전에 효과가 있다는 것이 임상적으로 밝혀졌다. 한편 남성의 정자농도나 정자의 운동성 개선에는 '보중익기탕'이 유효하다는 보고도 있다.

■ 불임

여성	배란장애, 황체기능부전 등		온경탕	➡	230p
			당귀작약산	➡	176p
			계지복령환	➡	170p
남성	핍정자증(정자의 농도가 낮다), 정자무력증(정자운동률이 낮다)	비허	보중익기탕	➡	260p
		신허	팔미지황환	➡	250p

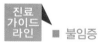

■ 불임증

남성불임(핍정자증)	보중익기탕, 팔미지황환, 시호가계지용골모려탕

※ 일본동양의학회에서 발표한 진료가이드라인에 기재된 한방약

▌갱년기장애

● 여성의 심신에 여러 가지 변조가 나타난다

대부분의 여성은 40대 중반부터 50대에 갱년기를 경험하는데, 이 시기에 호르몬분비의 균형이 깨지면서 폐경을 맞이하게 된다. 폐경기에 겪는 신체적, 심리적 변화를 가리켜 갱년기장애 혹은 폐경기증후군이라고 한다. 이 시기에 여성호르몬에스트로겐 분비가 감소하면서, 갑자기 열이 치솟고 얼굴이나 몸이 화끈거리며, 땀이 나는 등의 증상이 나타난다. 또 그에

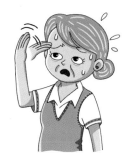

따른 자율신경의 저하 또는 실조로 인해, 부정수소不定愁訴라 불리는 여러 가지 변조가 나타난다. 부정수소란 몸에 이렇다 할 이상이 없는데도 막연히 몸의 고통이나 장애를 호소하는 상태를 말한다. 이러한 현상은 개인적인 차가 크며, 그 배경에는 체질적인 요인 외에 가정이나 사회에서의 스트레스, 성격 등도 관계가 있는 것으로 알려져 있다.

서양의학적인 치료법은 감소한 에스트로겐을 호르몬제로 보충하는 호르몬보충요법이 일반적이다. 심적인 증상이 심할 때에는 향정신제를 사용하기도 한다. 호르몬보충요법은 효과가 높으며, 구미에서는 일반적인 치료법이다. 하지만 5년 이상 장기간 사용하면, 부정출혈이 나타나거나 유방암의 위험이 있어서, 원하지 않는 환자도 적지 않다. 유방암 병력이 있어서 호르몬보충요법을 원하지 않는 사람에게는 한방요법이 권장된다.

■ 갱년기장애의 주요 증상

몸의 증상	마음의 증상
• 열오름감, 안면홍조 • 땀이 난다 • 두통 • 어지럼증 • 심계항진, 숨가쁨 • 메스꺼움 • 어깨결림, 요통, 수족통증 • 허리나 수족의 냉증 • 피로감	• 초조감 • 화를 잘 낸다 • 불안감 • 불면 • 우울증 • 집중력 저하 • 의욕 저하

● 산부인과의 3대 한방약이 효과가 좋다

갱년기증상과 부정수소에 대한 여러 가지 한방약 처방이 전해지고 있다. 그 중에서도 특히 많이 이용되는 것이 '산부인과의 3대 한방약'이라고 하는 '당귀작약산', '가미소요산', '계지복령환'이며, 이들은 주로 '어혈'을 개선하는 '구어혈제'이다.

■ 당귀작약산

체력이 약한 '허증'이고 '어혈' 외에 '혈허'나 '수체'를 동반하며 냉증, 어지럼증, 부종 등이 있는 경우에 적합하다. 176P 참조.

■ 가미소요산

체력이 조금 저하된 사람에게 나타나는 발작성열감, 안면홍조, 어깨결림, 두통 등의 증상 외에, '간'의 실조로 인한 초조감이나 감정폭발 등의 정신증상이 있는 경우에 적합하다. 158P 참조.

■ 계지복령환

체력이 보통인 사람에게 '어혈'에 '기역'을 동반하고, 열오름감이 있으며 발이 냉하고 하복부에 팽만감이 있는 경우에 적합하다. 170P 참조.

갱년기장애에는 '허실'이나 '기혈수'의 주요 증상에 따라 한방약이 결정된다. 또 심신의 여러 가지 증상이 겹쳐서 나타나는 경우가 많기 때문에, 이를 종합적으로 판단하여 처방해야 한다. 처음에는 얼마동안 한 가지 약을 사용해 보고, 효과가 없으면 다른 약으로 교체하거나 약을 추가하기도 한다.

● 한방에서는 몸의 증상과 마음의 증상을 함께 개선한다

갱년기에는 심신의 변화뿐 아니라, 가정이나 사회의 환경이 급격하게 변화하는 시기이기도 하다. 최근에는 갱년기에 나타나는 부정수소 중에도, 마음의 증상을 호소하는 사람이 증가하고 있다. 한방치료는 마음과 몸을 하나로 생각하기 때문에, 이러한 갱년기장애에 적합한 치료법이라 할 수 있다. 올바른 약을 처방하면, 몸의 증상과 함께 마음의 증상도 사라지는 경우가 많다.

■ 갱년기장애의 주요 치료법

양방 치료	호르몬보충요법	• 감소한 여성호르몬(에스트로겐)을 보충한다. • 부작용으로 부정출혈이 일어날 수 있다. • 장기간 사용하면 유방암의 위험이 높아진다. • 유방암 병력이 있는 사람은 받을 수 없다.
	향정신제요법	• 마음의 증상이 심할 때 이용된다. • 증상이 심한 경우는 정신과치료가 권장된다.
한방치료		• 전신의 밸런스를 조절한다. • 몸과 마음을 하나로 보고 판단한다(심신일여). • 부작용이 적다. • 한 가지 약으로 여러 가지 효과가 나타난다.

■ 갱년기장애

허	어혈·혈 허·수체	냉증, 어지럼증, 빈혈, 부종	➡	당귀작약산	176p
	혈허	냉증, 빈혈, 신경증, 입술건조	➡	온경탕	230p
		수족냉증	➡	당귀사역가오 수유생강탕	274p
	어혈·혈 허·수체· 간의 실조	발작성열감·발한, 심계과민, 정신불안, 초조감, 화냄, 어깨결림, 두통, 어지럼증	➡	가미소요산	158p
	간의 실조	신경과민, 초조감, 화냄, 불면	➡	억간산	226p
		신경과민, 초조감, 화냄, 불면, 위장허약	➡	억간산가진피반하	277p
	기역	신경과민, 정신불안, 열오름감, 불면, 두근거림	➡	계지가용골모려탕	164p
	기역·수체	기립성현기증, 어지럼증, 열오름감, 두근거림, 두통	➡	영계출감탕	278p
	심의 실조	히스테리, 신경과민, 신경증, 불면	➡	감맥대조탕	162p
중간	어혈·기역	발작성열감, 열오름감	➡	계지복령환	170p
	어혈·기체	억울감, 정신불안, 열오름감, 어지럼증, 두통	➡	여신산	277p
실	어혈·기역	열오름감, 변비	➡	도핵승기탕	186p
	어혈·기체	억울감, 정신불안, 변비, 어지럼증, 두통, 어깨결림	➡	통도산	281p

진료가이드라인 ■ 부인병

갱년기장애	시호가계지건강탕, 당귀작약산, 가미소요산, 계지복령환, 온청음, 오적산, 온경탕, 삼황사심탕
부인병	시호가계지건강탕, 가미소요산, 온청음, 여신산, 사물탕, 삼황사심탕

※ 일본동양의학회에서 발표한 진료가이드라인에 기재된 한방약

● 양방치료보다 한방치료가 더 효과적이다

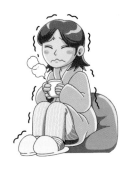

냉증은 몸의 어느 부분이 차가운 증상을 말하며, 여름보다는 가을부터 봄까지 특히 겨울이 되면 많이 나타난다.

주로 손발이 얼음같이 차고 저린 증상을 호소하는 수족냉증이 많으며, 손발 이외에도 무릎이나 배가 찬 경우도 있다. 또 남성보다는 여성에게 더 많이 나타나며, 생리통이나 생리불순, 허리까지 아파오는 요통을 함께 호소하는 경우가 많다. 심한 경우는 하반신 전체가 시리며, 어떤 때는 한쪽 부분이 더 많이 시린 경우도 있다. 대부분 원래 냉하기 쉬운 체질에, 환경이나 식생활, 복장 등 여러 가지 요인이 겹쳐서 일어나는 증상이라고 여겨진다.

냉증이 있더라도, 양방에서는 검사에서 이상이 발견되지 않으면 치료의 대상이 되기 어렵다. 그러나 한방에서는 냉증을 치료해야 할 중요한 증상으로 여긴다. 또 냉증이 있으면 통증이 생기기 쉽고, 냉증에 의해 병이 더 악화되는 경우도 많다. 따라서 냉증을 개선하는 것이, 심신의 부조나 병의 악화를 예방하는 것과도 관련이 있다.

● '기혈수'의 이상이나 '신허'로 보고 치료한다

한방에서는 '기혈수'가 체내를 순환함으로써 건강을 유지한다고 보는데, 그 양이 부족하거나 순환이 원활하지 않으면 냉증이 생긴다고 생각한다. 대부분의 냉증은 체력이 저하된 '허증'인 사람에게 나타난다.

■ '기허', '혈허'가 있는 경우

'기'의 양이 부족하여, 몸의 활력이 떨어진 '기허'인 사람은 전신이 냉하기 쉬우므로, 위장의 움직임을 원활하게 하여 몸을 따뜻하게 하는 '인삼탕'을 이용한다. '혈허'에 이용되는 한방약은 몸을 따뜻하게 하고 혈류를 원활하게 하는 생약이 포함된 '당귀사역가오수유생강탕'이 있다. 이약은 냉증으로 인한 통증을 제거하는 작용이 우수하며, 특히 수족의 끝부분이 냉하고 시린 사람에게 적합하다. '기'와 '혈'이 모두 부족한 '기허', '혈허'인 사람에게는 '십진대보탕'이나 '대방풍탕' 등을 사용한다.

■ '어혈'이 있는 경우

냉증이 있는 사람은 대부분 혈행불량, 한방에서 말하는 '어혈'이 있다. 어혈이 주가 되는 냉증에는 '당귀작약산'이나 '계지복령환' 등이 효과가 있다. '당귀작약산'은 체력이 허약하고 수족이 냉한 사람, '계지복령환'은 냉기가 오르는 사람에게 잘 맞는 한방약이다.

■ '수체'가 있는 경우

하반신이 냉한 사람은 부종이 생기기 쉽다. 한방에서는 이런 상태를 '수'의 순환이 좋지 않은 '수체'로 판단하며, 부종이나 관절경직 등의 증상이 나타나기 쉽다. 또 냉증이 있으면, '수' 순환이 나빠지는 악순환이 일어나기 쉽다. 하반신에 심한 냉기가 있으면 '영강출감탕', 위장이 약하고 설사를 잘 하면 '진무탕', 수족관절통특히 추위에 심한이 있으면 '계지가출부탕'을 사용한다.

■ '신허'가 있는 경우

'기혈수'의 밸런스가 무너지고 신진대사가 저하되어 빠르게 노화가 진행되는 경우는 '신'의 동작이 저하된 '신허'로 파악하여, '팔미지황환'

이나 '우차신기환' 등을 사용한다. 특히 '팔미지황환'은 고령의 여성에게 냉증이 있고, 야간빈뇨나 저녁 무렵의 부종 등이 있는 경우에 적합하다.

● 한방약의 복용과 함께 몸을 차게 하지 않는 생활습관도

한방약은 여러 가지 생약이 복합적으로 작용하기 때문에, 하나의 한방약으로 여러 가지 증상을 동시에 치료할 수 있다. 즉 냉증을 치료하고 나면, 두통이나 관절통 등의 증상이 동시에 사라지기도 한다. 또 냉증을 개선하기 위해서는 한방약을 복용하는 것뿐 아니라, 일상생활 속에서 몸을 차지 않고 따뜻하게 하는 방법을 항상 염두에 두는 것이 중요하다.

냉증이 있는 사람은 여름냉방에 의해서도, 몸의 정상적인 상태를 잃기가 쉽다. 특히 장시간 앉아서 일하는 여성들은 '내방병'을 겪는 경우가 적지 않다. 한방에서는 냉방병에 '오적산'을 사용하는데, 다리와 무릎이 냉한 요통이 있는 사람, 냉기가 오르는 사람에게 적합하다.

■ 한방에서 보는 냉증

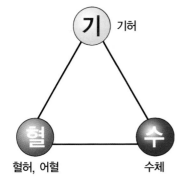

기 기허

혈 수

혈허, 어혈   수체

냉증은 '기'의 부족(기허), '혈'의 부족(혈허)이나 정체(어혈), '수'의 정체(수체) 등, '기혈수'의 여러 이상으로 인해 일어난다. 또 '오장'의 '신'의 작용이 저하한 '신허'에 의한 것도 있다.

■ 몸을 따뜻하게 하는 '계피'

'계피'는 성질이 신열辛熱하기 때문에, 한기를 몰아내고 몸을 따뜻하게 하는 효능이 뛰어나다. 한성으로 인한 설사, 복통 또는 냉증에 의한 월경통, 산후어혈복통 등에 많이 사용된다.

■ 냉증

수체	어지럼증, 휘청거림, 권태감, 설사, 부종	➡	진무탕	248p
	관절부종·통증, 저림, 자연발한	➡	계지가출부탕(또는 계지가령출부탕)	168p 272p
	하반신의 탈력감·묵직한 느낌·냉증·부종	➡	영강출감탕	277p
기허	식욕부진, 설사, 소화불량, 메스꺼움	➡	인삼탕	280p
혈허	수족냉증	➡	당귀사역가오수유생강탕	274p
기허·혈허	피로감, 권태감, 식욕부진, 빈혈	➡	십전대보탕	222p
	관절부종·통증, 식욕부진, 빈혈	➡	대방풍탕	180p
어혈 허	어지럼증, 빈혈, 부종	➡	당귀작약산	176p
어혈 중간	냉기오름	➡	계지복령환	170p
신허	하반신탈력감, 저림(특히 고령자)	➡	팔미지황환	250p
	하반신탈력감, 저림, 부종(특히 고령자)	➡	우차신기환	232p

■ 냉증

냉증	당귀사역가오수유생강탕

※ 일본동양의학회에서 발표한 진료가이드라인에 기재된 한방약

제1선택약 ■ 부인과 질환

갱년기장애	가미소요산	냉증	당귀사역가오수유생강탕
월경전긴장증후군	억간산	월경과다	궁귀교애탕
생리, 임신, 출산으로 인한 증상	당귀작약산	임신 시 감기	계지탕
임신 시 기침	맥문동탕	입덧	소반하가복령탕
유선통	당귀작약산	불임증, 습관성 유산	당귀작약산
자궁근종	계지복령환		

※ 제1선택약은 많은 사람에게 유효하며, 부작용도 적은 한방약

피부과 질환

| 여드름

● 서양약과 한방약을 병용하면 좋다

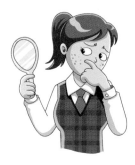

여드름은 막힌 털구멍, 뾰루지, 깊은 종기 등을 말하며 얼굴, 목, 가슴, 등, 어깨 심지어는 팔에도 생긴다. 일반적으로는 사춘기에 얼굴에 나는 뾰루지를 여드름이라 하며, 호르몬분비가 왕성해져서 나타나는 현상이다. 호르몬자극에 의해 피지선이 성숙됨에 따라 피지 분비량이 많아지는데, 이 피지가 밖으로 나가지 못하고 모공이나 피지선에 쌓이면 여드름이 된다.

여드름에는 3가지 종류가 있다. 모공이 막히거나 닫혔을 때 나타나는 끝이 약간 희고 붉그스레한 '흰여드름', 모공은 막혀 있지만 끝이 열려 있어서 어두운 색을 띠는 '검은여드름', 그리고 뾰루지가 곪아서 노란 고름이 고인 '염증성여드름'이 그것이다.

양방에서는 환부에 바르는 외용약을 주로 사용하며, 증상이 심한 경우는 내복항생제를 병용한다. 항생제를 장기간 사용하면 부작용이나 내성균에 대한 우려가 있으므로, 이때는 한방약이 도움이 된다. 서양약과 한방약을 병용하는 것도 좋은 방법이다.

● '형개연교탕'이나 '십미패독탕'을 많이 사용한다

만성화하여 피부가 거무스름하게 된 경우는 '형개연교탕'을 사용하고, 화농을 반복한다면 '십미패독탕'을 사용한다. '실증'인 사람에게, 발적이 두드러지고 화농경향이 심한 경우에는 '청상방풍탕'이나 '황련해독탕'을 사용한다. '허증'인 사람에게 냉증이 있고 안면이 창백하며, 빈혈과 부종을 동반하는 흰여드름에는 '당귀작약산'을 사용한다. 또 변비를 동반하는 경우는 '대황제'인 '치두창일방'을 사용한다. 한방에서는 체력이나 체질, 증상에 따라 적합한 한방약을 선택하여, 몸의 내부에서부터 치료해간다.

■ 여드름

허	어혈·혈허·수체	흰여드름, 냉증, 안면창백, 빈혈, 부종	➡	당귀작약산	176p
	수체	수태, 다한, 부종	➡	방기황기탕	275p
중간	어혈·기역	검은여드름, 붉은얼굴, 열오름감	➡	계지복령환	170p
		검은여드름, 화농, 붉은얼굴, 열오름감, 월경 시에 악화되는 경향	➡	계지복령환가 의이인	273p
	혈열 *	화농, 환부가 붉게 됨	➡	배농산급탕	275p
		화농, 반복적으로 일어남	➡	십미패독탕	220p
		화농, 환부가 붉게 됨, 변비경향	➡	치두창일방	281p
		거무스름한 피부, 만성화한 피진	➡	형개연교탕	271p
실	혈열	화농, 환부가 붉게 됨	➡	청상방풍탕	280p
	어혈·기역	붉은 얼굴, 열오름감, 변비	➡	도핵승기탕	186p

* '혈'에 열이 있는 상태

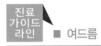

진료 가이드 라인 ■ 여드름

여드름	형개연교탕, 십미패독탕, 계지복령환, 계지복령환+인진호탕

※ 일본동양의학회에서 발표한 진료가이드라인에 기재된 한방약

| 습진, 피부염

● 양방에서는 스테로이드 외용제나 보습제를 사용한다

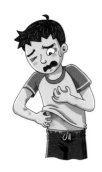

습진·피부염은 외부의 자극에 의해 피부가 빨갛게 붓거나, 작고 오돌도돌한 돌기가 생기거나, 꺼칠꺼칠해지거나, 진무르는 등 가려움을 동반하는 여러 가지 피부증상을 말한다. 습진은 일반적으로 피부염과 동의어로 사용되나, 피부염은 습진보다 광범위한 의미가 가진다. 습진은 다양한 외인성 및 내인성 요인에 의해 발생하며, 일반적으로 가려움, 홍반, 부종, 진물 등의 증상을 보인다. 대표적인 것으로 아토피피부염, 지루성피부염, 접촉성피부염 자극접촉피부염, 알레르기접촉피부염, 광독성 및 광알레르기 접촉피부염, 접촉두드러기증후군 등이 있다. 양방에서는 습진, 피부염 치료에 스테로이드 외용제나 보습제를 사용한다. 가려움증이 심한 경우에는 내복항히스타민제를 병용한다.

● 한방약을 병용하면, 스테로이드제의 사용량을 줄일 수 있다

고치기 어려운 만성습진, 피부염에는 한방치료가 효과가 높다. 한방에서는 병명에 구애되지 않고, 피부의 증상이나 체력, 체질, 전신의 병태 등에 따라 처방한다. 피부증상이 건조하고 꺼칠꺼칠한 상태인가? 분비물이 많아서 습하고 끈적끈적한 상태인가? 화농이 있는가? 등이 체크포인트이다.

아토피피부염 등으로 피부염증이 심하면, 스테로이드 외용제를 사용하기도 한다. 부작용을 염려하여 사용하지 않으려는 사람도 있지만, 필요한 때에 적절하게 사용하면 피부염증을 진정시키는데 대단히 좋은 약이다. 그리고 한방약을 병용함으로써, 스테로이드제의 사용량을 줄일 수도 있다.

● '간'의 실조를 개선하여 피부증상을 치료한다

아토피피부염 등의 피부증상은 정신적인 스트레스에 의해서도 악화되는 것으로 알려져 있다. 한방에서는 신경과민으로 인해 초조감이 심한 상태를 '간'의 실조로 정의한다. 이런 피부증상에는 '가미소요산', '억간산', '억간산가진피반하' 등의 한방약이 도움이 된다.

피부염의 급성악화기에는 '십미패독탕', '소풍산', '방풍통성산' 등을 서양약과 병용하면 좋다. '십미패독탕'은 화농성피부질환이나 초기급성 피부질환에 유용하다. '소풍산'은 가려움증으로 인해 진물이 나는 경우에 효과가 있다. '치두창일방'은 원래 유아의 두부습진에 사용되던 것으로, 두부에서 안면까지의 습진에 많이 사용한다. 변비가 있으면 피부증상이 악화될 수 있다. 또 '어혈'이나 '기역'이 있는 사람은 '계지복령환', '도핵승기탕' 등을 사용한다.

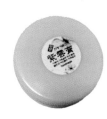

■ 자운고

자운고 紫雲膏는 대표적인 한방연고로 '자초', '당귀', '호마인', '마치현' 등의 약재성분을 첨가하여 만든다. 피부건조, 피부거침, 궤양, 각화성피부병, 열상, 동창, 욕창 등에 효과가 있다.

■ 습진, 피부염

허	혈허	피부건조, 가려움증, 분비물이 적음(특히 고령자)	⇨	당귀음자	274p
	기허	피로감, 권태감, 복직근의 긴장(특히 소아)	⇨	소건중탕	204p
	기허·혈허	피부건조, 피로감, 권태감, 복직근의 긴장	⇨	당귀건중탕	274p
중간		화농, 반복적으로 나타난다.	⇨	십미패독탕	220p
		화농, 환부가 붉게 됨, 변비경향	⇨	치두창일방	281p
		분비물이 많음, 환부의 열감, 딱지, 가려움증(여름에 심함)	⇨	소풍산	276p
		가려움증	⇨	치자백피탕	281p

중간	거무스름한 피부, 피부건조, 열감, 가려움증	➡️	온청음	278p
	거무스름한 피부, 만성화한 피진	➡️	형개연교탕	271p
실	피부열감 · 붉음, 가려움증, 안면충혈	➡️	황련해독탕	256p
	구갈, 피부열감 · 붉음	➡️	백호가인삼탕	275p

진료
가이드
라인   ■ 아토피피부염

아토피피부염	십미패독탕, 시호청간탕, 보중익기탕, 계지복령환, 황련해독탕, 백호가인삼탕

※ 일본동양의학회에서 발표한 진료가이드라인에 기재된 한방약

| 피부건조증, 가려움증

● 나이가 들면 피부 가려움증이 생기기 쉽다

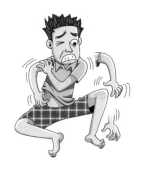

피부건조증은 겨울철에 발생하는 대표적인 피부질환 중 하나로, 건조한 겨울날씨로 인해 많이 발생한다. 심할 때에는 밤잠을 설칠 정도로 가려우며, 긁어서 생긴 딱지나 각질, 홍반 등의 피부발진이 나타난다. 피부가 극도로 건조해지면 튼 것처럼 갈라지기도 하는데, 이런 피부염을 건성습진이라고 한다.

특별히 피진이 없는데도 가려워서 세게 긁는 상태를 피부소양증이라고 한다. 또, 나이가 들면 피부피지선의 작용이 약해지고 각질층이 얇어져서, 피부가 쉽게 건조해진다. 심하면 피부가 꺼칠꺼칠해져서 흰 가루 같은 것이 날리며 건피증, 공기가 건조하거나 자극이 가해지면 더 가려워진다.

이것을 노인성피부소양증이라 하며, 고령자의 가려움증 중에 가장 흔하

다. 예전에는 건조한 겨울철에 노년층에서 주로 생겼으나, 요즘에는 과도한 실내난방과 건조한 실내환경 등으로 인해 청장년층에서도 늘어나고 있는 추세이다.

심한 가려움증으로 인해 피부를 긁기 때문에, 이로 인해 피부상태가 더 악화되어 2차감염의 우려도 있다. 2차감염이 발생한 경우에는 세균으로 인한 감염을 예방하기 위해 항생제를 투여하거나, 가려움증을 막기 위해 항히스타민제를 사용한다. 또 피부건조를 개선하기 위한 보습제나 스테로이드제를 적절히 사용하여 치료한다. 한방에서는 건조한 피부를 촉촉하게 하는 한방약을 사용하여 가려움을 억제한다.

● '혈허'나 '신허'에 의해 발생한다

한방에서는 고령자에게 많이 나타나는 피부건조와 이에 동반되는 가려움증을 '혈허'나 '신허'로 파악한다. 피부의 건조나 거침은 '혈허'의 전형적인 증상으로, '당귀음자', '온청음', '사물탕' 등을 사용한다. '당귀음자'는 고령자의 가려움증에 사용되는 대표적인 약이고, '온청음'은 염증을 억제하는 약 '황련해독탕'과 건조함을 촉촉하게 적셔주는 약 '사물탕'을 합친 처방이다. 또 하지냉증이나 야간빈뇨 등 '신허'의 징후가 있으면 '팔미지황환'이나 '우차신기환' 등을 고려할 수 있다.

그 외에 '허증'이고 냉증이 강하면 '진무탕', '실증'이고 열오름감이 동반되면 '황련해독탕' 등이 효과적이다. 피부트러블은 위장의 이상 등 전신의 부조에 의해 일어나는 것이 많으며, 한방에서는 피부증상과 함께 이들의 부조도 함께 개선함으로써 치료한다.

■ 피부건조증, 가려움증

허	혈허	피부건조, 피부갈라짐		사물탕	263p
		피부건조, 가려움증, 분비물이 적음(특히 고령자)		당귀음자	274p
	혈허 기허	피부건조, 피로감, 권태감		십전대보탕	222p
		피부건조, 피로감, 권태감, 복직근의 긴장		당귀건중탕	274p
	신허	수족·허리 아래의 냉증		팔미지황환	250p
		수종·허리 아래의 냉증, 초조감		우차신기환	232p
		냉증, 권태감, 초조감, 설사		진무탕	248p
중간		거무스름한 피부, 건조, 열감, 가려움증		온청음	278p
실		피부열감·발적, 가려움증, 안면충혈		황련해독탕	256p

진료 가이드 라인 ■ 가려움증

결절성양진	대시호탕가감
아급성단순양진, 다형만성양진	황련해독탕, 사물탕, 보중익기탕, 온청음
범발성피부소양증, 노인성피부소양증	월비가출탕, 황령해독탕, 당귀음자, 감초엑스배합입욕제, 팔미지황환, 육미환

※ 일본동양의학회에서 발표한 진료가이드라인에 기재된 한방약

▌ 도한증, 다한증

● 도한증, 다한증은 원인을 특정할 수 없는 것이 많다

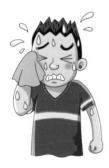

땀은 사람의 체온을 조절하는 역할을 한다. 체온이 올라가면 체온조절 중추인 시상하부를 통해 교감신경을 자극하여 땀이 분비되고, 땀이 증발하면서 피부표면을 냉각시켜 체온이 내려간다. 우리 몸에는 약 30만개의 땀샘이 있어 하루 0.25~0.9ℓ 정도의 땀을 배출한다. 땀은 피부에 있는 땀샘에서 나오는 분비물로 99% 이상이 수분이며, 그밖에 나트륨, 요소, 요산, 암모니아 등으로 구성되어 있다. 땀의 양은 사람마다 큰 차이가 있으므로, 어

느 정도 남보다 땀을 더 흘리는 것은 큰 문제가 되지 않는다.

도한증 盜汗症은 잠을 잘 때에는 땀이 나다가 잠에서 깨어나면 곧 땀이 멎는 증상을 말한다. 잠을 잘 때 나는 땀이라 하여 침한증 寢汗症이라고도 한다. 도한증은 원인을 찾을 수 없는 경우가 많은데, 이러한 증상을 억제하는데 한방약이 도움이 된다.

다한증 多汗症은 일반인들보다 전신적 혹은 국소적으로 땀이 많이 나며, 이로 인해 생활의 불편함을 호소하는 병증을 말한다. 또, 이런 증상에 신경을 쓰다보면 더 긴장하게 되어 점점 더 많은 땀을 흘리는 악순환에 빠진다. 피부과에서는 다한증 치료에 땀을 많이 흘리는 곳에 제한제 制汗劑를 바르는 정도의 대증요법이 중심이다.

● '기허'나 '혈허'로 판단하여 한방약을 처방한다

도한증과 다한증은 '기허'나 '혈허' 상태이거나 신체에 열이 차있는 '양'의 상태일 때 많이 나타난다. 따라서 '기허'나 '혈허'로 인해 피로감을 느끼고 식욕이 없을 때는 '인삼양영탕', '계지가황기탕', '황기건중탕', '보중익기탕', '십전대보탕' 등을 사용하는데, 이 약은 모두 체력이 약한 '허증'인 사람에게 적용되는 한방약이다. 한편 몸에 열이 많은 '양증'인 사람에게는 '백호가인삼탕' 등을 사용한다. 그 외에 스트레스가 심한 경우는 '시호계지건강탕'이나 '방기황기탕' 등을 사용한다.

● 갱년기여성에게 나는 땀도 한방약이 효과가 있다

안면홍조는 얼굴이나 목 부위가 달아오르는 느낌이 있고, 피부가 붉어지는 현상을 말한다. 피부가 장시간 붉은 상태로 유지되는 홍반과는 달리, 이런 현상이 잠깐 동안 반복적으로 나타난다. 주로 갱년기 여성에게서 많이 나타나는 안면홍조는 땀을 동반하는 경우가 많으며, 여성호르몬의 감소와 함께 자율신경의 밸런스가 흐트러진 것이 원인이라고 여겨진다. 이러한 발한에는 갱년기장애의 치료에 많이 이용되는 '가미소요산' 등이 효과가 있다. 도한이 심한 경우에는 '보중익기탕' 등이 사용된다. 한방치료를 하면 갱년기의 초조감이나 불면감 등의 증상도 함께 개선되는 효과가 있다.

■ 도한증, 다한증

기허	허	다한증, 도한증, 피로감, 복직근의 긴장	➡	황기건중탕	282p
		도한증, 땀띠, 열오름감	➡	계지가황기탕	273p
		도한증, 다한증, 식욕부진, 피로감, 권태감	➡	보중익기탕	260p
기허·혈허	허	도한증, 식욕부진, 빈혈, 냉증	➡	십전대보탕	222p
		도한증, 식욕부진, 빈혈, 냉증, 기침	➡	인삼양영탕	279p
기역	허	도한증, 심계항진, 신경과민, 초조감, 불면, 늑골 아래의 압통·불쾌감, 배꼽 위부분의 박동	➡	시호계지건강탕	216p
수체	허	다한증, 수태, 부종	➡	방기황기탕	275p
양	실	발한, 구갈, 화끈거림, 소변량증가	➡	백호가인삼탕	275p

진료 가이드 라인 ■ 무한증

| 특발성후천성전신성무한증 | 시령탕 |

※ 일본동양의학회에서 발표한 진료가이드라인에 기재된 한방약

제1 선택약 ■ 피부과 질환

여드름	청상방풍탕	습진	십미패독탕
두부 습진	치두창일방	고령자 습진	당귀음자
음부 습진	용담사간탕	습진, 아토피피부염	황련해독탕
두드러기	십미패독탕	손바닥 갈라짐	온경탕
대상포진 후 통증	마황부자세신탕+부자말	동상	당귀사역가오수유생강탕

※ 제1선택약은 많은 사람에게 유효하며, 부작용도 적은 한방약

기타

허약체질

● '미병'을 치료하여 병을 예방한다

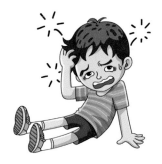

평소에 힘이 없고 식욕이 부진하며, 감기에 잘 걸리고 배탈이 자주 나는 상태를 허약체질이라 한다. 또 저항력이 약해서 병에 걸리기 쉽고, 한번 걸리면 잘 낫지 않고 악화되기 쉬운 상태를 말하기도 한다. 서양의학에서는 이것을 병으로 취급하지 않으며, 허약체질인 사람이 쉽게 병에 걸리지 않도록 예방적으로 행하는 치료도 거의 없다.

미병 未病은 병에까지 이르지는 않았지만, 병이 진행 중인 상태를 말한다. 한방에서는 미병을 치료하여 병을 예방하는 것도, 치료의 목적 중 하나로 보고 있다. 즉 몸의 작용을 조절하여, 체질개선을 도모함으로써 병에 잘 걸리지 않는 튼튼한 몸을 만드는 것이다.

● 위장의 작용을 활성화시켜 기초체력을 키운다

한방에서는 허약체질인 사람은 '허증'으로 보고, '기허' 상태로 파악한다. 따라서 위장의 작용을 활성화시켜 기초체력을 높여주는 한방약을 주로 사용된다. 위장이 허약한 사람에게 사용되는 대표적인 처방은 '인삼탕', '사군자탕', '육군자탕' 등의 '인삼탕류'나 '소건중탕', '황기건중탕' 등의 '건중탕류'가 있다. 식욕이 부진하고 기력이 약한 경우에는 '반하백출천마탕', '보중익기탕', '십전대보탕' 등 '인삼'과 '황기'가 주축을 이루는 '삼기제'를 주로 사용한다.

● 허약아를 위한 한방약

허약아는 체격이 박약하고 영양과 발육이 불량한 아동을 말하며, 건강한 아동에 비해 병에 걸리기 쉽고 한 번 걸리면 중증화하기 쉬운 경향이 있다. 이런 허약아는 한방약을 복용하면 좋은 효과를 볼 수 있다. 한방약은 주로 위장의 작용을 활성화시켜, 체력을 개선하는 목적으로 사용된다.

상기도감염에 의한 편도선염이나 감기로 의한 발한이 있는 경우에, '소시호탕'을 비롯한 '시호제'가 주로 사용된다. 위장이 약해서 피로하기 쉬운 아이의 체질개선에는 '소건중탕', '황기건중탕' 등이 많이 사용된다. 또 갓난아이가 밤에 잠을 자지 않고 잘 우는 상태를 한방에서는 '간'의 실조로 파악한다. 이런 경우에는 경기약으로 알려진 '억간산'이나 보다 더 허약한 경우에는 '억간산가진피반하' 등이 사용된다.

■ 허약체질

	복통, 냉증, 수족화끈거림, 빈뇨, 복직근의 긴장	➡	소건중탕	204p
	다한증, 도한증, 복직근의 긴장	➡	황기건중탕	282p
	식욕부진, 설사, 냉증, 소화불량, 메스꺼움	➡	인삼탕	280p
	식욕부진, 소화불량, 메스꺼움, 설사	➡	사군자탕	262p
기허	식욕부진, 소화불량, 위부팽만감, 메스꺼움, 설사	➡	육군자탕	236p
	식욕부진, 권태감	➡	보중익기탕	260p
	식욕부진, 두중감, 두통, 어지럼증	➡	반하백출천마탕	259p
	식욕부진, 정신불안, 불면, 억울감, 빈혈	➡	귀비탕	274p
	식욕부진, 정신불안, 불면, 억울감, 빈혈	➡	가미귀비탕	272p

기허	식욕부진, 빈혈, 냉증	➡	십전대보탕	222p
혈허	식욕부진, 빈혈, 냉증, 기침	➡	인삼양영탕	279p
수체	냉증, 어지럼증, 휘청거림, 설사, 부종	➡	진무탕	248p
신허	하반신탈력감, 냉증, 저림(특히 고령자)	➡	팔미지황환	250p
	하반신탈력감, 냉증, 저림, 부종(특히 고령자)	➡	우차신기환	232p

• 건중탕류 : 소건중탕, 황기건중탕
• 인삼탕류 : 인삼탕, 사군자탕, 육군자탕
• 삼기제 : 보중익기탕, 반하백출천마탕, 귀비탕, 가미귀비탕, 십전대보탕, 인삼양영탕
• 부자제 : 진무탕, 팔미지황환, 우차신기환

| 만성피로증후군

● 뚜렷한 질환이 없는데도, 만성적으로 느끼는 피로감

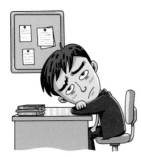

피로는 육체적 또는 정신적 노동이 생체에 지나친 부담을 주었을 때 생기며, 회복되기도 하고 축적되기도 한다. 대부분 과로, 수면부족, 정신적인 스트레스가 원인이며, 보통 24시간 주기로 휴식이나 수면을 취하고 나면 사라진다. 그러나 충분한 휴식을 취했는데도 피로가 풀리지 않는 경우가 있는데, 이런 상태가 지속되면 몸의 전반적인 생체기능이 저하된다. 또 각종 병에 걸리기 쉬울 뿐 아니라 일상생활에도 상당한 지장을 주는데, 이 상태를 만성피로증후군이라고 한다. 즉, 만성피로증후군이란 뚜렷한 질환이 없음에도 불구하고, 극심한 피로감이 6개월 이상 장기적으로 지속되는 것을 말한다.

● '기허'나 '신허' 등을 개선하는 한방약을 사용한다

만성피로증후군은 양방에서는 적절한 치료법이 없지만, 한방에서는 치료대상으로 보고 있다. 한방의 측면에서, 피로는 생체에너지인 '기'가 부

족한 '기허'로 파악한다. 전신에 영양을 공급하는 '혈'이 부족한 '혈허'를 동반하기도 한다. 또 '오장'의 '신'이 쇠한 '신허'에 의한 것도 있다.

'보중익기탕'은 기력이 부족하여, 식욕이 없고 항상 나른한 상태가 지속되는 '기허'의 상태를 개선하는 대표적인 한방약이다. 또 위장이 허약하여 소화가 잘 안되고 쉽게 피로를 느끼는 사람에게는 '소건중탕' 등 위장의 기능을 조절하는 약이 사용되기도 한다. 빈혈이나 어지럼증, 안색불량 등 '혈허'의 증상을 동반하는 경우에는 '십전대보탕'이나 '인삼양영탕' 등을 사용한다. 특히 몸이 냉하고, 부종이나 배뇨장애와 같은 '신허' 증상에는 '팔미지황환' 등을 사용한다. 물론 만성피로를 해소하기 위해서는 한방약을 복용하는 것뿐 아니라, 충분한 휴식과 수면을 취하고 영양을 보충하는 것 역시 중요하다.

● 더위먹음에는 '청서익기탕'이 효과가 있다

더위로 인해 체력이 소모되고 식욕이 없으며, 피로가 잘 회복되지 않는 증상이 계속되는 경우가 있다. 이른바 더위먹음이다. 이런 때에 사용하는 대표적인 한방약이 '청서익기탕'이다. 더위로 인한 식욕부진, 설사, 전신권태감, 여름탐 등에 효과가 있다. 그 외에 특별히 설사가 있을 때는 '오령산', '시령탕', '위령탕' 등이 이용되기도 한다.

■ 피로증후군

기허	식욕부진, 권태감	➡	보중익기탕	260p
	위장허약, 복통, 냉증, 수족화끈거림, 빈뇨, 복직근의 긴장	➡	소건중탕	204p
	다한증, 도한증, 복통, 복직근의 긴장	➡	황기건중탕	282p
기허·혈허	복통, 냉증, 혈색불량, 복직근의 긴장	➡	당귀건중탕	274p
	피부거침, 식욕부진, 빈혈, 냉증	➡	십전대보탕	222p
	피부거침, 식욕부진, 빈혈, 냉증, 기침	➡	인삼양영탕	279p

수체	냉증, 어지럼증, 휘청거림, 설사, 부종	➡	진무탕	248p
신허	하반신의 탈력감·냉증·저림(특히 고령자)	➡	팔미지황환	250p

▶ | 류마티스관절염

● 면역체계의 이상으로 생기는 병

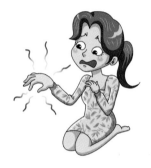

류마티스관절염은 손이나 발 등의 관절에 염증이 나타나는 만성염증성질환이다. 정확한 원인은 아직 밝혀지지 않았지만, 자가면역현상과 관련이 있는 것으로 알려져 있다. 자가면역이란 외부로부터 인체를 지키는 면역계의 이상으로, 오히려 자신의 인체를 공격하는 현상을 말한다. 신체적 혹은 정신적 스트레스를 받은 후 발병하기 쉽고, 20~40대의 여성에게 더 흔한 것으로 알려져 있다.

● '마황제', '부자제'가 유용하다

관절통증에는 '마황제'가 효과가 있다. 체력이 강하고 염증이 심한 경우에는 '월비가출탕'을 사용한다. 체력이 보통이고 관절의 염증이 별로 심하지 않은 경우는 '의이인탕', 염증이 그다지 심하지 않고 하반신에 냉증이 있는 경우는 '오적산'을 사용한다.

'부자제'도 관절통에 효과가 있다. 체력이 약하고 냉증으로 인해 위장이 약한 사람에게는 '계지가출부탕', 병력이 길고 '기허', '혈허'인 사람에게는 '대방풍탕'을 사용한다. 약해진 전신의 상태를 회복시킬 목적으로 사용되는 '보제'에는 '계지복령환', '당귀작약산', '보중익기탕', '십전대보탕', '가공부자' 등이 있다.

■ 류마티스관절염

허	관절통, 냉증, 위장허약	➡	계지가출부탕	168p
	슬관절통, 신경통	➡	대방풍탕	180p
중간	하반신 냉증, 냉증	➡	오적산	265p
실	관절의 심한 염증, 관절통	➡	월비가출탕	234p
	관절의 염증, 관절통, 부종	➡	의이인탕	238p

┃ 암치료로 인한 부작용

● 방사선치료나 항암제치료로 인한 부작용

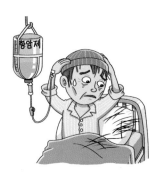

암치료법 중에서 방사선치료는 통증이 없고, 치료과정도 비교적 안전한 치료방법이다. 그러나 방사선을 조사받은 신체부위에 따라 여러 가지 부작용이 발생할 수 있다. 특히 항암제치료와 동시에 받는 경우에는 부작용이 더 심해질 수 있다. 항암제는 빠르게 분열하고 증식하는 암세포를 죽이는 작용을 하지만, 암세포뿐 아니라 정상세포를 공격하여 손상을 입히기도 한다. 이에 따른 부작용으로 백혈구와 혈소판이 감소하고 빈혈, 식욕부진, 오심, 구토, 탈모 등이 발생하기도 한다.

● 암치료 후의 부작용 경감이나 빠른 회복에

암치료에서 외과수술로 절제가 가능하거나 방사선요법이나 항암제요법이 효과가 크다고 판단되는 경우에는 서양의학적인 치료가 우선이다. 한방은 주로 수술 후의 회복을 돕거나, 방사선요법이나 항암제요법으로 인한 부작용을 경감하기 위한 수단으로 이용된다.

최근 개복수술 후의 장폐색증을 줄이는데 '대건중탕'의 효과가 주목을 받고 있다. '대건중탕'에는 수술 후의 빠른 회복이나 오심·구토 등의 소화기증상을 개선하는 효과도 있어서, 생활의 질QOL을 높이는 데 도움이 된다. 위절제수술 후의 소화기증상에는 '육군자탕'이 효과가 있다.

■ 암치료 부작용

증상	한방약	페이지
개복수술 후의 장폐색, 변통이상, 오심·구토	대건중탕	178p
위암 절제수술 후의 소화기증상	육군자탕	236p
시스플라틴 등에 의한 식욕부진	육군자탕	236p
이리노테칸 등에 의한 설사	반하사심탕	198p
항암제에 의한 구내염	반하사심탕, 황련탕	198p, 254p
옥살리플라틴에 의한 말초신경장애	우차신기환	232p
파클리탁셀에 의한 말초신경장애	작약감초탕	242p
유방암의 호르몬요법에 의한 갱년기양증상	계지복령환, 가미소요산	170p, 158p
체력저하, 면역력저하	보중익기탕, 십전대보탕, 인삼양영탕	260p, 222p, 279p

진료 가이드 라인 ■ 암환자의 소화기증상 완화

메스꺼움, 구토	생강

※ 일본동양의학회에서 발표한 진료가이드라인에 기재된 한방약

| 서양약의 부작용

● 항암제로 인한 부작용 대책

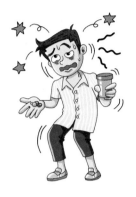

부작용이 없는 약은 없다. 약은 '양날의 칼'처럼 유용성과 위험성을 동시에 가지고 있다. 특히 항암제치료 시에 식욕부진, 전신권태감, 설사, 빈혈, 간기능장애 등 여러 가지 부작용이 나타날 수가 있다. 심한 경우에는 항암제의 부작용으로 인해 암치료를 계속하기 어려운 경우가 발생하기도 한다.

● 서양약으로 인한 부작용 대책

서양약을 사용함으로써 발생한 부작용은, 한방약을 병용함으로써 경감시킬 수 있다. 최근에 항암제의 부작용 대책뿐 아니라, 그 외의 서양약에 대한 부작용 대책으로 한방약을 활용한 사례가 많이 보고되고 있다.

■ 서양약의 부작용

C형만성간염의 인터페론+항바이러스제 병용요법에 의한 빈혈	➡ 십전대보탕 등	222p
항우울제 SSRI에 의한 메스꺼움	➡ 오령산 등	278p
향정신제에 의한 구갈	➡ 백호가인삼탕, 시령탕, 오령산 등	275p, 212p, 278p
진통 비스테로이드항염증제에 의한 소화기증상	➡ 육군자탕 등	236p
자궁근종·자궁내막증 치료의 Gn·RH 아날로그요법에 의한 갱년기양증상	➡ 계지복령환 등	170p

● '보중익기탕', '십전대보탕', '인삼양영탕' 등이 효과가 있다

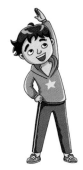

큰 병을 앓거나 대수술을 받은 후에, 인체의 기능이 떨어지고 몸이 수척해지는 경우가 많으며, 그로 인해 식욕부진, 만성설사, 연변 등이 일어나기 쉽다. 또 한방에서 말하는 '기허'나 '혈허'가 생겨서, 식욕부진이나 냉증, 권태감 등의 부조가 나타나기도 한다. 한방에서는 이런 경우에 위장의 작용을 활성화시켜주는 한방약을 사용하여 회복을 돕는다. 주로 이용되는 한방약은 '보중익기탕', '십전대보탕', '인삼양영탕' 등 '인삼'과 '황기'가 배합된 '삼기제'로 대표적인 '보제'이다. '보중익기탕'은 기력·체력이 소모되었을 때 제1선택약이며, 피로감, 식욕부진, 체력약화로 인한 도한이나 불면에 좋은 효과를 발휘한다. '십전대보탕'과 '인삼양영탕' 역시 피로권태감, 빈혈, 식욕부진, 수종냉증 등의 증상이 있는 사람에게 유용한 처방이다. 또 환자의 증상에 따라 고통을 제거하는 약을 사용함으로써 생활의 질 QOL 의 개선도 기대된다.

● '건중탕류', '삼기제', '인삼탕류' 등의 '보제'가 유용하다

'보제'란 체내를 순환하며 건강을 유지시키는 '기'나 '혈'의 부족을 보충하여, 몸의 움직임을 회복시키는 약제를 가리킨다. 대표적인 '보제'에는 '소건중탕', '황기건중탕' 등의 '건중탕류'와 '보중익기탕', '반하백출천마탕', '귀비탕', '가미귀비탕', '십전대보탕', '인삼양영탕' 등의 '삼기제'와 '인삼탕', '사군자탕', '육군자탕' 등의 '인삼탕류'가 있다.

이 중에서 '보중익기탕'은 '보제'의 왕으로 의왕탕醫王湯이라고도 하며, 체력 · 기력이 저하되었을 때 널리 이용된다.

■ 병후 체력저하

보기제, 보혈제	보중익기탕	➡	260p
	십전대보탕	➡	222p
	인삼탕	➡	280p
	인삼양영탕	➡	279p
	황기건중탕	➡	282p

제1 선택약

■ 기타

초기 고령자의 질환	팔미지황환	고령자의 건강	진무탕+인삼탕
소아의 허약체질	소건중탕	야제증	감맥대조탕
암진단 시	보중익기탕	항암제로 인한 설사	반하사심탕
숙취	오령산	피로	보중익기탕
여름탐	청서익기탕	투석 환자의 가려움	당귀음자
백내장	팔미지황환	익상편	월비가출탕
녹내장	조등산	후각 이상	시령탕

※ 제1선택약은 많은 사람에게 유효하며, 부작용도 적은 한방약

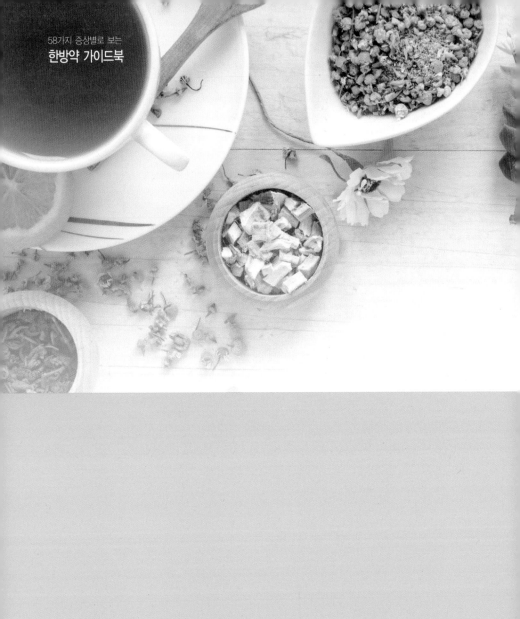

58가지 증상별로 보는
한방약 가이드북

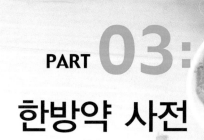

PART 03:

한방약 사전

CHAPTER 01

한방약이란?

한방약의 종류

● 여러 가지 천연생약을 조합하여 제조한다

한방약이란 한방치료에 이용되는 한방방제 처방 및 생약을 말한다. 생약 이란 천연의 식물, 동물, 광물 등을 특정한 방법으로 가공 · 조정한 약물을 말하며, 한방방제는 그 생약을 한방의 체계적인 배합을 기초로 조합한 것 이다. 예를 들면 '소청룡탕'은 '마황', '작약', '건강', '감초', '계피', '세신', '오미자', '반하' 등 8가지 생약을 정해진 비율에 따라 배합하여 제조한 것이다. 일반적으로 한방약이라 하면, 주로 한방방제를 가리킨다.

한방방제는 '어떤 생약을 어떤 비율로 조합하면, 어떤 사람의 어떤 증 상에 효과가 있을까?'라는 의문에서 시작되었으며, 오랜 역사 속에서 경 험적으로 확인되고 체계화되어 전해내려 온 인류의 지혜라 할 수 있다. 서 양약이 대부분 화학적으로 합성되어 특정 표적에 작용하는 것인데 비해, 한방약은 하나 하나가 다양한 작용을 가지며 이들이 서로 복합적으로 작 용하여 효과를 발휘한다.

● 탕제, 엑스제, 환제, 산제 등 여러 가지 형태가 있다

한방약은 원래 정해진 분량과 비율에 따라 배합된 생약을 달여서, 그 즙 을 마시는 탕약湯藥의 형태이다. 현재도 그렇게 이용하기도 하지만, 생약 을 달여서 마시는 것이 매우 번거롭기 때문에 간편한 엑스제 extract가 널리 이용되고 있다. 엑스제는 생약을 달인 즙을 마치 인스턴트커피처럼 과립상 등으로 만든 것이다.

엑스제는 일정한 품질이 유지되며, 무엇보다도 복용이 간편하고 휴대하기가 쉬운 것이 장점이다. 한편 탕제는 환자 개개인에게 맞춰 양을 가감할 수 있다는 장점이 있다. 한방약은 이외에도 환제가루로 만든 생약을 꿀 등을 섞어서 둥근 모양으로 만든 알약, 산제가루 형태의 한방약, 고제엿과 같은 형태로 만든 한방약, 연조제짜서 먹는 형태의 한방약 등 다양한 형태가 있다.

■ 탕제와 엑스제의 특징

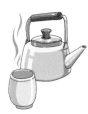

| 탕제
- 매일 달여야 하는 번거로움이 있다.
- 환자에게 맞추어 생약의 양을 가감할 수 있다.
- 달이는 방법에 따라 효과가 달라질 수 있다.

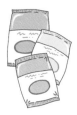

| 엑스제
- 휴대가 간편하고, 쉽게 복용할 수 있다.
- 성분을 조절할 수 없다.
- 일정한 품질의 약을 복용할 수 있다.

| 한방약 복용방법

● 공복 시에 먹는 것이 가장 효과적이다

한방약은 일반적으로 1일 3회 혹은 2회 복용한다. 서양약은 대부분 식후에 먹지만, 한방약은 통상 식전 혹은 식간에 먹는 것이 좋다. 여기서 식전이란 식사 30분~1시간 전, 식간은 식후 2~3시간 이후를 말한다. 한방약은 자연의 초근목피로부터 만든 음식물에 가까운 것이므로, 장에서 음식물과 함께 흡수되면 혈액 속으로 들어갈 확률이 낮아진다. 따라서 한방약은 공복에 먹는 것이 가장 효과가 좋다고 할 수 있다. 식전에 먹는 것을 잊어버렸을 때는 식후에 먹어도 상관은 없지만, 효과는 다소 떨어진다. 단, 공복에 한방약을 먹으면 위장의 상태가 나빠지는 사람은 식후에 먹어도 좋다.

● 엑스제도 따뜻하게 해서 먹는 것이 기본

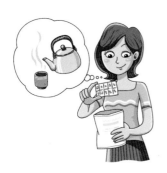

한방약은 원래 생약을 달인 액이므로, 따뜻하게 해서 먹는 것이 기본이다. 따라서 엑스제를 복용할 때도 더운 물에 녹여서 달인 약과 같은 형태로 만들어 먹는 것이, 본래의 효과를 가장 잘 발휘할 수 있는 복용방법이라 할 수 있다. 특히 냉증이 있는 사람이라면 따뜻하게 데워서 먹는 것을 권한다. 따뜻한 물에 녹여서 먹는 것이 어렵다면, 따뜻한 물로 먹는 것도 좋은 방법이다. 단 메스꺼움이나 출혈이 있을 때 복용하는 약은 생수로 먹기도 한다.

● 소아의 엑스제 복용량

한방약을 복용할 때, 소아는 성인에 비해 적은 양을 복용한다. 엑스제 한방약의 복용설명서를 보면, 성인의 용량은 통상 '1일 3회, 1회 1포 ○g를 식전 또는 식간에 복용한다'라고 기재되어 있다. 소아의 한방약 복용량은 이 성인의 복용량을 기준으로, 연령에 따라 결정하는 것이 일반적이다.

연령	한방약의 복용량
성인	1
15세 미만~7세 이상	2/3
7세 미만~2세 이상	1/3
2세 미만	1/4 이하

| 생약의 부작용에 주의

● '감초', '마황', '부자'의 부작용에 특히 주의한다

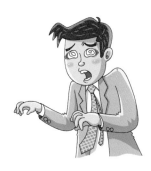

한방약은 생약으로 조제하지만, 간혹 부작용이 있을 수 있다. 특히 '감초', '마황', '부자' 등 부작용에 주의해야 한다. 비교적 사용빈도가 높은 '감초'의 성분에 의한 위알도스테론증으로 부종이나 혈압상승, 혈액 속의 칼륨저하 등의 증상이 일어날 수 있다. 방치하면 칼륨이 현저하게 저하하여 탈력감이나 수족의 근육경련 등이 나타나는 근병증 미오퍼시을 일으킬 수 있고, 심하면 심부전이나 병세가 엄중한 부정맥이 생길 위험성이 있다. 또 여러 개의 액스제를 병용하는 경우에도 감초의 총량에 주의해야 한다.

'마황'은 심장병이 있는 사람이나 고령자에게 혈압상승이나 부정맥을 유발할 수 있다. 따라서 '마황'이 포함된 한방약을 사용할 때는 특히 주의가 필요하다. 그 외에 '부자'는 '진범'이라는 식물의 덩이뿌리를 말린 것으로 혀·입술의 마비, 메스꺼움, 심계항진, 부정맥 등의 부작용이 나타날 수 있으므로 주의해야 한다.

■ 주요 생약의 부작용

생약	주요 부작용	대표적인 한방약
감초	• **위알도스테론증** : 저칼륨혈증, 혈압상승, 나트륨·체액의 저류, 부종, 체중증가 등의 위알도스테론증 증상이 나타나면 즉시 투여를 중지한다. • **근병증(미오퍼시)** : 저칼륨혈증으로 탈력감, 사지경련·마비 등의 근병증 증상이 나타나면 즉시 투여를 중지한다.	감초탕, 작약감초탕, 감맥대조탕, 소청룡탕, 인삼탕, 길경탕, 궁귀교애탕, 계지인삼탕, 황련탕, 배농산급탕, 구감초탕 (1일 2.5g 이상인 것)
마황	• **자율신경계증상** : 불면, 발한과다, 빈맥, 심계항진, 전신탈력감, 정신흥분 • **소화기증상** : 식욕부진, 위부불쾌감, 오심, 구토 • **비뇨기증상** : 배뇨장애	월비가출탕, 마황탕, 신비탕, 의이인탕, 마행감석탕, 마행의감탕, 마황부자세신탕, 갈근탕, 갈근탕가천궁신이, 소청룡탕, 갈근가출부탕, 계작지모탕, 방풍통성산, 오적산
부자	• **중독증상** : 심계항진, 열오름감, 혀마비, 오심	대방풍탕, 우차신기환, 마황부자세신탕, 계작지모탕, 당귀작약산가부자, 팔미지황환, 계지가출부탕, 진무탕, 계지가령출부탕, 갈근가출부탕
지황	• **소화기증상** : 식욕부진, 위부불쾌감, 설사	팔미지황환, 우차신기환
대황	• **소화기증상** : 식욕부진, 복통, 설사	대황감초탕, 도핵승기탕
망초	• **소화기증상** : 복통, 설사	대승기탕, 조위승기탕
산치자	• **소화기증상** : 식욕부진, 위부불쾌감, 오심, 구토, 설사	인진호탕, 황련해독탕
산조인	• **소화기증상** : 식욕부진, 복통, 설사	귀비탕, 산조인탕
석고	• **소화기증상** : 식욕부진, 위부불쾌감, 변비, 설사	월비가출탕, 백호가인삼탕
천궁	• **소화기증상** : 식욕부진, 위부불쾌감, 오심, 설사	사물탕, 여신산
당귀	• **소화기증상** : 식욕부진, 위부불쾌감, 오심, 설사	당귀작약산, 당귀건중탕
의이인	• **소화기증상** : 위부불쾌감, 설사	의이인탕, 마행의감탕
계피	• **과민증** : 발한, 발적, 두드러기	안중산, 계지복령환
인삼	• **과민증** : 발한, 두드러기	인삼탕, 보중익기탕

• '감초', '마황', '부자'의 부작용에는 특히 주의해야 한다.

● 간질성폐렴 등의 중대 부작용

극히 드물기는 하지만, 한방약의 부작용 중에서 가장 무서운 것이 간질성폐렴이다. 모르고 계속 복용하면 생명에 영향을 미칠 수도 있으므로, 한방약 복용 후 발열, 마른기침, 호흡기곤란 등의 증상이 나타나면 즉시 복용을 중단하고 간질성폐렴이 아닌가 확인해볼 필요가 있다.

또 한방약을 장기간 복용한 사람 중에는 장간막정맥경화증이 나타났다는 보고가 있다. 이 증상은 '치자'라는 생약을 포함한 한방약에서 나타나는데, 대장벽에서 장간막정맥의 혈류가 나빠져서 복통, 설사, 변비, 복부 팽만감 등을 반복적으로 일으킨다. 장기간 복용하는 사람은 이런 증상에도 주의해야 한다. 드물게 한방약에 의한 간기능장애, 황달 등의 부작용이 보고되고 있으므로, 혈액검사가 필요한 경우도 있다.

● 한방약 복용상의 주의점

한방약을 먹기 시작하면, 약이 효과를 발휘하는 과정에서 사람에 따라서는 일시적으로 상태가 나빠지는 경우가 있는데, 이것을 명현 瞑眩이라고 한다. 주요 증상은 일시적인 복통, 설사, 어지럼증, 두통 등이며, 부작용과 혼동하기 쉬운 것도 있다. 이때에는 '이 약은 내게 맞지 않다'라고 결론을 내리지 말고 전문가와 상의해보는 것이 좋다. 한편 한방약을 먹고 나서, 치료를 목적으로 한 이외의 증상이 없어지거나 몸상태가 좋아지는 느낌이 있으면, 그 약은 맞는 것이라 생각해도 좋다.

한방약은 같은 병이거나 비슷한 증상일지라도 '증'이 다르면 처방이 달라진다. 자신이 먹어서 효과가 있다고 하더라도, 다른 사람에게도 효과가 있다고는 볼 수 없다. 따라서 내가 처방 받은 약을 다른 사람에게 주거나, 다른 사람이 처방 받은 약을 받아먹는 것은 금물이다.

■ 탕약 만드는 방법

한방약을 탕약으로 만들어 먹을 때는, 매일 하루 분을 달여서 그날 복용하는 것이 기본이다. 탕약을 달이는 방법은 일반적으로 다음과 같다.

먼저 도자기주전자나 유리로 된 포트에 하루 분의 생약과 물 600ml를 넣고, 처음에는 센 불로 달여서 한 차례 끓인 후 약한 불로 서서히 달인다. 수분이 지나치게 증발되지 않도록 하며, 달이는 시간은 대개 2시간 정도가 적당하다. 달인 후에는 베보자기로 싸서 양손으로 짜거나, 눈이 촘촘한 체로 걸러서 약액을 추출한다. 이것을 식혀서 냉장고에 넣었다가 마실 때, 전자레인지 등으로 데워서 하루에 2~3회 나누어 마신다. 생약을 달일 때는 철제주전자나 냄비는 사용하지 않는 것이 좋다. 철제주전자나 냄비의 철성분이 약에 포함되어 있는 탄닌 등과 결합하여, 약의 흡수가 나빠지는 수가 있기 때문이다. 한방약 전용약탕기 등도 시판되므로, 이런 것을 이용하는 것도 좋다.

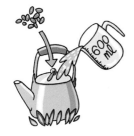

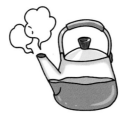

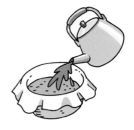

❶ 1일분의 생약과 물 600ml를 도자기주전자나 내열성 유리포트에 넣는다.

❷ 센 불로 얼마동안 달인 후, 약한 불로 서서히 달인다. 시간은 2시간 정도가 좋다.

❸ 끓인 후 식혀서, 베보자기나 체로 약액을 거른다.

● 한방약의 오해와 진실

■ 질병치료에는 한방약보다 양약이 우수하다

한방약과 양약을 단순비교하는 것보다 각각의 특성과 장단점에 따라, 서로 부족한 부분을 상호보완하여 치료에 사용하는 것이 효과적이다. 양약은 빠른 시일 내에 치료효과가 나타나므로 급성질환, 바이러스 및 세균성질환, 일과성 통증 등에 효과적이다. 이에 비해 한방약은 여러 가지 생약을 혼합하여 제조하므로 양약보다는 비교적 효과가 더디게 나타나지만, 각각의 생약성분이 우리 몸에 보다 다양하고 복합적으로 작용한다. 즉, 면역력을 높여 질병을 예방하고 체질을 강화시키는데 효과적이며, 꾸준한 치료를 필요로 하는 만성 및 면역계질환의 치료에 적합한 약이다.

■ 한방약을 복용하면 간에 부작용이 생긴다

한국한의학연구원과 10개 한의대부속병원의 임상연구에 의하면, 장기간 한방약을 복용한 환자 중에서 0.6%에게서만 간손상이 확인된 것으로 밝혀졌다. 따라서 이런 오해가 생긴 원인으로는 안정성이 검증되지 않는 약재를 사용하거나 비전문가에 의한 잘못된 복용 및 남용 때문으로 여겨진다. 정상적인 방법으로 처방을 받아서 복용한다면 전혀 문제가 되지 않는다.

■ 한방약과 양약을 함께 복용하면 안된다

한방약과 양약은 모두 안전성을 검증 받았기 때문에, 함께 복용하더라도 큰 문제가 없는 경우가 대부분이다. 일본에서는 양의사에 의한 한방약 처방이 증가하고 있는 추세이며, 우리나라에서도 항암치료에 한방약과 양약을 함께 사용하는 양한방협진이 꾸준히 연구되고 있다.

■ 인삼이나 홍삼은 누구에게나 좋다

인삼이나 홍삼은 인체에 에너지 즉, 힘을 주는 약재로 가장 우수한 '보기제補氣劑'로 꼽는다. 그러나 열성이 강한 편이라 열이 많은 사람, 혈압이 높은 사람, 평소 허약하지 않은 체질이거나 피부와 입안의 점막이 건조한 사람 등은 주의해서 복용해야 한다. 인삼이나 홍삼은 식품이 아닌 약품이므로, 전문가의 조언에 따라 복용하는 것이 원칙이다. 또 인삼 한 가지 약재만을 3개월 이상 장기복용하지 않는 것이 좋다.

■ 한방약은 건강보험이 안된다

현재 우리나라에는 일반 탕제와 미용목적의 한방약은 건강보험 적용이 되지 않는다. 대신 감기 및 호흡기질환, 소화기질환, 퇴행성근골격질환 등의 연조제 및 산제 제형의 56종의 혼합엑스산제는 한방약 보험적용이 가능하다. 한의원에서 이들 보험한방약을 처방 받을 경우, 30%만 본인이 부담하면 된다.

부인과질환에 잘 듣는 한방약

가미소요산 加味逍遙散

• 출전 「만병회춘」 (16세기)

부인과 3대 처방약 중 하나. 부정수소, 월경불순 등 여성 특유의 질환에 사용된다. 중년 여성의 갱년기장애에도 많이 사용된다.

■ 약제의 구성

기본성분	당귀	백출	시호	산치자	생강	작약	복령	목단피	감초	박하	10종
분량(g)	3	3	3	2	1	3	3	2	1.5	1	22.5

■ 한방의 관점

| 허실 | **허** | 중간 | 실 |

| 음양 | 음 | **양** |

| 기혈수 | 기허 | **기체** | 혈허 | **어혈** | 수체 |

| 오장 | **간의 실조** |

■ 이런 사람에게

- 비교적 허약한 여성
- 갱년기장애
- 피로, 정신불안, 불면, 초조감
- 어깨결림, 두통, 어지럼증, 화끈거림, 발한
- 흉협고만

■ 이런 증상에

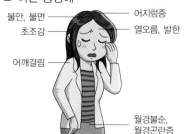

불안, 불면
초조감
어깨결림
어지럼증
열오름, 발한
월경불순, 월경곤란증

■ 적용 질환 · 증상

소화기	위무력증, 위하수증, 위확장증, 과민성대장증후군, 만성위염, 변비
부인과	부정수소, 갱년기장애, 월경불순, 월경곤란증
피부과	습진, 아토피피부염
정신신경	불면증, 신경증, 불안장애
기타	허약체질, 냉증

● 갱년기장애 등 여성 질환에 사용되는 대표적인 한방약

'가미소요산'은 '계지복령환', '당귀작약산'과 함께 산부인과의 3대 한방약 중 하나로 월경이상이나 갱년기장애 등, 여성 특유의 증상에 많이 이용된다. 체력이 약한 사람의 어깨결림, 어지럼증, 두통 등에 사용되며, 이외에도 열오름이나 발한, 초조감, 불안감 등 부정수소 不定愁訴라 불리는 다양한 심신의 부조에 널리 사용된다.

'가미소요산'이란 이름에서 소요 逍遙란 여기저기를 산책한다는 의미인데, 여기저기 옮겨 다니는 증상에 효과가 있기 때문에 붙여진 것이다. 산부인과의 3대 한방약은 모두 어혈을 제거하는 약이며, '가미소요산'은 '기역'에서 오는 신경흥분이나 '기체'에서 오는 억울증상에도 효과가 있다.

● 현대인의 스트레스로 인한 심리증상에 사용

현대인들은 스트레스로 인한 두통이나 어지럼증, 불안, 불면 등의 증상으로 고민하는 경우가 많다. '가미소요산'은 이러한 심신의 부조에도 효과가 있다. 스트레스로 인해, 아토피피부염 증상이 악화되는 경우에도 유용하다. '소요산'에 청열, 지혈작용이 있는 '목단피'와 '산치자'를 더한 처방이다.

■ 유의점

• 위장이 현저하게 약한 사람에게는, 식욕부진이나 설사 등의 소화기증상이 나타나기도 한다.
• '소요산'과 '가미소요산'의 사용구분은, 열오름감이 있는지에 따라 선택한다. 안면홍조, 감기, 두중감 등이 있으면 '가미소요산'을 쓴다.

■ 제품 소개

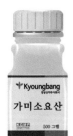

• **제품명** : 가미소요산
• **제형** : 과립
• **제조사** : 경방신약(한국)

제품명	제 형	제조사
미소정(가미소요산엑스정)	정제	동의제약
신화가미소요산엑스과립	과립	신화제약
한솔가미소요산	산제	한솔신약

호흡기질환에 잘 듣는 한방약

갈근탕 葛根湯

- 출전 「상한론」·「금궤요략」 (3세기)

일반적으로 초기 감기에 널리 사용되는 한방약이다. 감기 외에도 뒷목 뻣뻣함, 어깨결림, 상반신 신경통 등에도 많이 사용된다.

■ 약제의 구성

기본성분	갈근	마황	생강	대조	계피	작약	감초	7종
분량(g)	6	4	1	2	3	3	2	21

■ 한방의 관점

| 허실 | 허 | 중간 | 실 |

| 음양 | 음 | 양 |

■ 이런 사람에게

- 비교적 체력이 강한 사람
- 감기로 인한 오한, 발열, 두통, 목결림, 등결림이 있으나, 땀은 흘리지 않음
- 국소의 통증, 종창, 발적 등
- 피부발적, 종창, 심한 가려움증

■ 이런 증상에

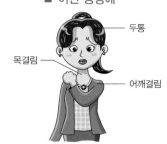

두통

목결림

어깨결림

■ 적용 질환 · 증상

호흡기	감기, 기관지염
피부과	두드러기, 습진
운동 · 신경	어깨결림, 오십견, 상반신신경통, 편두통
이비인후과	편도선염, 유선염, 임파선염, 이하선염, 중이염, 축농증
기타	결막염, 각막염

● 초기감기에 널리 사용되는 한방약

'갈근탕'은 가장 널리 알려진 한방 감기약이다. 또 열성질환이나 상반신 특히 목 윗부분에 염증이나 통증이 있는 질환에 많이 사용한다. 체력이 있고 소화력이 좋은 '실증'인 사람에게 맞는 약으로, 특히 감기 초기의 두통, 발열, 목줄기와 어

깨결림, 한기는 있지만 땀이 나지 않는 경우에 효과가 있다. '갈근탕'은 발한을 촉진시킴으로써, 열을 내려 감기를 치료한다. 기본적으로 급성기에 사용되는 약으로, 발병하고 1~2일 후에 사용한다. 또 '갈근탕'은 감기에 국한되지 않고 중이염, 편도염, 유선염 등 염증으로 인해 열이 나는 급성병의 초기에도 널리 사용된다.

● 만성두통이나 어깨결림에도 사용된다

'갈근탕'은 발열이 없더라도, 긴장하여 목이나 등이 뻣뻣할 때에도 사용된다. 또 만성두통 중에서도 긴장형 만성두통이나 어깨결림을 치료하는데도 많이 처방되는 약으로, 몸을 따뜻하게 하여 이들 증상을 완화시킨다. 주약인 '갈근'에는 발한, 해열작용이 있어서, 등줄기 근육의 긴장을 완화시킨다.

■ 유의점
- '마황'의 부작용으로 인해 불면, 빈맥, 심계항진, 혈압상승 등을 일으킬 수 있기 때문에, 심장병이 있는 사람이나 고령자는 복용 시 주의가 필요하다.
- 항염증제, 항히스타민제 등과 병용할 때는, 30~60분 간격을 두고 복용한다.

■ 제품 소개

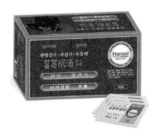

- **제품명** : 한솔갈근탕
- **제형** : 과립
- **제조사** : 한솔신약(한국)

제품명	제 형	제조사
갈미정(갈근탕가오미엑스정)	정제	한풍제약
갈백산(갈근탕)	산제	한국신약
감모원과립(갈근탕엑스과립)	과립	동의제약

감맥대조탕 甘麥大棗湯

- 출전 「금궤요략」 (3세기)

  진정작용이 우수한 한방약으로, 소아의 야제증이나 경기에 많이 사용된다. 약이 달아서 소아가 먹기에도 좋다. 여성의 신경증, 불면증에도 사용된다.

■ 약제의 구성

기본성분	감초	대조	소맥	3종
분량(g)	5	6	20	31

■ 한방의 관점

| 허실 | 허 | 중간 | 실 |

| 음양 | 음 | 양 |

| 기혈수 | 기체 |

| 오장 | 심의 실조 |

■ 이런 사람에게

- 비교적 체력이 저하된 사람
- 신경과민, 흥분, 불안, 불면, 경기
- 복직근의 경직이 심하다.
- 야제증, 야경증이 있는 소아

■ 이런 증상에

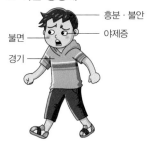

흥분 · 불안
야제증
불면
경기

■ 적용 질환 · 증상

부인과	갱년기장애
정신신경	신경증, 불면증, 우울증, 히스테리, 간질
소아과	야제증, 경기

● 심신의 흥분을 진정시켜 불안한 상태를 개선한다

'감맥대조탕'은 「금궤요략」에 "부인이 히스테리로 울거나 웃거나 하고, 귀신에게 홀린 것처럼 되어 빈번히 선하품을 하는 경우에 사용한다"라고 나와 있다. 즉, 정신 안정작용을 하는 처방이다. 한방에서는 '오장'의 '심'에, 의식을 유지하고 정신을 안정시키는 작용이 있다고 본다. 그리고 이런 기능이 약해지게 되면,

초조감이나 불안감이 나타난다고 생각한다. '감맥대조탕'은 이런 '심'이 실조상
태일 때 사용되는 처방이다. 복직근의 긴장이나 근육의 경련, 선하품 등이 있는
사람에게도 좋다.

● 여성의 정신불안이나 소아의 야제증이나 경기에

　'감맥대조탕'은 여성에게 많이 사용되는 약으로 신경증, 불면증, 우울증, 갱
년기장애, 자율신경실조증 등에 처방되는 경우가 많다. 흥분, 불면, 불안, 혹은
비관적인 언동 등이 처방의 기준이다. 또 소아의 야제증이나 경기에도 사용된
다. 단맛이 있어서, 소아들도 먹기 좋은 약이다. '감초'와 '소맥'은 불면, 다몽,
놀람, 초조감 등의 흥분상태를 진정시키고, '대조'와 '감초'는 위장의 작용을 도
와준다. 특히 '소맥'은 찬 성질이어서 '심'의 열을 내려줌으로써 심신을 안정시
키는 작용이 우수하다.

■ 유의점
- '감초'의 부작용으로 부종이나 혈압상승 등을 일으킬 수 있다. 위알도스테론증, 근
  육장애, 저칼륨혈증이 있는 사람은 사용해서는 안된다.
- 혈압상승, 얼굴이나 손발이 부음, 손이 뻣뻣함, 손발저림 등의 증상이 나타나면, 즉
  시 복용을 중지하고 전문가와 상담한다.
- 소맥 알레르기가 있는 사람은 주의를 요한다.

■ 제품 소개

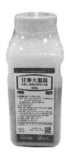

- **제품명** : 감맥대조탕
- **제형** : 과립
- **제조사** : 한국신텍스제약(한국)

제품명	제 형	제조사
가메레온과립(감맥대조탕)	과립	한풍제약
정우감맥대조탕엑스과립	과립	정우신약
인스팜감맥대조탕엑스과립	과립	한국인스팜

정신신경질환에 잘 듣는 한방약

계지가용골모려탕 桂枝加龍骨牡蠣湯

- 출전「금궤요략」(3세기)

  흥분을 잘하고 정신이 불안한 사람을, 차분하게 만드는데 사용한다. 또 허약한 아이들의 야제증이나 야뇨증에도 많이 사용한다.

■ 약제의 구성

기본성분	계피	작약	대조	생강	감초	용골	모려	7종
분량(g)	3	3	3	1	2	2	3	17

■ 한방의 관점

| 허실 | 허 | 중간 | 실 |

| 음양 | 음 | 양 |

| 기혈수 | 기역 |

■ 이런 사람에게

- 비교적 허약한 여성
- 갱년기장애
- 피로, 정신불안, 불면, 초조감
- 어깨결림, 두통, 어지럼증, 화끈거림, 발한
- 흉협고만

■ 이런 증상에

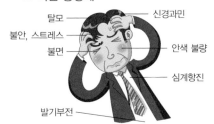

탈모
신경과민
불안, 스트레스
불면
안색 불량
심계항진
발기부전

■ 적용 질환 · 증상

소화기	과민성대장증후군
신 · 비뇨기	발기부전
정신신경	신경증, 불면증, 우울증, 유정
소아과	허약한 소아의 체질개선, 야뇨증, 야제증
기타	안정피로

● 불안감이나 초조감, 소아의 야제증이나 야뇨증에

스트레스 혹은 신경과민으로 인한 불면, 초조, 불안, 열오름, 심계항진, 호흡장애 등을 개선하는 한방약이다. 신경증이나 스트레스와 같은 정신적 불안을 일으키기 쉬운 남성의 성기능저하에 효과가 있다. 예로부터 몽정, 몽교에 많이 사용되었다. 또 신경흥분에 의한 소아의 야제증夜啼症이나 야뇨증 등에도 사용된다. 밤에 깊은 잠을 자지 못하거나, 꿈을 자주 꾸는 증상에도 사용된다. 한방에서 말하는 '기역'을 개선하는 처방 중 하나로, 복직근에 긴장이 있고 비교적 체질이 허약한 사람에게 적합한 약이다.

● 기력을 높여서 정신을 온화하게 한다

'계지가용골모려탕'은 그 이름에서 알 수 있는 것처럼 '계지탕'이 기본이며, 여기에 진정작용이 있어 기분을 차분하게 해주는 '용골 포유동물의 화석'과 '모려'를 더한 처방이다. '계피'에는 발한·발산작용으로 열오름을 진정시키는 작용이 있고, '대조'에는 자양·강장작용과 정신을 안정시키는 작용이 있다. '작약'은 혈행을 원활하게 하여 통증을 완화시키고, '생강'은 몸을 따뜻하게 한다. 이들이 함께 작용하여 불안과 흥분을 진정시키고 기력을 높임으로서, 정신을 차분하게 안정시킨다.

■ 유의점
• '감초'의 부작용으로 부종이나 혈압상승 등을 일으킬 수 있다. 위알도스테론증, 근육장애, 저칼륨혈증이 있는 사람은 사용해서는 안된다.
• 식욕부진, 오심, 구토, 복통, 설사 등의 증상이 나타나면, 즉시 복용을 중지하고 전문가와 상담한다.

■ 제품 소개

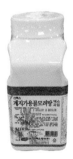

• **제품명** : 계지가용골모려탕
• **제형** : 과립
• **제조사** : 한국신텍스제약(한국)

제품명	제 · 형	제조사
경방계지가용골모려탕엑스과립	과립	경방신약
계모과립(계지가용골모려탕)	과립	한풍제약
계용탕과립 (계지가용골모려탕건조엑스)	과립	제일약품

계지가작약탕 桂枝加芍藥湯

- 출전 「상한론」 (3세기)

  주로 장에 증상이 발생하였을 때 많이 사용되는 약이다. 복부가 팽창하여 통증을 느끼거나, 만성변비가 있어서 배변이 시원하지 않는 사람 등에 사용된다.

■ 약제의 구성

기본성분	계피	대조	생강	작약	감초	5종
분량(g)	3	3	1	6	2	15

■ 한방의 관점

| 허실 | 허 | 중간 | 실 |

| 음양 | 음 | 양 |

| 기혈수 | 기허 | 혈허 |

■ 이런 사람에게

- 체력이 저하된 사람
- 복부팽만감이 있고, 복통이 있다.
- 변의는 있지만, 쾌변이 나오지 않는 설사 혹은 변비
- 냉증, 수족냉증

■ 이런 증상에

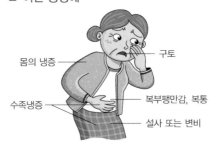

몸의 냉증
수족냉증
구토
복부팽만감, 복통
설사 또는 변비

■ 적용 질환 · 증상

소화기	대장염, 과민성대장증후군, 급성 · 만성장염, 만성충수염, 상습성변비, 궤양성 대장염, 크론병, 개복수술 후의 장통과장애

● 과민성대장증후군의 대표적인 처방

중국 한대의 의학서 「상한론」 〈태양중편〉에 실려 있는 한방약이다. 허약체질이고 평소에 위장이 약하며, 냉증이 있는 사람의 설사나 변비 등에 사용되는 약이다. 또 복부팽만감이 있고, 배가 무지근하며, 설사 또는 변비가 있는 사람에게 유용하며 특히 과민성대장증후군에 사용되는 대표적인 한방약이다.

'계지가작약탕'의 구성 생약은 '계지탕'과 같지만, 이름에서 알 수 있듯이 '작약'의 양을 배로 증가시켜, 진정·진통작용과 경련을 멈추는 효과를 높인 처방이다. '계지'나 '생강'에는 혈행을 좋게 하여 몸을 따뜻하게 하는 작용이 있고, '대조'와 '감초'에는 '작약'과 함께 긴장을 풀어 통증을 완화시키는 작용이 있다. 이들이 서로 작용하여 '장腸'의 과잉한 연동운동이나 긴장을 억제하여 과민성대장증후군을 개선시킨다.

● '대황'을 사용하기 어려운 고령자나 임신 중의 변비에도

'계지가작약탕'은 '대황'을 포함하지 않는 변비약으로, 소장의 기능이 떨어져서 발생하는 증상에 주로 사용된다. 설사와 변비가 교대되며, 배가 차면 증상이 심해지는 경우에 효과가 있다. 특히 '대황'의 자극이 문제가 되는 고령자나 임신 중인 여성의 변비에도 처방할 수 있다. 또 복부팽만감이나 빈번한 변의가 있음에도 불구하고, 복부가 묵직하고 변이 조금밖에 나오지 않는 증상에도 효과가 있다. 개복수술 후의 복부팽만감이나 변통이상에도 사용된다. 또 장관의 말단인 항문에 발생하는 치핵의 통증에 효과가 뛰어나다.

■ 유의점
- 몸을 차지 않게 관리한다.
- 위장에 부담이 가지 않는 식사를 섭취한다.
- 혈압상승, 얼굴이나 손발이 부음, 손이 뻣뻣함, 손발저림 등의 증상이 나타나면, 즉시 복용을 중지하고 전문가와 상담한다.

■ 제품 소개

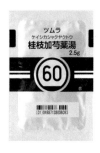

- **제품명** : 계지가작약탕
- **제형** : 과립
- **제조사** : 쯔무라(일본)

제품명	제 형	제조사
아이월드계지가작약탕엑스과립	과립	아이월드제약
크라시에계지가작약탕엑스세립	산제	콜마파마
한신계지가작약탕엑스과립	과립	한국신약

운동 · 신경질환에 잘 듣는 한방약

계지가출부탕 桂枝加朮附湯

- 출전 「방기」 (18세기)

  냉증으로 위장이 허약한 사람의 신경통, 근육통, 요통, 슬관절통 등에 많이 사용된다. 또 류마티스관절염의 통증에도 사용된다.

■ 약제의 구성

기본성분	계피	작약	대조	생강	감초	백출	포부자	7종
분량(g)	4	4	4	1	2	4	0.5	19.5

■ 한방의 관점

| 허실 | 허 | 중간 | 실 |

| 음양 | 음 | 양 |

| 기혈수 | 수체 |

■ 이런 사람에게

- 비교적 체력이 저하된 사람
- 냉증으로 위장이 약하다.
- 수족관절통(특히 추위에 심함) · 종창 · 근육통
- 도한이 나지만, 소변량이 적다.

■ 이런 증상에

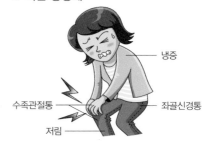

냉증

수족관절통

좌골신경통

저림

■ 적용 질환 · 증상

대사 · 내분비	당뇨병신경장애
운동 · 신경	관절통, 근육통, 신경통, 요통, 변형성슬관절증, 뇌혈관장애후유증, 편두통
교원병	류마티스관절염

● 냉증이 있는 사람의 요통, 관절통, 신경통 등에

'계지가출부탕'은 체력이 약하고 냉증이 있으며, 소화기능이 좋지 않은 사람에게 적합하다. 관절이 붓고 아프면서 땀은 잘 나는데 소변이 잘 나오지 않는 경우, 관절이 부어서 아프고 구부렸다 펴기가 힘든 경우에 사용한다. 또 어깨결림, 변형성슬관절증 등의 관절통이나 신경통, 요통 등 관절통증으로 인해 관절을 움직이기 어려운 경우에도 사용한다. 이 약에 배합된 '부자'에는 몸을 따뜻하게 하여 통증을 잡는 작용이 있어, 몸이 냉하고 통증이 심한 사람에게 효과가 있다. 대상포진 후의 신경통에 증을 고려하지 않고 사용한 결과, 통증이 현저하게 개선되었다는 보고도 있다. 양방의 진통제나 소염제를 부작용 때문에 사용하지 못하는 경우에도 사용할 수 있다.

● 류마티스관절염의 통증개선에 사용된다

'계지탕'에 '부자'를 더하면 '계지가부자탕'이 되는데, 여기에 '백출'을 더한 것이 '계지가출부탕'이다. '양'을 보하여 몸을 따뜻하게 하는 '부자'와 습기를 제거하고 '이수' 작용을 도와주는 '백출'을 더한 처방이다. 통증개선을 목적으로 하는 류마티스관절염에도 사용된다. 류마티스관절염은 서양의학적인 치료가 중심이며, 이 약을 병용함으로써 진통소염제나 스테로이드제의 사용량을 줄이거나, 부작용을 경감시킬 수 있는 장점이 있다.

■ 유의점
- 체력이 강한 사람, 더위를 몹시 타는 사람에게는 적합하지 않다. 심계항진, 열오름, 허저림 등 '부자'의 부작용에 주의해야 한다.
- 혈압상승, 얼굴이나 손발이 부음, 손이 뻣뻣함, 손발저림 등의 증상이 나타나면, 즉시 복용을 중지하고 전문가와 상담한다.

■ 제품 소개

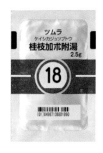

- **제품명** : 계지가출부탕
- **제형** : 과립
- **제조사** : 쯔무라(일본)

제품명	제 형	제조사
신텍스계지가출부탕엑스과립	과립	한국신텍스제약
정우계지가출부탕엑스과립	과립	정우신약
한신계지가출부탕엑기스과립	과립	한국신약

계지복령환 桂枝茯苓丸

• 출전 「금궤요략」 (3세기)

부인과의 3대 처방약 중 하나이다. 부정수소, 혈행장애 등의 원인으로 일어나는 월경이상이나 자궁내막염, 갱년기장애 등에 많이 사용된다.

■ 약제의 구성

기본성분	계피	복령	목단피	도인	작약	5종
분량(g)	4	4	4	4	4	20

■ 한방의 관점

| 허실 | 허 | 중간 | 실 |

| 음양 | 음 | 양 |

| 기혈수 | 기역 | 어혈 |

■ 이런 사람에게

- 체력이 보통인 사람
- 열오름에 의한 홍조, 하복부의 압통
- 어혈로 인한 증상(두통, 어깨결림, 어지럼증, 열오름, 냉증)
- 월경이상, 자궁내막염

■ 이런 증상에

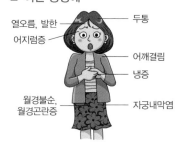

열오름, 발한 / 어지럼증 — 두통
— 어깨결림
— 냉증
월경불순, 월경곤란증 — 자궁내막염

■ 적용 질환 · 증상

소화기	만성간염, 치질환
순환기	고혈압, 하지정맥류
운동 · 신경	어깨결림, 근육통, 요통, 타박증
부인과	월경곤란증, 월경불순, 월경통, 자궁내막염, 자궁근종, 난소기능부전, 불임증, 성기출혈, 갱년기장애, 대하, 유선염, 냉증
피부과	습진, 두드러기, 아토피피부염, 기미, 검버섯, 여드름, 동상, 피하출혈
신 · 비뇨기	전립선염, 고환염
기타	안저출혈, 외상후 내출혈, 복막염

● 어혈을 개선하는 산부인과의 대표적인 한방약

'계지복령환'은 중국 한나라의 의서 「금궤요략」〈부인임신편〉에 나오는 '어혈'을 개선하는 '구어혈제驅瘀血劑'의 대표적인 약이다. 또 산부인과에서 사용되는 3대 한방약 중 하나이다. 체력이 보통이고, 열오름증으로 얼굴은 붉지만, 발이 냉하고 하복부에 팽만감이 있는 사람에게 적합한 약이다. 월경불순, 월경곤란증, 자궁내막염, 여성갱년기장애 등에 사용된다. 두통, 어깨결림, 어지럼증, 신경통 등에도 많이 처방된다. 또 여드름이나 검은 기미, 검버섯을 비롯하여 습진, 피부염, 동상 등 피부 트러블에도 사용된다.

● 혈행장애와 관련이 있는 증상에 처방된다

현대인의 생활습관병인 혈행장애는 한방의 '어혈'에 해당한다. '계지복령환'은 혈행장애와 관련된 질병에도 폭넓게 사용된다. '목단피', '작약', '도인'은 모두 혈관을 확장시켜 혈종血腫을 분해 · 흡수하여 혈행을 개선하며, 온열성을 가진 '계지'는 이를 돕는 역할을 한다. '복령'은 조직의 수분을 흡수하여 부종을 경감하고, 체내의 독소를 소변으로 배출한다.

■ 유의점
- 많이 사용되는 약이지만, 체력이 저하한 사람에게는 위장장애를 일으킬 수 있다.
- 발열, 가려움증, 발진, 피부나 눈의 흰자위가 노랗게 되는 증상 등이 나타나면, 즉시 복용을 중지하고 전문가와 상담한다.

■ 제품 소개

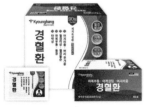

- **제품명** : 경혈환(계지복령환)
- **제형** : 환제
- **제조사** : 경방신약(한국)

제품명	제 형	제조사
계리단환(계지복령환)	환제	한풍제약
계미령에스환(계지복령환)	환제	정우신약
신텍스계지복령환가대황엑스과립	과립	한국신텍스제약

계지인삼탕 桂枝人蔘湯

• 출전 「상한론」 (3세기)

'한증'을 개선하는 효과가 뛰어나다. 위장이 약하고 배가 냉하면 복통이나 설사가 나기 쉬우며, 이런 증상이 좀처럼 낫지 않는 사람에게 효과가 있다. 편두통 등에도 사용된다.

■ 약제의 구성

기본성분	계피	인삼	백출	감초	건강	5종
분량(g)	4	3	3	3	2	15

■ 한방의 관점

| 허실 | 허 | 중간 | 실 |

| 음양 | 음 | 양 |

| 기혈수 | 기허 | 기역 | 수체 |

| 오장 | 비허 |

■ 이런 사람에게

- 비교적 체력이 저하된 사람
- 안색이 나쁘고, 몸이 냉하고, 열오름감이 있다.
- 식욕부진, 오심·구토, 위부정체감, 설사
- 두통, 어지럼증, 두중감

■ 이런 증상에

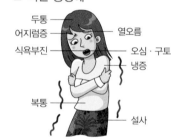

두통
어지럼증
식욕부진
열오름
오심·구토
냉증
복통
설사

■ 적용 질환·증상

소화기	급성·만성위염, 위무력증, 위산과다, 위·십이지장궤양, 급성·만성장염, 급성·만성설사
신·비뇨기	만성신염
기타	수술 후 체력저하

● 냉증인 사람의 만성적인 위장 부조에 좋다

'계지인삼탕'은 체력이 허약하고 냉증으로 안색이 나쁘며, 위장이 약한 사람에게 잘 맞는 한방약이다. 장기간 상복부에 통증을 느끼고 식욕이 부진하며, 소화불량이 있거나 설사를 잘하는 등 만성위장염이나 위무력증에 많이 처방된다.

한방진료에서 복력이 약해서 위장 주위를 가볍게 치면 꾸룩꾸룩하는 소리가 나며, 명치가 치받히는 느낌이 있는 사람에게 처방된다.

'계지인삼탕'은 배를 따뜻하게 하여 위장의 동작을 조절한다. 따라서 배를 차갑게 하면 설사가 잘 나는 사람에게 효과가 있다. 허약체질인 사람의 설사를 동반하는 감기, 발열 등에도 사용된다.

● 위장장애를 동반하는 두통이나 심계항진에도 사용된다

'인삼탕'에 '계피'를 더한 처방이다. '인삼탕'은 위장이 차고 허약한 것을 개선해주며, '계피'는 발한, 해열, 진통, 항균작용이 있어 감기증상을 치료해준다.

'백출'은 위의 '수체'를 개선하여 소화기능을 항진시킴으로써, 명치부의 저항이나 통증을 제거한다. '건강'과 '감초'는 몸을 따뜻하게 하여 설사를 멎게 한다.

'계지인삼탕'은 위장이 약한 사람의 두통이나 심계항진 등에 사용되기도 한다. 몸이 차가우면 증상이 나타나는 것이 처방의 기준 중 하나이며, 위장장애가 개선됨에 따라 두통이나 심계항진도 좋아지게 된다.

■ 유의점

- '감초'의 부작용으로 부종, 혈압상승 등을 일으킬 수 있다. 위알도스테론증, 근육장애, 저칼륨혈증이 있는 사람은 사용할 수 없다.
- 따뜻한 물에 타서 마시는 것(온복)이 효과적이다.

■ 제품 소개

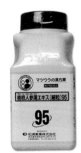

- **제품명** : 계지인삼탕엑스
- **제형** : 세립
- **제조사** : 마쯔우라(일본)

제품명	제 형	제조사
한신계지인삼탕엑스과립	과립	한국신약

계지탕 桂枝湯

• 출전 「상상한론」 (3세기)

감기 초기에 한기가 있고, 자연발한이 있는 경우에 적합한 처방이다. 또 고령자나 임산부 등도 복용이 가능하다.

■ 약제의 구성

기본성분	계피	작약	대조	생강	감초	5종
분량(g)	3	3	4	1	2	13

■ 한방의 관점

| 허실 | 허 | 중간 | 실 |

| 음양 | 음 | 양 |

■ 이런 사람에게

- 체력이 저하된 사람
- 자연발한이 있고 오한, 두통, 발열 등이 있다.
- 열오름감, 근육통 등이 있다.
- 복력이 약하고, 가벼운 복직근의 긴장이 있다.

■ 이런 증상에

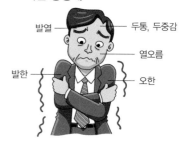

발열 — 두통, 두중감

열오름

발한 — 오한

■ 적용 질환 · 증상

호흡기	감기증후군(발열, 두통 등), 체력이 허약한 사람의 감기초기
운동 · 신경	근육통, 신경통
교원병	류마티스관절염

● '허증'인 사람의 초기 감기에 사용된다

'계지탕'은 평소에 땀을 잘 흘리지 않고 추위를 많이 타는 '음증'인 사람에게 적합한 약이다. '갈근탕'은 '실증'인 사람의 감기에 사용되지만, '계지탕'은 '허증'인 사람이나 고령자의 감기에도 사용할 수 있다. 또 위장이 약하거나 낮에도 피로감을 느끼고 감기에 잘 걸리는 등, 병을 물리칠 수 있는 힘이 약한 사람에게도 좋다. 두통, 한기, 발열주로 미열, 열오름, 콧물, 뒷목 뻣뻣함이나 전신통증 등의 증상이 있거나, 저절로 땀이 나는 자한증이 있을 때에도 사용된다.

'음증'인 사람은 '양기'보다 '음기'가 많아서, 체온이 높지 않아도 저절로 땀이 나거나 열이 있어도 얼굴색이 나쁠 수가 있다. '계지탕'은 주약인 '계지'와 '작약'이 함께 몸을 따뜻하게 해주고 혈행을 좋게 하여 발한을 촉진시킴으로써, 한기와 통증을 잡는다. 또 자양·강장작용이 있는 '대조'와 쇠약한 몸을 회복시켜주는 '생강'이 포함되어 있다. 감기 외에 두통, 신경통 등에 사용되기도 한다.

● '계지탕'을 기본으로 여러 가지 한방약이 만들어졌다

'계지탕'은 한방의 바이블이라 불리는 중국 한대의 「상한론」에 처음 나오는 약이다. 지금의 한방약 중에는 이 '계지탕'을 기본으로 다른 생약을 가감하여 만든 처방이 100가지를 넘을 정도로 응용범위가 넓다.

생약의 구성 중에서 '작약'을 제외하면 모두 식품으로 많이 이용되는 것들이다. 이는 중국인들의 '한약은 식사요법의 연장'이라는 인식을 잘 알게 해준다.

■ 유의점

• 복용 후 바로 더운 중탕 또는 죽을 먹고, 모포를 둘러서 몸을 따뜻하게 하면 약효가 높아진다. 차거나 위장에 부담을 줄 수 있는 음식 또는 술은 금한다.
• 발진, 홍반, 피부가려움증 등이 나타나면, 즉시 복용을 중지하고 전문가와 상담한다.

■ 제품 소개

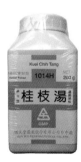

• **제품명** : 계지탕
• **제형** : 과립
• **제조사** : 순천당(중국)

제품명	제 형	제조사
계지롱과립(계지탕)	과립	한풍제약
신텍스계지탕엑스과립	과립	한국신텍스제약
아이월드계지탕엑스과립	과립	아이월드제약

부인과질환에 잘 듣는 한방약

당귀작약산 當歸芍藥散

- 출전 「금궤요략」(3세기)

  부인과 3대 한방약 중 하나로, 혈행을 좋게 하여 몸을 따뜻하게 한다. 냉증을 동반하는 월경이상이나 불임증, 갱년기장애 등에 많이 사용된다.

■ 약제의 구성

기본성분	당귀	작약	복령	택사	천궁	백출	6종
분량(g)	3	6	4	4	3	4	24

■ 한방의 관점

| 허실 | 허 | 중간 | 실 |

| 음양 | 음 | 양 |

| 기혈수 | 혈허 | 어혈 | 수체 |

■ 이런 사람에게

- 비교적 체력이 저하된 여성
- 냉증, 빈혈, 안색불량
- 전신권태감, 수족냉증, 두통, 어지럼증, 어깨결림, 월경이상, 요통
- 여성의 성주기에 동반되는 증상

■ 이런 증상에

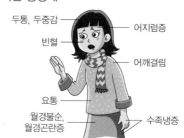

두통, 두중감 / 빈혈 / 어지럼증 / 어깨결림 / 요통 / 월경불순, 월경곤란증 / 수족냉증

■ 적용 질환 · 증상

소화기	치질환, 탈항
순환기	빈혈, 뇌혈관장애, 심계항진, 심장판막증, 심장허약, 혈압이상
운동 · 신경	요통, 어깨결림, 알츠하이머병, 반신불수, 두중감
부인과	월경불순, 월경곤란증, 자궁내막염, 난소기능부전, 자궁근종, 불임증, 습관성 유산 · 조산, 입덧, 대하, 갱년기장애, 냉증
피부과	여드름, 기미, 동상
신 · 비뇨기	만성신염, 신증후군, 방광염
정신신경	자율신경실조증
기타	부종, 각기

● 냉증에 동반되는 각종 부인과질환을 개선한다

여성을 위한 대표적인 한방약 중 하나로 '혈'의 부족을 보강하고 혈행을 좋게 하여, 몸을 따뜻하게 하는 약이다. 여러 가지 부인과질환에 효과를 발휘하며, 특히 월경이상, 불임증, 갱년기장애, 자율신경실조증, 요통, 만성두통 등에 많이 사용된다. 야위고 체력이 약한 '허증'인 사람이 주요 적용대상이다. 추위를 몹시 타는 사람의 냉증, 빈혈, 부종, 어깨결림, 탈력감 등에 적합하다.

'당귀'와 '작약'은 보혈작용, '천궁'과 '당귀'는 활혈작용이 뛰어나기 때문에, 혈행을 좋게 하여 몸을 따뜻하게 한다. 또 '작약'은 통증을 완화시키고 '백출', '택사', '복령'은 불필요한 수분을 배출시키는 이수작용이 우수하다.

● 어지럼증이나 신경통 등에도 널리 응용된다

'당귀작약산'은 응용범위가 넓어서, 어지럼증이나 저림, 신경통 등의 개선에도 처방된다. 또 당뇨합병증이나 만성기 뇌혈관장애의 증상개선에도 이용된다.

■ 유의점
• 복용 후 두통, 어지럼증, 메스꺼움 등의 증상이 나타나면, '천궁'의 양을 줄이는 것이 좋다.
• 식욕부진, 오심, 구토, 복통, 설사 등의 증상이 나타나면, 즉시 복용을 중지하고 전문가와 상담한다.

■ 제품 소개

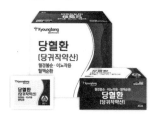

• **제품명** : 당혈환(당귀작약산)
• **제형** : 환제
• **제조사** : 경방신약(한국)

제품명	제 형	제조사
경진당귀작약산엑스과립	과립	경진제약사
당미령-에스환(당귀작약산)	환제	정우신약
세피아산(당귀작약산)	산제	한풍제약

소화기질환에 잘 듣는 한방약

대건중탕 大建中湯

• 출전 「금궤요략」 (3세기)

　배를 따뜻하게 하여 장의 운동을 개선시킴으로써 냉증으로 인한 복통을 치료한다. 이 외에 수술 후의 장폐색증 치료나 예방, 재발방지 등에 널리 사용된다.

■ 약제의 구성

기본성분	산초	인삼	건강	3종
분량(g)	1	2	4	7

■ 한방의 관점

| 허실 | 허　　중간　　실 |

| 음양 | 음　　양 |

| 기혈수 | 기허 |

| 오장 | 비허 |

■ 이런 사람에게

- 체력이 저하된 사람
- 복부나 수족의 냉증, 복통, 복부팽만, 구토
- 몸이 냉하면 증상이 악화한다.
- 개복수술 후, 장폐색을 동반하는 복통
- 장의 연동운동 항진

■ 이런 증상에

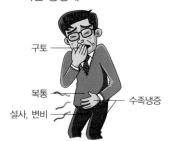

구토

복통

설사, 변비

수족냉증

■ 적용 질환 · 증상

소화기	냉증으로 인한 복통, 과민성대장증후군, 담석증, 만성췌장염, 만성장염, 만성복막염, 개복수술 후의 장폐색증, 위무력증, 이완성 설사 · 변비
신 · 비뇨기	요로결석

● 배를 따뜻하게 하여, 냉증으로 인한 복통이나 복부팽만감을 치료한다

　'대건중탕'은 체력이 저하된 사람에게, 배가 차갑고 아프며 복부팽만감이나 장관에 가스가 찬 것 같은 증상이 있을 때 사용된다. 구토, 설사, 변비를 동반하기도 한다. 과민성대장증후군, 위하수증, 위무력증이 있는 사람에게도 많이 처방된다. 체력이 약한 '허증'인 사람의 변비에, '대황'을 포함한 약이 너무 강한 자극이 되는 경우에 사용되기도 한다.

'대건중탕'은 혈류를 개선하여 배를 따뜻하게 하고, 위장의 동작을 활발하게 함으로써 증상을 개선한다. 주약인 '산초'와 '건강'은 맛이 쓰고 자극이 강하기 때문에, 위장액의 분비와 혈행을 촉진하여 통증을 제거하고 위장의 기능을 활성화시킨다. 또 '인삼'은 '기'를 보해주며, '산초'와 '건강'과 협력하여 '기'를 잘 돌게 하는 작용을 한다.

● 복부수술 후 장폐색증의 대책으로 주목받고 있다

일본에서는 최근 '대건중탕'은 대장암 등 복부수술 후의 장폐색증 일레우스에 대한 대책으로 주목받고 있다. 장폐색증에 의한 재수술을 줄이는 효과와 복통, 오심·구토 등의 증상을 줄이는 효과가 보고되어, 수술 후에 예방적으로 사용하는 사례가 증가하고 있다.

■ 유의점
- 약을 복용하고 30분 정도 지나서, 더운 죽을 먹으면 좋다.
- '산초'는 종자를 제거하고 사용한다. 또 그해에 딴 '산초'는 정유성분이 너무 많기 때문에, 살짝 볶아서 사용한다.
- 위부불쾌감, 오심, 구토, 복통, 설사 등의 증상이 나타나거나, 원래 있던 사람에게 더 악화되는 경우는 복약을 중지한다.

■ 제품 소개

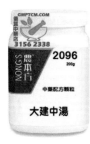

- **제품명** : 대건중탕
- **제형** : 과립
- **제조사** : 농본방(중국)

제품명	제 형	제조사
대건중탕엑스과립	과립	천우신약(주)
한신대건중탕엑스과립	과립	한국신약
한중대건중탕엑스과립	과립	한중제약

대방풍탕 大防風湯

- 출전 「화제국방」 (12세기)

  체력이 저하된 사람의 하지관절통이나 신경통 등에 많이 사용된다. 특히 류마티스관절염에 빈번하게 사용된다.

■ 약제의 구성

기본성분	황기	지황	작약	창출	당귀	두충	방풍	천궁
분량(g)	3	3	3	3	3	3	3	2

감초	강활	우슬	대조	인삼	건강	부자	15종
1.5	1.5	1.5	1.5	1.5	1	1	32.5

■ 한방의 관점

| 허실 | 허 | 중간 | 실 |

| 음양 | 음 | 양 |

| 기혈수 | 기허 | 혈허 | 수체 |

■ 이런 사람에게

- 체력이 저하되고 위장장애가 없는 사람
- 안색이 나쁘고, 빈혈경향이 있다.
- 하지관절(특히 슬관절)의 부종이나 통증

■ 이런 증상에

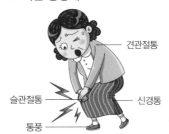

견관절통

슬관절통

신경통

통풍

■ 적용 질환 · 증상

대사 · 내분비	통풍
운동 · 신경	만성관절염, 변형성슬관절증, 변형성척추증, 오십견, 척수염, 뇌혈관장애 후유증, 관절통
교원병	류마티스관절염

● 냉증이 있는 사람의 통증이나 부종에

'대방풍탕'은 병의 외인 중 하나인 '풍'을 막는다는 의미를 가지고 있다. 여기서 '대'는 효과가 크다는 것을 나타낸다. 병이 오래 지속되어 체력이 저하된 사람에게, 안색이 나쁘고 냉증이나 권태감을 동반하며, 관절이 붓고 아프고 경직되어 움직이기 어렵거나 통증과 부종이 장기화되어 관절 주위의 근육이 위축된 경우에 사용한다. 특히 다리에 류마티스관절염이나 변형성관절증이 있는 사람에게 많이 사용된다.

● 15종의 생약이 몸을 따뜻하게 하여 통증을 잡는다

'대방풍탕'은 체력이 몹시 쇠약하고 '기'와 '혈'이 모두 '허'할 때 사용하는 '십전대보탕'에서 '계피'와 '복령'을 빼고, 풍습을 제거하는 '방풍'과 '강활', '간'과 '신'을 보하고 근육을 강화해주는 '두충'과 '우슬', '양'을 보하고 '한'을 몰아내는 '부자', '위'를 튼튼하게 하는 '대조'와 '건강'을 더하여 만든 한방약이다.

'인삼'과 '황기'를 포함하는 한방약을 '삼기제 蔘耆劑'라고 하는데, '대방풍탕'도 그 중 하나로, '기에너지'가 부족한 상태를 개선하는 한방약이다. 또 냉증이 있는 사람의 관절통, 신경통 등에 사용되는 '부자'를 포함하는 '부자제 附子劑' 중 하나이다.

■ 유의점
• '지황'이나 '당귀'에 의해 위장장애가 일어날 수 있다.
• 체력이 약하고 냉증인 사람에게 적합한 한방약이기 때문에, 더위를 몹시 타는 사람이나 열오름이 심한 사람에게는 사용할 수 없다.

■ 제품 소개

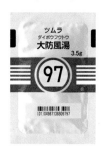

• **제품명** : 대방풍탕
• **제형** : 과립
• **제조사** : 쯔무라(일본)

순환기질환에 잘 듣는 한방약

대시호탕 大柴胡湯

• 출전 「상한론」·「금궤요략」(3세기)

　고혈압 치료나 동맥경화 예방에 주로 사용되지만, 변비나 위장염 등 여러 가지 소화기의 이상에도 사용
된다.

■ 약제의 구성

기본성분	시호	반하	황금	작약	대조	지실	생강	대황	8종
분량(g)	6	6	3	3	3	3	1.5	0.5	26

■ 한방의 관점

| 허실 | 허 | 중간 | **실** |

| 음양 | 음 | **양** |

| 기혈수 | **기체** |

| 오장 | **간의 실조** |

■ 이런 사람에게

- 비교적 체력이 있는 사람
- 명치부와 계륵부의 흉협고만이
  심하다.
- 변비 경향
- 오심, 구토, 어깨결림, 두통

■ 이런 증상에

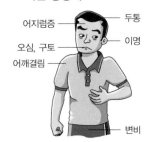

어지럼증 ──
오심, 구토 ──
어깨결림 ──
── 두통
── 이명
── 변비

■ 적용 질환·증상

호흡기	기관지천식, 기관지염, 폐기종
순환기	고혈압, 동맥경화, 심근경색후유증
소화기	급성위염, 위·십이지장궤양, 담석증, 담낭염, 황달, 간기능장애, 위산과다, 급성장카타르, 오심, 구토, 식욕부진, 간염, 간경변, 상습성변비
대사·내분비	고지혈증, 당뇨병, 비만증
정신신경	불면증, 신경증
기타	어깨결림, 두중감, 두드러기, 치질환

● 변비와 흉협고만이 있는 사람의 여러 가지 이상증상에 사용된다

　'시호'를 주약으로 하는 '시호제'의 하나로, 소화기에 이상이 있는 사람에게

많이 사용되는 약이다. 체력이 충실한 '실증'인 사람에게, 변비가 생겨서 상복부가 팽창하여 아픈 증상이 있을 때 사용한다. 이런 증상을 한방에서는 '흉협고만'이라 하며, 오심·구토, 식욕부진, 어깨결림, 두통, 이명, 불안감, 초조감 등을 동반한다. '대시호탕'은 이런 증상이 있는 사람에게 많이 처방된다. 또 변비, 위장염, 위산과다, 황달, 두드러기, 불면증, 신경증, 비만증 등 여러 가지 증상이나 질환의 치료에도 이용된다.

● 고혈압의 수반증상에도 사용된다

생활습관병인 고혈압에 동반되는 어깨결림, 두통, 변비, 열오름 등의 증상을 개선하는데 사용되기도 한다. 또 혈중의 중성지방이나 콜레스테롤을 감소시키는 작용이 있는 것으로 보고되어, 동맥경화 예방목적으로도 사용된다. '대시호탕'은 '소시호탕'에서 '인삼'과 '감초'를 빼고 '작약', '지실', '대황'을 더한 처방이다.

'지실', '작약', '대황'의 조합은 '대시호탕'의 특징이다. 또 '대황'에 '지실'과 '작약'을 더하면 소량으로도 배변을 잘 되게 한다.

■ 유의점
• 복통, 설사 등의 부작용이 있거나, 드물게 간질성폐렴, 간기능장애, 황달 등이 일어날 수도 있다.
• '대황'이 포함되어 있기 때문에, 임신 초기나 습관성유산이 있는 산부에게는 신중하게 투여한다.

■ 제품 소개

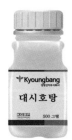

• **제품명** : 대시호탕
• **제형** : 과립
• **제조사** : 경방신약(한국)

제품명	제 형	제조사
한신대시호탕엑스과립	과립	한국신약
경진대시호탕	산제	경진제약사
신텍스대시호탕	산제	한국신텍스제약

대황감초탕 大黃甘草湯

· 출전「상한론」·「금궤요략」(3세기)

변비, 특히 상습변비에 사용되는 대표적인 한방약이다. '대황'은 설사작용이 강하고 즉효성이 있지만, 개인차가 크다는 것을 염두에 두고 처방한다.

■ 약제의 구성

기본성분	대황	감초	2종
분량(g)	4	1	5

■ 한방의 관점

| 허실 | 허 | **중간** | 실 |

| 음양 | 음 | **양** |

■ 이런 사람에게

· 체력이 보통인 사람
· 경증 또는 중간 정도의 상습성변비

■ 이런 증상에

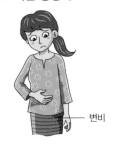

변비

■ 적용 질환 · 증상

| 소화기 | 변비증(상습성변비, 급성변비), 과민성대장증후군(변비형) |

● 변비에 사용하는 대표적인 한방약

변비에 사용하는 대표적인 한방약으로, 특별히 다른 증상이 없는 경우에는 체력이 보통 정도인 사람에게 널리 사용된다. '대황'과 '감초' 2가지의 생약으로 구성된 심플한 한방약이다. '대황'은 변비를 치료하는 한방의 중심 생약으로, 장을 자극하여 연동운동을 촉진하는 작용이 강하지만, 소화흡수에는 영향을 미치지 않는다. '감초'의 완화작용은, 변비에 동반되는 복통을 완화시켜주는 작용을 한다. 변비가 해소되면 복부팽만감이나 피부거침, 뾰루지 등이 함께 개선되는 효과가 나타나기도 한다. 변비에 대한 '대황감초탕'의 효과는 서양의학적 임상실험에 의해서도 밝혀져 있다.

섭취한 음식물이 위나 장에서 내려가지 않으면 구토를 일으키기 쉽다. 따라서 이것을 배변에 의해 해소하기 때문에, 변비를 해소하는 동시에 구토를 억제하는 처방이기도 하다.

● 임산부에게는 사용하지 않는 것이 좋다

비교적 많은 양의 '대황'이 포함되어 있기 때문에, 특히 임신 초기나 상습성유산이 있는 임산부에게 사용할 때는 주의를 요한다. 특히 '대황'이 자궁수축을 일으킬 수 있으므로 임신 여성에게는 사용하지 않는 것이 좋다. 또 '대황'의 성분이 모유 속으로 이행하여 유아가 설사를 일으킬 수도 있으므로, 수유 중인 여성은 주의를 요한다.

■ 유의점
- 위장이 허약한 사람이나 체력이 저하된 사람에게 사용하면 식욕부진, 복통, 설사 등을 일으킬 수가 있다.
- '대황'을 장기간 사용하면, 서양약 자극성하제와 같이 오히려 변비를 더 악화시킬 수도 있다.
- 혈압상승, 부종과 같은 '감초'의 부작용에도 주의를 요한다.

■ 제품 소개

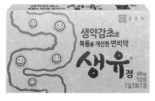

- **제품명** : 생유정
- **제형** : 정제
- **제조사** : 종근당(한국)

제품명	제 형	제조사
경방대황감초탕엑스과립	과립	경방신약
한신대황감초탕정	정제	한국신약
한중대황감초탕엑스과립	과립	한중제약

부인과질환에 잘 듣는 한방약

도핵승기탕 桃核承氣湯

- 출전「상한론」(3세기)

  혈행을 개선하여 초조감이나 불안감을 진정시키고, 정신의 안정을 가져오게 한다. 월경불순, 갱년기장애 등 부인과질환에 많이 사용된다.

■ 약제의 구성

기본성분	도인	계피	대황	감초	망초	5종
분량(g)	4	2	0.5	2	2	10.5

■ 한방의 관점

| 허실 | 허 | 중간 | **실** |

| 음양 | 음 | **양** |

| 기혈수 | **기역** | **어혈** |

■ 이런 사람에게

- 체격이 좋고, 체력이 있는 사람
- 열오름감, 변비 경향
- 아랫배가 딴딴하고 불러 오르면서 그득한 증상 (소복급결 小腹急結)
- 두통, 어지럼증, 어깨결림, 불면, 냉증
- 월경불순, 월경곤란증

■ 이런 증상에

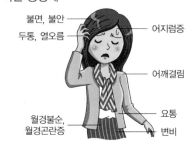

불면, 불안
두통, 열오름
어지럼증
어깨결림
월경불순, 월경곤란증
요통
변비

■ 적용 질환 · 증상

소화기	변비, 치질
순환기	고혈압에 동반되는 두통 · 어지럼증 · 어깨결림, 동맥경화
운동 · 신경	요통, 좌골신경통, 관절통, 타박증
부인과	월경불순, 월경곤란증, 자궁내막염, 난소기능부전, 대하, 골반울혈증후군, 갱년기장애, 산후정신불안
피부과	습진, 여드름, 기미
신 · 비뇨기	전립선비대증
기타	불안신경증, 자율신경실조증

● '어혈'을 개선하여 혈액순환을 좋게 한다

'실증'인 사람에게 사용되는 대표적인 '구어혈제 어혈을 개선하는 약'이다. 남자보다는 여자에게 많이 사용되고, 증상이 월경과 관계되는 경우가 많다. '기역'을 동반하고 열오름, 변비 등의 증상이 있는 사람에게 적합하다. 변비를 수반하는 정신불안이나 흥분, 갱년기장애 등에 효과가 있다.

'도인'은 혈행을 좋게 하여 '어혈'을 개선하는 작용이 있다. '계피'는 '기'를 순환시켜 거꾸로 오르는 것을 해소시키며, '감초'는 통증이나 정신불안을 완화시켜준다. '사하제瀉下劑'의 대표적인 성분인 '대황'과 '망초'가 들어가 있어, 변비약으로 많이 사용되기도 한다. 또 변비가 개선되면 피부트러블이 적어지기 때문에, 여드름 치료에도 이용된다.

● 요통, 신경통, 관절통, 어깨결림 등의 증상을 개선한다

'어혈'로 의한 요통, 어깨결림, 관절통, 피부질환 등에 사용하면 통증을 줄일 수 있다. 또 고혈압의 수반증상인 두통, 어깨결림, 어지럼증 등이나 당뇨합병증, 만성기 뇌혈관장애 증상의 개선에도 사용된다.

■ 유의점
- 위장이 약한 사람이 사용하면 식욕부진, 복통, 설사 등을 일으킬 수 있다.
- 혈압상승, 얼굴이나 손발이 부음, 손이 뻣뻣함, 손발저림 등의 증상이 나타나면, 즉시 복용을 중지하고 전문가와 상담한다.
- 환약으로 만들 때는 벌꿀을 사용한다. 벌꿀은 수분을 흡수유지하는 기능이 있어서, 진액의 증발을 방지한다.

■ 제품 소개

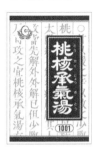

- **제품명** : 도핵승기탕
- **제형** : 과립
- **제조사** : 크라시에(일본)

제품명	제 형	제조사
신텍스도핵승기탕엑스과립	과립	한국신텍스제약
인스팜도핵승기탕엑스과립	과립	한국인스팜
한중도핵승기탕엑스과립	과립	한중제약

마자인환 麻子仁丸

- 출전 「상한론」 (3세기)

  토끼똥 같이 단단한 변이 나오는 변비를 개선한다. 고령자나 병후에 체력이 저하된 사람의 이완성변비에 많이 사용된다.

■ 약제의 구성

기본성분	마자인	작약	지실	후박	대황	행인	6종
분량(g)	5	2	2	2	4	2	17

■ 한방의 관점

| 허실 | 허 | 중간 | 실 |

| 음양 | 음 | 양 |

■ 이런 사람에게

- 체력이 보통 혹은 조금 저하된 사람
- 몸이 야윈 고령자, 병후 허약자
- 이완성변비
- 소변량 과다

■ 이런 증상에

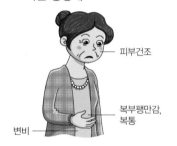

피부건조

복부팽만감, 복통

변비

■ 적용 질환 · 증상

소화기	상습성변비, 병후의 변비
기타	인공투석 시의 변비, 변비로 인한 치질

● 고령자의 변비약으로 적합하다

'마자인환'은 위장의 기능이 약하고 복부팽만감이 있는 사람의 변비에 적합한 약이다. 따라서 체내의 수분이 부족하여, 변이 딱딱해지기 쉬운 고령자의 변비약으로 많이 사용된다. 특히 변이 토끼똥같이 동글동글한 경우에 잘 듣는다. 체력이 약한 '허증'인 사람에게 적합한 약으로, 이완성변비나 경련성변비 외에 병후에 생긴 변비에도 사용된다. 변비 외에도 치질, 빈뇨, 야뇨 등에도 사용된다.

● 수분을 유지시켜 딱딱한 변을 부드럽게 한다

'마자인환'은 '소승기탕'에 '마자인', '행인', '작약'을 더한 처방으로, 단단한 변을 부드럽게 만드는 작용이 뛰어나다. '대황'은 한방에서 변비를 치료하는 중심 생약으로, 장을 자극하여 배변을 촉진하는 작용이 있다. '마자인환'은 '대황'을 포함하기 때문에, 변을 연하게 만들어, 배변이 잘되게 하는 작용을 한다. 또 주약인 '마자인'이나 '행인'에는 수분을 유지시키는 작용이 있으며, 복부팽만감을 제거하는 '지실'이나 '후박', 복통을 완화시키는 '작약'이 함께 작용한다.

■ 유의점
- '대황'이 포함되어 있기 때문에, 임신초기나 습관성유산이 있는 산부에게는 신중하게 투여한다.
- 위장이 약한 사람이 사용하면 식욕부진, 복통 등이 나타나는 수가 있다. 설사 · 연변이 있으면 적당하게 감량하거나 사용을 중지한다.
- 환약으로 만들 때는 벌꿀을 사용한다. 벌꿀은 수분을 흡수 · 보수하는 기능이 있어, 변을 부드럽게 하여 배변을 돕는다.

■ 제품 소개

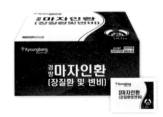

- **제품명** : 마자인환
- **제형** : 과립
- **제조사** : 경방신약(한국)

제품명	제 형	제조사
인스팜마자인환	환제	한국인스팜
한중마자인환엑스과립	과립	한중제약
한풍마자인환엑스과립	과립	한풍제약

마행감석탕 麻杏甘石湯

• 출전「상한론」(3세기)

심한 기침, 천명, 호흡곤란, 기관지천식의 급성기에 많이 사용한다. 특히 소아 기관지천식의 급성기에 효과가 뛰어나다.

■ 약제의 구성

기본성분	마황	행인	감초	석고	4종
분량(g)	4	3.5	2	8	17.5

■ 한방의 관점

| 허실 | 허 | 중간 | 실 |

| 음양 | 음 | 양 |

| 기혈수 | 기역 | 수체 |

| 오장 | 폐의 실조 |

■ 이런 사람에게

• 비교적 체력이 있는 사람
• 심한 기침, 발한, 구갈로 인한 열감
• 끈적한 가래를 동반한다.
• 천명, 호흡곤란 등이 있다.
• 소아천식 발작 시

■ 이런 증상에

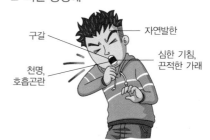

구갈
자연발한
천명, 호흡곤란
심한 기침, 끈적한 가래

■ 적용 질환 · 증상

호흡기	기관지천식(급성기), 감기증후군, 급성·만성기관지염, 천식성기관지염, 폐렴의 보조요법
이비인후과	인두염, 후두염
소아과	소아기관지천식, 천식성기관지염, 백일해, 소아야뇨증

● 기침을 진정시키는 작용이 강하다

'마행감석탕'은 예로부터 기관지염이나 기관지천식에 많이 사용되는 약이다. 더위로 얼굴이 붉어지고 땀을 잘 흘리는 사람에게 적합한 약으로, 주로 몸에 열감이나 구갈이 있을 때 처방된다. 기침을 진정시키는 강한 작용이 있어서, 기관지천식은 만성기가 아닌 초기 또는 중기 발작 시에 주로 돈복으로 사용한다. 감기가 오래되어 마른기침이 심한 경우에도 효과가 좋다. 또 성인뿐 아니라 소아천식이나 기관지염에도 많이 사용한다.

● '마황'의 기관지 확장작용이 기침을 진정시킨다

'마행감석탕'이라는 이름은 이 약에 배합된 '마황', '행인', '감초', '석고' 4가지의 생약에서 각각 한 글자씩 따서 명명한 것으로, '마황탕'에 '계지'를 빼고 '석고'를 더한 처방이다. 이들 생약은 대부분 호흡기질환에 많이 사용되는 종류다. 기침을 진정시키는 작용은 '마황'의 기관지 확장작용 때문이다. 또 '행인'은 기도에서 색색하는 소리가 나는 천식이나 기침을 진정시키며, '석고'는 폐의 열을 식혀주는 작용이 있다. 여기에 완화작용이 우수한 '감초'가 들어가 기관지경련을 완화시킨다.

■ 유의점

• '마황'의 부작용으로 빈맥, 심계항진, 혈압상승 등을 일으킬 수가 있기 때문에, 심장병이 있는 사람이나 고령자는 주의해서 사용해야 한다. 기관지천식 발작은 기본적으로 양방치료를 우선으로 한다.
• 천식 발작이 일어났을 때(색색하며 호흡이 고통스럽고 심한 기침이 날 때), 돈복하는 경우가 많다.
• 아이가 약을 먹지 않으려고 할 때는, 주스나 시럽에 섞어서 먹인다.

■ 제품 소개

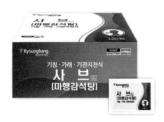

• **제품명** : 사브(마행감석탕)
• **제형** : 과립
• **제조사** : 경방신약(한국)

제품명	제 형	제조사
아이월드마행감석탕엑스과립	과립	아이월드제약
인스팜마행감석탕엑스과립	과립	한국인스팜
정우마행감석탕엑스과립	과립	정우신약

마황부자세신탕 麻黃附子細辛湯

- 출전 「상한론」 (3세기)

  몸을 따뜻하게 하는 생약으로 구성되어 있어서, 오한이 심한 감기에 효과를 발휘한다. 특히 평소에 체력이 약한 사람이나 고령자의 감기에 많이 사용된다.

■ 약제의 구성

기본성분	마황	세신	부자	3종
분량(g)	4	3	1	8

■ 한방의 관점

| 허실 | 허 | 중간 | 실 |

| 음양 | 음 | 양(초기) |

| 오장 | 폐의 실조 |

■ 이런 사람에게

- 체력이 저하된 사람
- 오한, 미열, 전신권태감 등
- 맥이 약하다.
- 두통, 기침, 묽은 콧물, 수족냉증 등

■ 이런 증상에

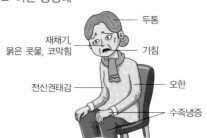

두통
재채기, 묽은 콧물, 코막힘
기침
전신권태감
오한
수족냉증

■ 적용 질환 · 증상

호흡기	감기증후군, 인플루엔자, 기관지염, 기관지천식
운동 · 신경	삼차신경통, 좌골신경통, 늑간신경통
이비인후과	알레르기비염, 만성비염, 축농증
기타	대상포진, 요통, 턱관절증, 류마티스관절염

● 고령자나 허약한 사람의 열감이 적은 감기에 좋다

고령자나 허약자, 그리고 병후, 과로 등으로 체력이 쇠약한 사람의 감기에 많이 처방되는 한방약이다. 두통이나 한기가 있고 얼굴색이 나쁘며, 등 전체가 시리고, 목소리에 힘이 없고, 식욕이 없는 등의 증상이 처방의 기준이다. 콧물이나 묽은 가래를 동반하기도 하지만, 열감은 적고 열이 있더라도 대부분은 미열 정도이다. 장기간 사용하는 경우는 적지만, 만성두통이나 체질개선에는 비교적 장기간 사용하기도 한다.

● 알레르기비염인 사람의 코막힘에도

최근의 임상연구에서는 '마황부자세신탕'이 알레르기비염이 있는 사람의 코막힘 등의 증상을 개선하였다는 보고가 있다. 또 중고생의 알레르기비염이나 화분증에도 사용된다.

주약인 '마황'은 발한·발산 작용을 나타내며, '세신'과 '부자'는 몸을 따뜻하게 하여 냉기를 몰아낸다. 또 '마황'에는 기관지확장제와 같은 작용이 있어서 기침이나 천식 증상을 개선시켜준다. 따라서 이 약은 기관지염이나 기관지천식에도 사용된다. 고령자의 만성병에는 '계지탕'과 합방해서 사용할 수도 있다.

■ 유의점
• '마황'의 부작용으로 빈맥, 심계항진, 혈압상승 등을 일으킬 수가 있다. 또 '부자'의 부작용으로 열오름, 입술이나 혀의 저림 증상이 나타날 수가 있다.
• 몸이 나른하고 피부나 눈흰자가 노랗게 되는 증상이 나타나면, 즉시 복용을 중지하고 전문가와 상담한다.

■ 제품 소개

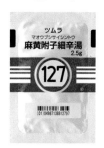

• **제품명** : 마황부자세신탕
• **제형** : 과립
• **제조사** : 쯔무라(일본)

제품명	제 형	제조사
마부신탕과립(마황부자세신탕엑스)	과립	한풍제약
신텍스마황부자세신탕엑스과립	과립	한국신텍스제약
한중마부세엑스과립(마황부자세신탕)	과립	한중제약

호흡기질환에 잘 듣는 한방약

마황탕 麻黃湯

- 출전 「상한론」(3세기)

체력이 비교적 충실한 사람의 감기 초기의 발열, 오한, 요통, 관절통 등에 사용한다. 최근에는 A형인플루엔자 치료에도 사용되고 있다.

■ 약제의 구성

기본성분	마황	행인	계피	감초	4종
분량(g)	4	4	3	1.5	12.5

■ 한방의 관점

| 허실 | 허 | 중간 | 실 |

| 음양 | 음 | 양(초기) |

| 오장 | 폐의 실조 |

■ 이런 사람에게

- 체력이 충실한 사람
- 두통, 발열, 오한, 요통, 사지 관절통
- 자연발한은 없다.
- 기침, 천식
- 소아의 열성질환, 코막힘

■ 이런 증상에

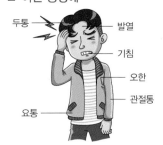

두통 / 발열 / 기침 / 오한 / 관절통 / 요통

■ 적용 질환 · 증상

호흡기	감기증후군, A형인플루엔자, 기관지염
운동 · 신경	관절염, 근염, 건초염, 변형성관절증
이비인후과	비염, 알레르기비염, 축농증, 편도염, 인두염, 유아의 코막힘
소아과	포유곤란, 코막힘
교원병	류마티스관절염

● 감기 초기의 열이나 통증을 잡는다

'마황탕'은 예로부터 초기 감기에 많이 사용된 처방이다. 원래 건강한 사람이나 신진대사가 왕성한 소아의 감기와 같이 열이 나는 급성질환의 초기에 많이 사용된다. 오한, 발열, 두통, 관절통, 근육통, 요통 등에 적용하지만, 땀이 나지 않는 것이 처방의 기준이 된다. 특히 관절 마디마디가 아플 때, 효과가 있다. 배합된 '마황'과 '계피'의 조합이 발한작용을 하여, 열이나 통증을 발산시킨다. '마황'은 발열, 해수, 통증 등의 증상을 치료하는 처방에 많이 포함되는 생약으로, 에페드린ephedrine의 교감신경 자극작용, 중추신경 흥분작용 등이 알려져 있다.

● 감기뿐 아니라 인플루엔자 등에도 사용된다

'마황'에는 진해작용이 있고, '행인'에는 진해 · 거담작용이 있다. '마황'과 '계피'를 조합하면 강력한 발한작용을 나타내어, 열을 발산시킨다. '마황탕'은 감기뿐 아니라, 인플루엔자 치료에도 사용된다. 또 젖먹이 아이가 감기로 코가 막히거나, 포유곤란일 때에도 유용하다. 통증을 제거하고 기침을 진정시키는 작용이 있기 때문에, 류마티스관절염이나 기관지천식에도 사용된다.

■ 유의점
- 매우 단기적으로 사용하며, 복용 후 몇 분에서 1~2시간 내에 효과가 나타나는 경우가 많다. 투여기간은 보통 3일 정도이다.
- 복용 후 반드시 몸을 따뜻하게 하여 발한을 촉진한다.
- '마황'의 부작용으로 빈맥, 심계항진, 혈압상승 등을 일으킬 수가 있기 때문에, 심장병이 있는 사람이나 고령자는 주의해서 사용해야 한다.

■ 제품 소개

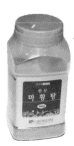

- **제품명** : 마황탕
- **제형** : 과립
- **제조사** : 한국신약(한국)

제품명	제 형	제조사
마롱과립	과립	한풍제약
인스팜마황탕엑스과립	과립	한국인스팜
정우마황탕엑스과립	과립	정우신약

맥문동탕 麥門冬湯

- 출전「금궤요략」(3세기)

  오래된 기침, 특히 감기증후군 후에 나타나는 기침증상에 효과가 있다. 기관지염이나 기관지천식으로 인한 기침 등에도 사용된다.

■ 약제의 구성

기본성분	맥문동	반하	대조	인삼	감초	갱미	6종
분량(g)	10	5	3	2	2	5	27

■ 한방의 관점

| 허실 | 허 | 중간 | 실 |

| 음양 | 음 | 양 |

| 기혈수 | 기역 |

| 오장 | 폐의 실조 |

■ 이런 사람에게

- 체력이 보통 혹은 약간 허약한 사람
- 얼굴이 붉어질 정도로 심한 발작성 건성기침
- 끈적한 가래가 나오고, 입이나 목이 건조하여 위화감이 있다.
- 기침이 오래된 고령자나 임신부

■ 이런 증상에

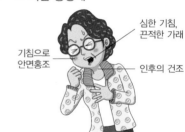

심한 기침, 끈적한 가래

기침으로 안면홍조

인후의 건조

■ 적용 질환 · 증상

호흡기	감기증후군 후의 기침, 기관지염, 기관지천식, 만성폐쇄성폐질환, 간질성폐렴, 기관지확장증
대사 · 내분비	당뇨병
부인과	임신부의 기침
이비인후과	상기도염, 인두염, 목이물감, 구강 · 인후건조증(쇼그렌증후군)

● 오래된 기침에 효과적인 한방약

'맥문동탕'은 기침치료에 널리 사용되는 고전적인 처방이다. 비교적 체력이 저하되고 열오름 증상이 있는 사람이, 입이나 목이 건조하여 따끔따끔하고 가래가 그다지 나오지 않는 건조한 기침이 계속될 때 혹은 진한 가래를 동반하는 기침이 있을 때 사용된다. 감기가 오래 지속되어 기침과 가래가 계속될 때, 특히 고령자의 기침에 최초로 사용되는 경우가 많은 한방약이다.

● 양약의 부작용으로 인한 기침을 경감시킨다

'맥문동탕'은 감기 후에 오랫동안 지속되는 기관지염, 기관지천식, 만성폐색성폐질환 등으로 인한 기침이나 가래에 사용되기도 한다. 또 최근에는 고혈압이나 만성신장병 치료에 사용되는 ACE저해제 _{고혈압 치료에 사용되는 약}의 부작용으로 인한 마른기침을 경감시키는데도 사용된다.

주약인 '맥문동'은 건조한 조직을 촉촉하게 적셔주는 생약으로 자양·거담·진해·소염 작용이 있다. '반하'는 점막의 자극으로 인한 기침을 멈추게 하고 오심, 구토를 치료하며, '인삼'과 '감초'는 자양강장작용이 있어 전신의 기능을 높여준다.

■ 유의점

• '감초'의 부작용으로 부종, 혈압상승 등을 일으킬 수 있다. 위알도스테론증, 근육장애, 저칼륨혈증이 있는 사람은 사용할 수 없다. 간질성폐렴이나 간기능장애에도 주의를 요한다.
• 항생물질 등 다른 약과 병용할 때는 30~60분 간격을 두고 복용한다.

■ 제품 소개

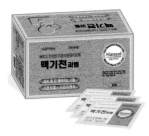

• **제품명** : 맥기천과립
• **제형** : 과립
• **제조사** : 한솔신약(한국)

제품명	제 형	제조사
기승천청쾌액	액제	부광약품
신화맥문동탕엑스과립	과립	신화제약
아이월드맥문동탕엑스과립	과립	아이월드제약

소화기질환에 잘 듣는 한방약

반하사심탕 半夏瀉心湯

• 출전 「상한론」 · 「금궤요략」 (3세기)

메스꺼움이나 속쓰림, 설사 등 위장 전반의 이상증상에 사용된다. 특히, 불안이나 불면 등 정신신경 증상을 동반하는 경우에 효과가 있다.

■ 약제의 구성

기본성분	반하	황금	건강	인삼	감초	대조	황련	7종
분량(g)	5	2.5	2.5	2.5	2.5	2.5	1	18.5

■ 한방의 관점

| 허실 | 허 | 중간 | 실 |

| 음양 | 음 | 양 |

| 오장 | 비의 실조 | 심의 실조 |

■ 이런 사람에게

- 체력이 보통인 사람
- 오심, 구토, 설사, 식욕부진, 메스꺼움
- 명치부의 팽만감, 저항감, 압통
- 불안, 불면 등의 정신신경증상

■ 이런 증상에

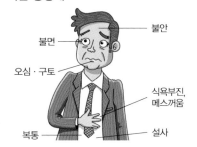

불안

불면

오심 · 구토

식욕부진,
메스꺼움

복통

설사

■ 적용 질환 · 증상

소화기	급성 · 만성위장염, 위무력증, 위하수증, 급성 · 만성위염, 위 · 십이지장궤양, 과민성대장증후군, 궤양성대장염, 만성췌장염, 역류성식도염, 수술 후 위장장애
정신신경	신경증

● 위장의 이상증상에 널리 사용된다

소화기의 이상 증상, 특히 장관 내에 있는 가스와 액체가 장의 연동을 따라 이동할 때 생기는 소리^{복명}가 있을 때 사용된다. '황련'과 '황금'은 위장의 염증을 잡아주며, '반하'는 메스꺼림을 멎게 하는 작용이 있다. 명치부가 조이는 듯한 느낌이 있고, 메스꺼림이나 속쓰림, 급성 · 만성위염, 소화불량, 식욕부진, 구내염, 구취가 있거나, 배에서 꾸룩꾸룩 소리가 나고 설사를 잘 하는 사람에게 적합하다.

● 기능성위장장애나 과민성대장증후군에 많이 사용한다

생약 '반하 半夏'는 5월에 생산되기 때문에, 대략 여름의 한중간이 된다는 뜻으로 붙여진 이름이다. 또 '사심 瀉心'은 명치부의 답답함을 없앤다는 뜻으로 '심기 마음의 움직임'의 울체를 통하게 한다는 의미이다. 따라서 이 약은 스트레스로 인한 증상에 특히 효과가 있다. 기능성위장장애나 과민성대장증후군 등에 많이 사용되며, 불면증이나 신경증에 사용되기도 한다. 또 최근에는 항암제의 부작용에 의한 설사나 구내염에도 사용된다.

■ 유의점

• '감초'의 부작용으로 부종, 혈압상승 등을 일으킬 수 있다. 위알도스테론증, 근육장애, 저칼륨혈증이 있는 사람은 사용할 수 없다. 간질성폐렴이나 간기능장애에도 주의를 요한다.
• 이 약을 복용한 후에 설사를 일으킬 수도 있지만, 대부분 그다지 심한 정도는 아니다.

■ 제품 소개

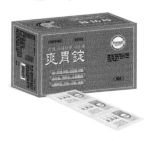

• **제품명** : 상위정
• **제형** : 과립
• **제조사** : 한솔신약(한국)

제품명	제 형	제조사
경방반하사심탕	산제	경방신약
경진반하사심탕	산제	경진제약사
디마겐엑스과립(반하사심탕)	과립	정우신약

정신신경질환에 잘 듣는 한방약

반하후박탕 半夏厚朴湯

- 출전 「상한론」·「금궤요략」(3세기)

  한방약 중 대표적인 정신안정제이다. 기분이 침울하고 정신이 불안하며, 목에 무언가 걸려 있는 것 같은 이물감이 있을 때 많이 사용된다.

■ 약제의 구성

기본성분	반하	복령	후박	소엽	생강	5종
분량(g)	6	5	3	2	1	17

■ 한방의 관점

| 허실 | 허 | **중간** | 실 |

| 음양 | 음 | **양** |

| 기혈수 | **기체** |

■ 이런 사람에게

- 체력이 보통인 사람
- 안색이 나쁘고, 목에 이물감이 있다.
- 불면, 불안감, 억울감, 심계항진
- 호흡곤란, 기침, 속쓰림

■ 이런 증상에

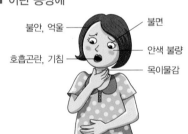

불안, 억울

불면

호흡곤란, 기침

안색 불량

목이물감

■ 적용 질환·증상

호흡기	기관지염, 기관지천식
소화기	소화불량
정신신경	불안신경증, 불면증, 우울증, 강박신경증, 신경성위염, 신경성식도협착증
이비인후과	인두염, 후두염, 상기도염
기타	부종

● 막힌 기를 풀어주는 '기제'의 대표 처방

'반하후박탕'은 '소반하가복령탕'에 '소엽'을 더한 처방이다. 이 약에 포함된 '반하'는 명치부의 '수'의 정체를 제거하여 '기'의 순환을 조절하고, '후박'과

'소엽'은 불안으로 인한 근육의 긴장을 완화해준다. 이러한 작용에 의해 정신적인 불안을 제거하여 마음을 안정시킨다.

'반하후박탕'은 막힌 기를 풀어주는 약으로, 예로부터 '기제 氣劑'의 대표적인 처방이다. 자율신경실조 기미가 있는 사람에게 많이 처방되는 약으로 불안신경증, 불면증 등에 효과가 있다. 목에 이물질이 달라붙어 있는 것 같은 위화감이 있을 때도 효과가 있다. 그 외에 심계항진, 가슴답답함, 어지럼증, 어깨결림, 식욕부진, 메스꺼움, 기침 등에도 사용된다.

● 스트레스로 인한 정신불안 증상이나 위장장애 개선

스트레스 등의 원인에 의한 정신불안 증상이 있거나, 인후에서 가슴까지가 막힌 것 같은 느낌이 있거나, 위장에 정체팽만감이 있을 때 유용하다. 또 신경성위염 스트레스로 인한 기능성위장장애 등에도 심신양면으로 작용하므로 좋은 효과를 발휘한다. 또 입덧이 심할 때에도 이용된다.

■ 유의점
- 검사에 의해서는 이상이 나타나지 않는 목의 이물감을 없앨 때 사용한다.
- '감초'가 포함되지 않아서, 장기간 처방되기도 한다.

■ 제품 소개

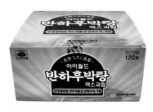

- **제품명** : 반하후박탕
- **제형** : 과립
- **제조사** : 아이월드제약(한국)

제품명	제 형	제조사
정우반하후박탕정	정제	정우신약
한신반하후박탕	산제	한국신약
한풍반하후박탕	산제	한풍제약

대사 · 내분비질환에 잘 듣는 한방약

방풍통성산 防風通聖散

- 출전 「선명론」 (12세기)

피하지방이 많은 비만증의 중년에게, 배꼽을 중심으로 한 복부팽만감이나 변비가 있을 때 많이 사용된다. 대사증후군을 개선하는 한방약으로 주목받고 있다.

■ 약제의 구성

기본성분	당귀	작약	천궁	산치자	연교	박하	생강	형개	방풍
분량(g)	1.2	1.2	1.2	1.2	1.2	1.2	0.4	1.2	1.2

마황	대황	무수망초	백출	길경	황금	감초	석고	활석	18종
1.2	1.5	0.6	2	2	2	2	2	3	26.3

■ 한방의 관점

| 허실 | 허 | 중간 | 실 |

| 음양 | 음 | 양 |

■ 이런 사람에게

- 체력이 충실한 사람
- 비만, 변비
- 변비로 인한 고혈압, 고지혈증, 뇌혈관장애
- 배꼽을 중심으로 한 복부팽만

■ 이런 증상에

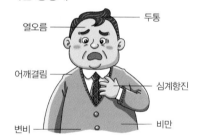

두통
열오름
어깨결림
심계항진
변비
비만

■ 적용 질환 · 증상

소화기	상습성변비, 위산과다, 변비
순환기	고혈압증, 고혈압으로 인한 심계항진 · 어깨결림 · 열오름, 동맥경화증
대사 · 내분비	비만증, 당뇨병, 고지혈증
피부과	습진, 아토피피부염, 두드러기
신 · 비뇨기	신염
이비인후과	만성축농증, 어지럼증

● 대사증후군의 예방·경감을 위한 한방약으로 주목을 받고 있다

　비만체질 개선과 상습변비에 효과가 좋은 한방약으로 주목을 받고 있다. 그러나 냉증이 있고 허약하며, 수분을 지나치게 흡수하여 살이 찐 경우에는 사용하지 않는다. 또 고혈압, 뇌졸중, 뇌경색 등을 예방하고 치료하며, 만성신념, 당뇨병, 각기 등에도 효과를 발휘한다. 또 내당능장애당뇨병 전단계의 비만증 여성을 상대로 실시한 임상실험에서 식사요법과 운동요법에 더하여 '방풍통성산'을 복용한 대조군이 위약을 복용한 대조군보다도 체중과 체지방특히 내장지방이 감소하고 당대사인슐린저항성가 개선되었다는 보고가 있다.

● 수면시 무호흡증후군 개선에도 효과가 있다

　'방풍통성산'은 18종의 생약으로 구성되어 매우 복잡한 것처럼 보이지만, 그 기본은 '대황', '감초', '망초'로 구성된 '조위승기탕'이다. 비만증까지는 아니더라도 비만한 사람의 고혈압에 동반되는 심계항진, 어깨결림, 열오름, 부종, 변비 등의 치료에 사용되기도 한다. 비만한 사람은 감량효과와 함께, 혈압이 내리고 수면시 무호흡증후군이 개선되었다는 사례도 보고되었다.

■ 유의점
- 단기적으로 사용하는 경우는 적고, 대부분 장기적으로 이용하기 때문에 '마황'과 '감초'의 부작용에 주의해야 한다.
- 설사증상이 나타나면, 복용량을 줄이거나 복용을 중지해야 한다. 드물지만 간질성폐렴, 간기능장애, 황달이 나타나는 수가 있으므로 주의를 요한다.

■ 제품 소개

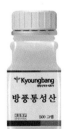

- **제품명** : 방풍통성산
- **제형** : 과립
- **제조사** : 경방신약(한국)

제품명	제 형	제조사
한신방풍통성산엑스과립	과립	한국신약
경진방풍통성산엑스과립	과립	경진제약사
뉴마르딘정	정제	뉴젠팜

소건중탕 小建中湯

- 출전 「상한론」·「금궤요략」 (3세기)

  소아의 허약체질 개선, 야뇨증, 야제증 등에 주로 사용된다. 엿당이 들어 있어, 달고 먹기 쉬우므로 소아과 영역에서 많이 사용된다.

■ 약제의 구성

기본성분	계피	생강	대조	작약	감초	교이	6종
분량(g)	4	1	4	6	2	20	37

■ 한방의 관점

| 허실 | 허 | 중간 | 실 |

| 음양 | 음 | 양 |

| 기혈수 | 기허 |

■ 이런 사람에게

- 체질이 허약하고, 피로감을 잘 느낀다.
- 복직근의 긴장
- 복통, 연변, 변비, 심계항진, 수족냉증
- 허약한 소아

■ 이런 증상에

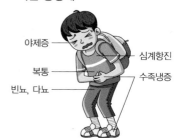

야제증
복통
빈뇨, 다뇨
심계항진
수족냉증

■ 적용 질환·증상

호흡기	기관지천식
소화기	만성위장염, 과민성대장증후군
신·비뇨기	빈뇨
피부과	아토피피부염
정신신경	신경증, 심신증
이비인후과	편도선염
소아과	허약아동의 체질개선, 야뇨증, 야제증

● 허약한 아이의 체질개선에 사용된다

'소건중탕'이라는 이름은 위장을 의미하는 중中을 세운다建는 뜻이며, '계지가작약탕'에 '교이'를 더한 처방이다. '계지가작약탕'보다 더 '허증'인 사람에게 사용된다. 엿당이 들어가 있어서 맛이 달기 때문에 소아에게 많이 처방되며, 허약체질이나 야뇨증, 야제증 등을 개선할 목적으로 사용한다. 위장이 약하고 피로감을 잘 느끼며, 감기에 잘 걸리는 등의 허약체질 개선은 양방보다 한방이 우수한 분야이다.

또 체질이 허약해서 쉽게 피로감을 느끼며, 혈색이 나쁘고, 복통, 도한, 심계항진, 빈뇨 및 다뇨 등의 증상에 사용한다. 아토피피부염이나 기관지천식 증상이 있는 아이의 체질을 개선하는 처방으로도 사용된다.

● 위장이 약한 사람의 복통, 과민성대장증후군에도

'소건중탕'은 '계지탕'에 '작약'의 양을 늘리고 '교이'를 추가 한 것으로, 위장의 냉증을 개선하여 위장의 상태를 좋게 하는 약이다. 따라서 위장이 약해서 긴장하면 배가 아프고, 배변 시 복통을 동반하는 과민성대장증후군이 있는 성인에게도 사용된다.

■ 유의점

• 허약체질을 개선하기 위해 장기간 사용하기도 한다. 장기간 사용할 때는 '감초'의 부작용에 주의한다. '감초'의 부작용으로 부종, 혈압상승 등을 일으킬 수 있다.
• 약맛은 달지만, 계피향이 강하다. 먹기 거북할 때는 더운 물에 엑스제를 녹여서 먹어도 좋다.

■ 제품 소개

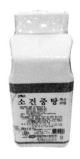

• **제품명** : 소건중탕
• **제형** : 과립
• **제조사** : 한국신텍스제약(한국)

제품명	제 형	제조사
마진가과립(소건중탕)	과립	한풍제약
인스팜소건중탕엑스과립	과립	한국인스팜
정우이호과립(소건중탕엑스)	과립	정우신약

운동 · 신경계질환에 잘 듣는 한방약

소경활혈탕 疎經活血湯

• 출전 「만병회춘」(16세기)

혈액의 순환을 원활하게 하여, 통증을 제거한다. 특히 어깨결림이나 요통, 하반신의 관절통, 근육통, 신경통 등에 많이 사용된다.

■ 약제의 구성

기본성분	당귀	지황	천궁	백출	복령	도인	작약	우슬	방기
분량(g)	2	2	2	2	2	2	2.5	1.5	1.5

방풍	용담	생강	진피	백지	감초	위령산	강활	17종
1.5	1.5	0.5	1.5	1	1	1.5	1.5	27.5

■ 한방의 관점

| 허실 | 허 | **중간** | 실 |

| 음양 | 음 | **양** |

| 기혈수 | 혈허 | **어혈** | 수체 |

| 오장 | 간의 실조 |

■ 이런 사람에게

- 체력이 보통인 사람
- 요통, 하지통(관절통, 근육통, 신경통)
- 기온변화(특히 한랭)로 통증이 심해진다.
- 어혈이 있다.

■ 이런 증상에

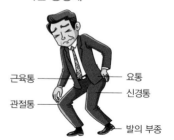

근육통 — 요통
신경통
관절통
발의 부종

■ 적용 질환 · 증상

순환기	하지정맥류
운동 · 신경	관절통, 변형성슬관절증, 요통, 근육통, 오십견, 좌골신경통, 신경통, 뇌혈관 장애 후유증
교원병	류마티스관절염
기타	부종

● 급성에서 만성까지 넓은 범위의 통증에 사용한다

'소경疏經'이란 막힌 혈류를 소통시킨다, '활혈活血'은 혈액의 흐름을 순조롭게 한다는 뜻이다. 따라서 '소경활혈탕'이라는 이름은 혈액이나 수분의 흐름을 좋게 하여, 혈액순환이나 수분대사를 활발하게 한다는 의미를 포함하고 있다. 통증을 줄이는 생약, 혈액의 순환을 좋게 하는 생약, 불필요한 수분을 제거하는 생약 등 17종으로 구성되어 있다. 주로 '혈'이 부족한 '혈허'에 대한 처방이지만, '혈'의 순환이 나쁜 '어혈'이나 '수'가 정체한 '수체'도 함께 개선하므로, 급성통증에서부터 만성통증까지 넓은 범위의 통증에 사용된다.

● 관절통이나 신경통 등에 좋으며, 특히 하반신의 통증에 효과적이다

대단히 복잡한 것처럼 보이지만, '사물탕'에 '도인'을 더한 것이 처방의 기본이다. 체력이 보통인 사람의 관절통, 요통, 신경통, 근육통 등에 많이 사용된다. 특히 허리에서 다리에 걸친 하반신의 통증에 효과가 있으며 어깨결림, 수족통증, 저림 등에도 사용된다. 노화하면서 증가하는 변형성관절염이나 변형성척수증, 류마티스 관절염 등의 통증을 비롯하여, 당뇨합병증의 신경장애에 의한 수족통증이나 저림에 사용되기도 한다.

■ 유의점
- 식욕부진, 위부불쾌감, 오심, 구토, 설사 등의 증상이 나타날 수 있다.
- '마황'이나 '부자'를 포함하지 않기 때문에, 이들 생약의 부작용이 나기 쉬운 사람도 사용할 수 있다.

■ 제품 소개

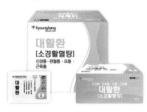

- **제품명** : 대활환(소경활혈탕)
- **제형** : 과립
- **제조사** : 경방신약(한국)

제품명	제 형	제조사
경진소경활혈탕엑스과립	과립	경진제약사
경통환(소경활혈탕)	환제	아이월드제약
경혈산엑스과립(소경활혈탕)	과립	한중제약

호흡기질환에 잘 듣는 한방약
소시호탕 小柴胡湯

- 출전 「상한론」 (3세기)

　오래된 감기, 미열, 식욕부진 등으로 체력이 저하된 사람에게 적합하다. 만성간염, 만성위장장애, 신염, 면역이상 등의 질환에 사용된다.

■ 약제의 구성

기본성분	시호	반하	황금	인삼	대조	생강	감초	7종
분량(g)	6	5	3	3	3	1	2	23

■ 한방의 관점

| 허실 | 허 | **중간** | 실 |

| 음양 | 음 | **양** |

| 오장 | **간의 실조** |

■ 이런 사람에게

- 체격이 좋고, 체력이 보통인 사람
- 명치부 주위에 불쾌감, 저항·압통이 있다(흉협고만).
- 입이 쓰고 끈적하며 식욕부진, 메스꺼움, 미열, 전신권태감 등이 있다.

■ 이런 증상에

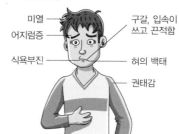

미열
어지럼증
식욕부진
구갈, 입속이 쓰고 끈적함
허의 백태
권태감

■ 적용 질환·증상

호흡기	감기증후군, 기관지염, 폐렴, 흉막염, 폐결핵
소화기	만성위장염, 만성간염, 간경변, 수술 후 간장애, 담석증, 담낭염
부인과	산후회복부전
피부과	두드러기, 대상포진
신·비뇨기	만성신염, 신우신염
이비인후과	인두염, 이하선염, 중이염, 비염, 축농증, 편도선염
기타	임파선염, 면역이상, 알레르기성질환, 심신증, 빈혈

● 면역력을 높여서 원기를 회복시킨다

'소시호탕'은 응용범위가 넓어서 병명에 관계없이 여러 가지 병이나 증상에 효과를 발휘한다. 그러나 대개 면역기능을 조절하고, 염증을 억제하는 곳에 많이 사용되는 처방이다. 체력이 중간 정도이고, 명치부 주위가 부풀어 있어 누르면 통증이 있는 흉협고만, 입속이 쓰고 끈적한 불쾌감, 식욕부진, 메스꺼움, 미열, 권태감 등이 있는 사람에게 사용되는 약이다. 오래 지속된 감기, 기관지염 등 열을 동반하는 급성질환, 각종 알레르기성질환, 만성위장장애, 만성간염 등으로 인한 간기능장애, 산후회복부전 등에도 널리 사용되고 있다.

● 소아의 체질개선에도 사용된다

체질이 허약한 소아의 체질개선에도 많이 사용된다. 특히 소아의 편도선염이나 기관지염, 아데노이드adenoid에도 효과가 있다. '소시호탕' 등의 '시호제'는 체력 상태에 따라 사용하는데, '대시호탕'→'사역산'→'시호가용골모려탕'→'소시호탕'→'시호계지탕'→'시호계지건강탕' 순으로 '실증'에서 '허증'에 사용한다.

■ 유의점
• 인터페론제제를 사용 중인 사람, 간경변·간장암이 있는 사람, 만성간염으로 혈소판 수가 적은 사람은 사용할 수 없다. 드물지만, 간기능장애, 황달 등의 부작용에도 주의가 필요하다.
• 드물게 부작용으로 간질성폐렴이 일어나는데, 조기에 적절한 처치를 받지 않으면 대단히 위험한 상태를 초래할 수 있다.

■ 제품 소개

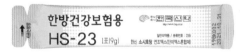

• **제품명** : 한신소시호탕
• **제형** : 액제
• **제조사** : 한신제약(한국)

제품명	제 형	제조사
정우소시호탕엑스과립	과립	정우신약
한중소시호탕혼합단미엑스산	산제	한중제약
함소아소시호탕엑스과립	과립	함소아제약

호흡기질환에 잘 듣는 한방약

소청룡탕 小靑龍湯

• 출전 「상한론」·「금궤요략」(3세기)

기침이나 묽은 가래, 콧물이 있는 환자에게 사용한다. 급성기뿐 아니라 증상이 오랫동안 지속된 경우에도 사용할 수 있다.

■ 약제의 구성

기본성분	마황	작약	건강	감초	계피	세신	오미자	반하	8종
분량(g)	3	3	3	3	3	3	3	6	27

■ 한방이 관점

| 허실 | 허 | 중간 | 실 |

| 음양 | 음 | 양(초기) |

| 기혈수 | 수체 | 기체 | 혈허 |

| 오장 | 폐의 실조 |

■ 이런 사람에게

- 체력이 보통인 사람
- 천식, 기침, 호흡곤란 등의 호흡기증상이나 코의 증상
- 물 같은 가래나 콧물, 코막힘, 재채기 등을 동반한다.
- 명치부에 진수음이 있다.

■ 이런 증상에

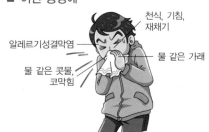

천식, 기침, 재채기

알레르기성결막염

물 같은 가래

물 같은 콧물, 코막힘

■ 적용 질환·증상

호흡기	급성·만성기관지염, 감기증후군, 기관지천식, 기관지염의 보조치료
이비인후과	급성·만성비염, 알레르기비염, 비염, 화분증
소아과	소아천식, 백일해
기타	알레르기성결막염, 신장병

● 묽은 콧물이 줄줄 나오는 알레르기비염에

물같이 묽은 콧물이나 가래, 재채기, 코막힘 등의 증상이 있을 때 사용되는 약으로, 기침이나 알레르기성 비염 등에 많이 처방된다. 또 알레르기성결막염으로 눈이 가렵거나 눈물이 나는 증상에도 효과가 있다. 약을 복용하더라도 졸리는 등

의 부작용이 없다. '소청룡탕'이 특히 효과를 나타내는 경우는, 체력이 중간 정도인 사람에게 위 주위를 가볍게 두드리면 꾸룩꾸룩하는 소리가 나는 위부진수음 胃部振水音이 있는 경우이다.

최근의 서양의학적인 임상실험에서도 '소청룡탕'이 알레르기비염에 가장 효과가 좋은 한방약이라 결과가 나왔으며, 기관지염이나 기관지천식 등의 증상을 개선하는 효과도 보고되어 있다.

● 화분증 치료에도 효과가 있다

한방에서는 묽은 콧물이 나오는 상태를 '수'의 흐름에 이상이 생긴 '수체'로 파악한다. 알레르기비염과 마찬가지로 봄철에 유행하는 화분증도 묽은 콧물과 재채기가 난다. '소청룡탕'은 화분증의 치료에도 이용되며, 일본동양의학회의 화분증 진료가이드라인에서도 기재되어 있다. '청룡'은 고대 중국의 사방을 지키는 수호신 중 하나로 동방을 지키는 신수 神獸이다. 청룡의 색이 푸른색인데, '소청룡탕'의 주약인 '마황'의 색이 푸르기 때문에 '청룡'이라는 이름이 붙여졌다.

■ 유의점
- 알레르기체질을 개선하기 위해 장기간 복용하는 경우가 있는데, 이때에는 '감초'의 부작용에 주의해야 한다.
- '마황'의 부작용으로 인해 불면, 빈맥, 심계항진, 혈압상승 등을 일으킬 수 있기 때문에, 심장병이 있는 사람이나 고령자는 복용 시 주의가 필요하다.

■ 제품 소개

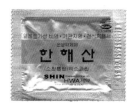

- **제품명** : 한해산(소청룡탕)
- **제형** : 과립
- **제조사** : 신화제약(한국)

제품명	제 형	제조사
경진소청룡탕	산제	경진제약사
기가천과립(소청룡탕)	과립	한솔신약
기승천소청액	액제	부광약품

신·비뇨기질환에 잘 듣는 한방약

시령탕 柴苓湯

- 출전「세의득효방」(14세기)

구갈, 소변량 감소, 구토 등이 있을 때 사용한다. 급성·만성위염이나 신증후군, 급성위장염, 간경변, 더위먹음 등에 효과가 있다.

■ 약제의 구성

기본성분	시호	반하	생강	황금	대조	인삼
분량(g)	5	4	1	3	2.5	2.5

감초	택사	저령	복령	백출	계피	12종
2	5	3	3	3	2.5	36.5

■ 한방의 관점

| 허실 | 허 | 중간 | 실 | | 음양 | 음 | 양 |

| 기혈수 | 수체 |

■ 이런 사람에게

- 체력이 보통인 사람
- 명치부~계륵부의 불쾌감, 저항·압통(흉협고만)
- 구갈, 소변량 감소, 부종
- 오심·구토, 식욕부진, 설사, 복통

■ 이런 증상에

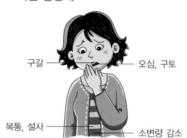

구갈 — 오심, 구토
복통, 설사 — 소변량 감소

■ 적용 질환·증상

소화기	묽은 설사, 급성·만성위장염, 간염, 간경변, 궤양성대장염
신·비뇨기	급성·만성신염, 신증후군, 신우신염
부인과	임신중독증
이비인후과	삼출성중이염
교원병	류마티스관절염
기타	부종, 더위먹음

● 위장염이나 설사에 사용된다

'시령탕'은 주로 메스꺼움, 식욕부진, 구갈, 소변량 감소 등을 동반하는 묽은 설사, 급성·만성위장염, 더위먹음, 부종 등에 사용된다. 그 외에 여러 가지 병의 원인인 부종이나 암수술에 의해 생긴 림프부종, 더위먹음으로 의한 설사 등에 사용되기도 한다. 또 최근에는 '시령탕'에 면역조절작용이 있다는 보고도 있어, 이런 작용을 기대하는 신장병 등의 치료에 사용되기도 한다. 신증후군이나 류마티스관절염에 부신피질호르몬 스테로이드제을 사용하지 않으면 안 될 경우에 '시령탕'을 병용함으로써 스테로이드제의 사용량을 줄일 수 있다.

● 면역계에 작용하여 '수'의 순환을 좋게 한다

'시령탕'은 이수작용이 우수한 '소시호탕'과 면역조절작용 및 항염증작용이 있는 '오령산'의 합방으로, 각 처방에서 한 자씩 따서 붙인 이름이다. 따라서 면역계의 작용을 조절하여 '수'의 순환을 개선함으로써, 체내에 남아도는 수분을 제거하는 작용을 한다. '시령탕'의 성분인 '시호'나 '황금'에는 열을 진정시키는 작용이 있다.

■ 유의점
- 비교적 체력에 관계없이 사용할 수 있다.
- 드물게 간질성폐렴이나 간기능장애, 황달을 일으킬 수가 있어 주의가 필요하다. '감초'의 부작용으로 부종이나 혈압상승이 일어날 수 있다.

■ 제품 소개

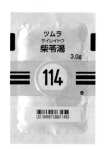

- **제품명** : 시령탕
- **제형** : 과립
- **제조사** : 쯔무라(일본)

제품명	제 형	제조사
삼위왕(시령탕엑기스과립)	과립	천우신약(주)
한중시령탕엑스과립	과립	한중제약
한풍시령탕엑스과립	과립	한풍제약

정신신경계질환에 잘 듣는 한방약

시호가용골모려탕 柴胡加龍骨牡蠣湯

- 출전 「상한론」 (3세기)

정신적으로 불안하고 신경질적인 사람의 기분을 차분하게 진정시켜주는 효과가 있다. 고혈압이나 동맥경화 등 순환기질환에도 사용한다.

■ 약제의 구성

기본성분	시호	반하	복령	계피	대조	인삼	용골	모려	생강	대황	10종
분량(g)	5	4	3	3	2.5	2.5	2.5	2.5	0.5	1	26.5

■ 한방의 관점

| 허실 | 허 | 중간 | 실 |

| 음양 | 음 | 양 |

| 기혈수 | 기허 |

| 오장 | 간의 실조 |

■ 이런 사람에게

- 체력이 보통 이상인 사람
- 정신불안, 불면, 초조감, 심계항진
- 명치부~계륵부의 불쾌감, 저항 · 압통(흉협고만)
- 복부대동맥의 박동항진(제상계)

■ 이런 증상에

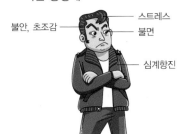

스트레스
불안, 초조감
불면
심계항진

■ 적용 질환 · 증상

호흡기	기관지천식
순환기	고혈압, 부정맥, 심계항진, 심장신경증, 흉통, 발작성빈맥, 협심증, 심부전, 심근경색후유증, 동맥경화증
소화기	만성간염
운동 · 신경	어깨결림, 뇌혈관장애후유증, 자율신경실조증
신 · 비뇨기	발기장애, 만성신염
부인과	갱년기장애
신경정신	신경증, 불면증, 우울증, 간질, 히스테리, 원형탈모증
소아과	야제증
교원병	바세도우병

● 흉협고만이나 제상계 등의 증상에 사용한다

비교적 '실증'인 사람의 스트레스와 억울·불안·초조·불면 등의 정신질환이 처방의 기준이다. 신경증, 불면증, 우울증, 신경성심계항진, 소아야제증, 발기장애 등에 처방된다. 또 고혈압이나 동맥경화증, 만성신장병 등에 동반되는 증상을 개선하기 위해 장기간 사용하기도 한다.

한방진찰에서 상복부가 팽창하여 아픈 증상인 흉협고만胸脇苦滿이나 배꼽 윗부분에 박동이 느껴지는 제상계臍上悸 등의 증상이 있을 때 사용된다.

● '간'을 편하게 하여 신경정신증상을 개선한다

한방에서는 스트레스와 신경정신증상을 '기'의 이상이나 '간'의 실조로 인해 생기는 것으로 파악한다. '시호가용골모려탕'은 '기'의 이상 중에서도 특히 '기체'인 경우에 많이 사용되는 약으로, 한방의 대표적인 정신안정제라 할 수 있다. 이 약의 성분인 '용골'은 대형포유류의 뼈화석이고, '모려'는 굴껍질이다. 이들은 모두 칼슘을 함유하여 불안감이나 초조감을 진정시키고, 근육의 경련을 완화시키는 작용이 있다. 또 '시호'에는 '열'을 식히고, '기'의 울체를 제거하는 작용이 있다.

■ 유의점
• '감초'가 포함되지 않아서, 신기능저하 환자도 사용할 수 있다.
• 혈압강하제와 함께 복용할 수 있다.
• 드물게 간질성폐렴이나 간기능장애, 황달을 일으킬 수 있다.

■ 제품 소개

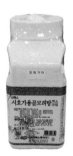

• **제품명** : 시호가용골모려탕
• **제형** : 과립
• **제조사** : 한국신텍스제약(한국)

제품명	제 형	제조사
시모과립(시호가용골모려탕엑스)	과립	한풍제약
한신시호가용골모려탕엑스과립	과립	한국신약
한중시호가용골모려탕엑스과립	과립	한중제약

정신신경질환에 잘 듣는 한방약

시호계지건강탕 柴胡桂枝乾薑湯

• 출전 「상한론」(3세기)

체력이 약한 사람에게 불안이나 불면 등의 정신신경 증상이 있는 경우에 사용한다. 또 감기로 도한, 미열이 계속되는 경우에도 효과가 있다.

■ 약제의 구성

기본성분	시호	계피	괄루근	황금	모려	건강	감초	7종
분량(g)	6	3	3	3	3	2	2	22

■ 한방의 관점

| 허실 | 허 | 중간 | 실 |

| 기혈수 | 기허 | 기역 |

| 음양 | 음 | 양 |

| 오장 | 간의 실조 |

■ 이런 사람에게

- 체력이 저하된 사람
- 피로권태감, 심계항진, 호흡장애, 불면, 오한, 미열, 도한, 구갈
- 흉협고만
- 복부대동맥의 박동항진

■ 이런 증상에

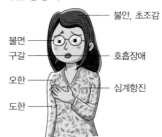

불안, 초조감
불면
구갈
오한
도한
호흡장애
심계항진

■ 적용 질환·증상

호흡기	감기증후군, 기관지염, 폐렴
소화기	급성·만성위염, 위·십이지장궤양, 간염
정신신경	신경증, 불면증
부인과	갱년기장애, 월경불순, 산후회복부전

● 체력이 약한 사람의 여러 증상에

'시호계지건강탕'은 '소시호탕'에서 '반하'가 '괄루근'으로, '생강'이 '건강'으로, '대조'가 '모려'로, '인삼'이 '계피'로 대체된 처방이다. 체력이 허약하고 빈혈기, 구갈, 심계항진, 호흡장애, 신경과민 등의 증상이 있는 사람의 갱년기장

애, 부인병, 신경증, 불면증 등에 사용되는 한방약이다. 감기 등으로 미열, 도한, 식욕부진, 마른기침, 숨가쁨 등이 있을 때도 효과가 있다. 과민성대장증후군, 빈혈, 체력저하 등에 이용되기도 한다. 이 약은 '시호제' 중에서도 가장 체력이 약한 사람을 대상으로 한다.

● 흉협고만과 제상계가 처방 포인트

'시호계지건강탕'은 '시호'와 '황금'을 중심으로 하는 '시호제'로, 응용범위가 대단히 넓지만 대개 자율신경계와 관련된 질환에 사용되는 경우가 많다. 따라서 이 약을 적용하는 특징적인 소견은 한방진찰에서 '시호제'의 처방기준이 되는 흉협고만 명치부의 불쾌감·압통과 제상계 배꼽 위의 박동를 동반하는 경우이다. 신경흥분이나 염증을 진정시키는 '시호', 염증이나 통증을 진정시키는 '황금', 몸을 따뜻하게 하는 '건강', 칼슘을 함유하여 기분을 온화하게 하는 '모려' 등이 작용하여, 과민한 신경을 완화시키고 몸의 열이나 염증을 잡아서 심신을 안정시키는 작용을 한다.

■ 유의점
• 응용범위가 넓으며, 자율신경계와 관계되는 환자에게 사용되는 경우가 많다.
• 장기간 복용하는 경우가 많은데, 이때에는 '감초'의 부작용에 주의해야 한다.

■ 제품 소개

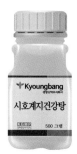

• **제품명** : 시호계지건강탕
• **제형** : 과립
• **제조사** : 경방신약(한국)

제품명	제 형	제조사
강건보(시호계지건강탕엑스과립)	과립	천우신약(주)
남창시호계지건강탕엑스과립	과립	동의제약
산틴과립(시호계지건강탕엑스)	과립	동인당제약

소화기질환에 잘 듣는 한방약

시호계지탕 柴胡桂枝湯

- 출전 「상한론」·「금궤요략」 (3세기)

과민성대장증후군과 같이 복통을 동반하는 소화기증상에 사용한다. 또 발열이나 오한을 동반하는 감기,
기관지염 등 응용범위가 매우 넓다.

■ 약제의 구성

기본성분	시호	반하	계피	작약	황금	인삼	대조	감초	생강	9종
분량(g)	5	4	2	2	2	2	2	1.5	1	21.5

■ 한방의 관점

| 허실 | 허 | 중간 | 실 |

| 음양 | 음 | 양 |

| 오장 | 간의 실조 |

■ 이런 사람에게

- 체력이 조금 저하된 사람
- 발한, 오한, 관절통, 식욕부진, 두통
- 복직근의 긴장, 흉협고만
- 불안, 불면

■ 이런 증상에

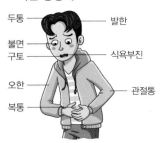

두통 — 발한
불면
구토 — 식욕부진
오한 — 관절통
복통

■ 적용 질환·증상

호흡기	감기증후군, 인플루엔자, 열성질환, 폐결핵, 늑막염
소화기	급성·만성위염, 위·십이지장궤양, 담낭염, 담석증, 간염, 만성췌장염, 상복부 부정수소, 과민성대장증후군, 위산과다
부인과	갱년기장애, 월경불순, 산후회복부전
정신신경	신경증, 불면증
기타	수술 후 체력저하

● 악화된 감기에 사용되는 기본 한방약

'시호계지탕'은 '소시호탕'과 '계지탕'의 합방으로, '소시호탕'에 '계피'와
'작약'을 더한 처방이다. 중국 한나라 의학서 「상한론」이나 「금궤요략」에 나오는

기본적인 처방으로 응용범위가 대단히 넓은 약이다.

소화기증상을 동반하는 감기, 어깨결림이나 열오름이 있는 감기, 소화성궤양, 자율성신경장애 등의 정신질환, 소아폐질환, 소아허약체질 등에 사용된다. 오래된 감기에 많이 이용되며, 특히 저절로 땀이 나거나, 열오름·메스꺼움·식욕부진 등이 있는 사람에게 좋다. 기관지염으로 이러한 증상이 있을 때, 감기에 잘 걸리는 사람의 체질을 개선하기 위한 목적으로 사용되기도 한다.

● 여러 종류의 내장 통증에 효과가 있다

'시호계지탕'은 복통을 동반하는 위장염, 미열·오한·두통·구토기 등이 있는 감기의 후기 증상에 사용한다. 또 경련성 내장통증에 사용되는 약이기도 하며, 과민성대장증후군의 복통에도 많이 사용된다. 그 외에 위·십이지장궤양이나 만성췌장염, 담석·담낭염 등에 의한 통증에도 사용된다.

■ 유의점
• '소시호탕'보다 작용이 온화하므로, 다소 허약한 사람이나 소아에게 사용되는 경우가 많다.
• 목적에 따라 장기간 복용에 대해서는 의견이 분분하지만, 감기 이외에는 비교적 장기간 사용이 가능하다.

■ 제품 소개

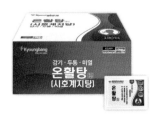

• **제품명** : 온활탕(시호계지탕)
• **제형** : 과립
• **제조사** : 경방신약(한국)

제품명	제 형	제조사
경진시호계지탕엑스과립	과립	경진제약사
계시탕엑스과립(시호계지탕엑스과립)	과립	한중제약
시계론과립(시호계지탕엑스과립)	과립	한풍제약

피부과질환에 잘 듣는 한방약

십미패독탕 +味敗毒湯

• 출전 「양과방전」(19세기)

화농성 여드름에 효과가 있으며, 그 외에도 아토피피부염이나 두드러기 등의 피부질환에 많이 사용된다.
화농을 수반하거나, 화농이 반복되는 경우에 사용하면 좋다.

■ 약제의 구성

기본성분	시호	앵피	길경	천궁	복령	독할	방풍	감초	생강	형개	10종
분량(g)	3	3	3	3	3	3	3	2	1	2	26

■ 한방의 관점

| 허실 | 허 | 중간 | 실 |

| 음양 | 음 | 양 |

■ 이런 사람에게

- 체력이 보통인 사람
- 비만성 발진(구진, 팽진), 분비물이 적은 경우
- 화농을 수반하거나 반복한다.

■ 이런 증상에

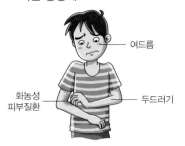

여드름

화농성
피부질환

두드러기

■ 적용 질환 · 증상

피부과	화농성피부질환, 급성피부질환의 초기, 아토피피부염, 두드러기, 농피증, 백선, 무좀, 여드름, 접촉성피부염
이비인후과	만성중이염, 비염, 축농증, 편도선
기타	다래끼, 림프절염

● 에도 시대에 일본인이 만든 한방약

'십미패독탕'은 중국 명나라 때 의학서인 「만병회춘」에 실려 있는 '형방패독산'에서 '전호', '박하', '연교', '지각', '금은화'를 빼고, 벚나무의 속껍질인 '앵피'를 추가하여 만든 것으로 원방보다 우수하다는 평가를 받고 있다. 일본 에도시대 때 외과의사인 하나오카 세이슈가 만든 한방약이며, 10종류의 생약이 들어

가고, 독소를 제거하기 때문에 '십미패독탕'이라는 이름이 붙여졌다. 화농을 억제하여 피부의 부종이나 홍반, 가려움증을 제거하는 한방약이다.

● 거의 대부분의 피부질환에 사용되는 처방

'십미패독탕'은 대부분의 피부질환에 적용하는 처방으로, 비교적 단기간에 증상이 개선되지만 체질개선을 위해 장기간 사용하기도 한다. 화농한 종기나 화농을 반복하는 여드름, 피부염, 습진, 두드러기, 아토피피부염, 무좀 등의 개선에 사용된다. 특히 분비물이 적은 경우에 많이 사용된다. 체력이 보통이고, 얼굴색이 검고 비교적 신경질적인 사람에게 적합한 약이다. '십미패독탕'은 일반적으로 피부병 중에서도 급성병의 초기에 많이 이용되는 약이지만, 알레르기체질이나 화농이 잘 생기는 사람의 체질을 개선하기 위한 목적으로 사용되기도 한다.

■ 유의점
- 염증이 심할 때는 '황련해독탕'과 함께 쓰기도 한다. 또 습진에는 '의이인'과 함께 쓰기도 한다.
- 위장이 약한 사람이 사용하면, 식욕부진·메스꺼움·설사 등이 나타나거나 이런 증상이 악화될 수도 있다.

■ 제품 소개

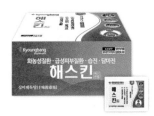

- **제품명** : 해스킨(십미패독탕)
- **제형** : 과립
- **제조사** : 경방신약(한국)

제품명	제 형	제조사
경진십미패독탕엑스과립	과립	경진제약사
소진산엑스과립(십미패독탕)	과립	한중제약
인스팜십미패독탕엑스과립	과립	한국인스팜

십전대보탕 +全大補湯

- 출전 「화제국방」 (12세기)

  병후, 수술 후, 큰 병 등으로 저하된 기력을 보강할 목적으로 사용한다. 부인과에서는 피로권태감, 빈혈, 수족냉증 등에 사용하며, 부인과 암의 부작용 완화에도 효과가 있다.

■ 약제의 구성

기본성분	인삼	황기	백출	복령	당귀	작약	지황	천궁	계피	감초	10종
분량(g)	3	3	3	3	3	3	3	3	3	1.5	28.5

■ 한방의 관점

| 허실 | **허** | 중간 | 실 |

| 음양 | **음** | 양 |

| 기혈수 | **기허** | **혈허** |

■ 이런 사람에게

- 병후 · 수술 후 체력이나 기력이 저하된 사람
- 전신이 매우 쇠약하다.
- 피로권태감, 빈혈, 식욕부진, 수족냉증, 피부건조, 도한, 구강내 건조
- 열증상은 없다.

■ 이런 증상에

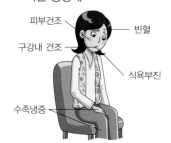

피부건조 / 빈혈 / 구강내 건조 / 식욕부진 / 수족냉증

■ 적용 질환 · 증상

소화기	소화기 암치료의 부작용, 위하수증, 만성간염, 식욕부진, 위장허약, 치루, 탈항
부인과	냉증, 빈혈, 부인과 암치료의 부작용
피부과	습진, 아토피피부염, 욕창
교원병	교원병
기타	각종 질환의 병후 · 수술 후 체력저하, 구내염, 피로권태, 도한, 저혈압, 백혈병, 출혈

● 쇠약하고 피로한 사람의 기력과 체력을 보충한다

병후, 산후, 수술 후, 큰 병 등으로 '기'와 '혈'이 현저하게 부족하고 허약한 사람에게 적합한 한방약이다. 혈행을 촉진시키고 자양강장작용이 있는 10종류의

생약을 배합하여, 기력과 체력을 보충한다. 몸을 보하는 '보제'의 대표적인 처방으로, 대단히 응용범위가 넓으며 주로 소모성질환에 사용한다.

피로권태감, 빈혈, 피부건조, 식욕부진, 도한, 수족냉증 등의 증상이 있을 때 처방한다. 산후쇠약, 빈혈, 냉증, 허약체질, 위장허약, 피부염의 개선 등 여러 가지 목적으로 사용된다.

● 병 후 혹은 수술 후의 회복을 돕는다

'십전대보탕'은 응용범위가 대단히 넓은 처방으로, 원인을 불문하고 피로감이 계속되어 혈색이 나빠지는 경우에 사용한다. '보중익기탕'과 용도가 비슷하지만, 빈혈과 관련된 증상에는 '십전대보탕'을 사용한다. 또 허약한 몸 상태를 회복시키는 용도로 많이 사용되며, 수술 후의 회복을 돕고 항암제치료나 방사선치료의 부작용을 경감시키기 위한 방향으로도 활용되고 있다. 일본에서는 수술 후 체력보강을 위해 '십전대보탕'을 사용하는 외과의사가 많아지고 있다고 한다. 뇌혈관 장애의 만성기나 만성간염, 간경변 등의 치료에도 이용된다.

■ 유의점

- '보중익기탕'과 쓰임새가 비슷하지만, 빈혈과 관련되는 증상인 있는 경우는 '십전대보탕'을 사용한다.
- 드물게 '지황'에 의한 식욕부진, 설사 등이 나타나는 수가 있다.

■ 제품 소개

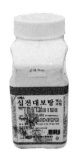

- **제품명** : 십전대보탕
- **제형** : 과립
- **제조사** : 한국신텍스제약(한국)

제품명	제 형	제조사
경방십전대보탕엑스과립	과립	경방신약
정우십전대보탕엑스과립	과립	정우신약
한신십전대보탕과립	과립	한국신약

소화기질환에 잘 듣는 한방약

안중산 安中散

• 출전 「화제국방」(12세기)

위장이 약하고, 만성적으로 복통과 속쓰림이 있는 경우에 사용한다. 한방 위장약의 기본처방이며, 시판되는 한방 위장약에 기본으로 들어간다.

■ 약제의 구성

기본성분	계피	모려	축사	연호색	회향	감초	양강	7종
분량(g)	3	3	2	3	2	2	1	16

■ 한방의 관점

| 허실 | 허 | 중간 | 실 |

| 음양 | 음 | 양 |

| 오장 | 비의 실조 |

■ 이런 사람에게

- 마른 형으로 복부근육이 이완되고, 명치부에 진수음이 있다.
- 비교적 체력이 저하된 사람
- 만성적인 위통, 속쓰림
- 식욕부진, 위하수, 오심, 구토 등을 동반한다.

■ 이런 증상에

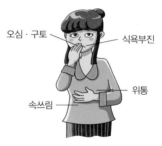

오심 · 구토
식욕부진
위통
속쓰림

■ 적용 질환 · 증상

| 소화기 | 신경성위염, 위무력증, 위산과다, 급성 · 만성위염, 위 · 십이지장궤양 |

● 위산분비 과다로 인한 위통에 효과가 좋다

기능성위장장애에 사용되는 한방약 중 하나이다. 기능성위장장애란 특별한 원인질병이 없는데도 속쓰림, 더부룩함, 구토, 소화불량 등 여러 가지 소화기 관련 증상이 3개월 이상 지속되는 만성질환을 말한다. 우리나라 인구의 10% 이상에서 발생하는 매우 흔한 질환이다. 종래에는 신경성위염 혹은 만성위염이라고도 불렸다.

'안중산'은 야윈 체형에 비교적 체력이 저하되어 복부근력이 없는 사람의 위통을 비롯하여 속쓰림, 메스꺼움, 식욕부진 등의 증상에 사용된다. 위산을 억제해주는 효과도 있어서, 특히 위산분비가 많은 사람의 위통 등에도 많이 사용된다.

● 심한 위궤양에는 위산분비 억제제를 우선적으로 사용한다

'안중산'은 신경질적인 사람에게 적합한 약으로 스트레스로 인한 위 팽만감, 불쾌감 등에도 사용된다. 위무력증에 동반되는 불쾌한 증상의 개선에도 도움이 된다. 스트레스 등의 정신적인 요인으로 인한 위통이 계속될 때는 장기간 처방되기도 한다. 위통에 널리 사용되지만, 확실한 위궤양이 있는 경우에는 위산분비를 강력하게 억제하는 서양약에 의한 치료를 우선으로 하는 것이 원칙이다.

■ 유의점
• '시호계지탕'과 함께 사용하는 것도 좋다.
• '중초'를 따뜻하게 하여 한기를 제거하기 때문에, 염증성질환에는 부적합하다.

■ 제품 소개

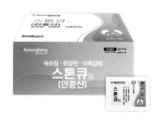

• **제품명** : 스톤큐(안중산)
• **제형** : 과립
• **제조사** : 경방신약(한국)

제품명	제 형	제조사
경진안중산엑스과립	과립	경진제약사
아이월드안중산과립	과립	아이월드제약
한중안중산엑스과립	과립	한중제약

정신신경질환에 잘 듣는 한방약

억간산 抑肝散

- 출전 「보영촬요」 (16세기)

  화를 잘 내고 항상 초조해하며, 불면증 등 정신신경 증상을 호소하는 사람에게 사용된다. 원래 소아의 야제증에 사용되던 약이다.

■ 약제의 구성

기본성분	당귀	천궁	복령	백출	시호	감초	조구등	7종
분량(g)	3	3	4	4	2	1.5	3	20.5

■ 한방의 관점

허실	허	중간	실

음양	음	양

오장	간의 실조

■ 이런 사람에게

- 체력이 보통인 사람
- 신경과민, 흥분, 분노, 초조감, 불면
- 소아 야제증
- 눈꺼풀·안면 경련, 손발 떨림

■ 이런 증상에

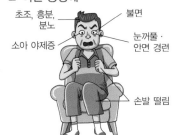

초조, 흥분, 분노
불면
소아 야제증
눈꺼풀·안면 경련
손발 떨림

■ 적용 질환·증상

신경·운동	뇌혈관장애후유증, 틱장애
부인과	갱년기장애
정신신경	신경증, 불면증, 히스테리, 간질
소아과	소아 야제증, 소아감증(疳症)
기타	눈꺼풀경련

● '간'의 항진을 억제하는 작용이 있다

'억간산'은 '당귀작약산'에 '택사', '작약'을 빼고 '시호', '조구등', '감초'를 더한 처방이다. '조구등'은 알카로이드 성분을 포함되어 있어, 혈소판의 응집과

혈전예방을 비롯하여 관절통 및 류마티스관절염 통증의 개선에 효과가 있는 것으로 알려져 있다.

한방에서는 '간'의 기능이 항진되면 흥분감이나 초조감이 나타나고, 근육이 긴장된다고 생각한다. '억간산'이란 이름은 '간'의 흥분을 억제해주기 때문에 붙여진 것이다 肝=疳. 원래 소아야제증이나 감증 疳症에 사용되는 약이지만, 지금은 성인의 신경증상에도 많이 사용된다. 허약해서 신경이 과민하고 화를 잘 내며, 잘 흥분하고 초조해하며, 잠을 잘 못자는 증상이 있는 사람에게 적합한 약이다. 눈꺼풀경련, 안면경련 또는 손발떨림 증상을 동반하는 경우도 있다.

● 인지증 치매의 행동 · 심리증상에도 효과를 발휘한다

'억간산'은 심인성질환에 사용되는 응용범위가 넓은 처방이다. 최근에는 인지증 치매의 행동 · 심리증상 BPSD을 완화시키는 효과가 주목을 받고 있다. 또 알츠하이머병이나 레비소체형 치매환자의 불면이나 흥분상태가 개선되었다는 보고가 있다. 인지증 환자들에게 나타나는 망상, 환각, 공격성, 흥분을 잘 하고, 화를 잘 내는 등의 행동 · 심리증상에 유용한 약으로 인정받고 있다.

■ 유의점
- 소아에서부터 고령자까지 광범위하게 사용할 수 있다.
- 진정제로 이용되지만, 졸음을 유발하지 않아 복용 후 운전 등도 가능하다.
- 위장이 약한 사람은 식욕부진, 설사 등을 일으킬 수가 있으므로 주의를 요한다.

■ 제품 소개

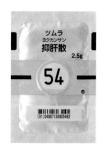

- **제품명** : 억간산
- **제형** : 과립
- **제조사** : 쯔무라(일본)

제품명	제 형	제조사
경진억간산가진피반하엑스과립	과립	경진제약사
한중억간산가진피반하엑스과립	과립	한중제약
한풍억간산가진피반하탕엑스과립	과립	한풍제약

오수유탕 吳茱萸湯

- 출전 「상한론」 · 「금궤요략」 (3세기)

  몸을 따뜻하게 하여 편두통, 두통, 긴장성두통을 개선하는 한방약이다. 또 두통에 동반되는 메스꺼움을 없애는 작용이 있다.

■ 약제의 구성

기본성분	오수유	인삼	대조	생강	4종
분량(g)	4	3	3	2	12

■ 한방의 관점

| 허실 | 허 | 중간 | 실 |

| 음양 | 음 | 양 |

| 기혈수 | 기역 |

| 오장 | 비허 |

■ 이런 사람에게

- 비교적 체력이 저하된 사람
- 수족냉증
- 반복적으로 일어나는 심한 두통이나 편두통
- 두통에 동반되는 어깨 · 목 결림, 오심, 구토

■ 이런 증상에

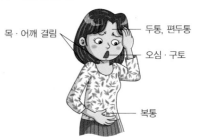

목 · 어깨 결림

두통, 편두통

오심 · 구토

복통

■ 적용 질환 · 증상

소화기	구토, 급성 · 만성위장염, 딸꾹질
운동 · 신경	편두통, 근긴장성두통, 어깨결림, 각기

● '오수유'가 몸을 따뜻하게 하여 편두통을 치료한다

'오수유탕'에는 보온작용과 진통작용이 있는 '오수유'가 몸을 따뜻하게 하여 두통을 치료하며, 그 중에서도 특히 편두통에 유효한 약이다. 편두통은 발작성이 심하고 강한 통증이 특징이며, 지끈지끈한 두통과 메스꺼움을 동반한다. '오수유탕'은 편두통의 한방치료에 대표적인 약으로, 특히 메스꺼움이 동반되는 때에 적합하다. 목결림이나 어깨결림을 동반하는 긴장형두통이나 구토 등에도 사용된다.

두통 외에 월경통이나 기관지천식에도 장기적으로 사용할 수 있다.

또 체력이 저하되어 있고 소화기가 약하며, 손발이 냉한 사람에게 적합한 약이다. 이런 사람들은 한방진찰을 해보면, 대부분 명치부에 저항감이나 압통감이 나타난다.

'인삼'에는 '비'의 기능을 높여주는 작용이 있으며, '대조'와 '생강'은 위장의 기능을 활발하게 하여 소화기능을 향상시킨다.

● 서양약 진통제를 사용하기 어려운 사람에게도

최근 서양의학적 연구에서 '오수유탕'이 두통의 발생 횟수와 강도, 두통에 동반되는 냉증·월경통·어깨결림 등의 증상을 개선하였다는 보고가 있다. 특히 서양약 진통제에 의해 위장장애가 생기기 쉬운 사람에게 권장되는 약이다. 주약 '오수유'와 '생강'은 소화기의 냉증을 개선하여 구역질을 멈추게 하며, 오심, 구토, 상복부의 통증을 치료한다.

■ 유의점
• 탕약은 냄새와 맛이 그다지 좋지 않다. 따라서 엑스제를 더운 물에 녹여 먹기보다는 더운 물로 먹는 것이 좋다.
• 몸을 차지 않게 한다. 특히 배를 차갑게 하지 않는 것이 중요하다.
• 구토기나 흉통이 있으면 냉복해도 좋다. 그러나 위장을 너무 차지 않게 한다.
• 고혈압이나 열감이 심한 두통에는 사용하지 않는 것이 좋다.

■ 제품 소개

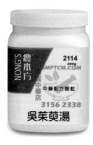

• **제품명** : 오수유탕
• **제형** : 과립
• **제조사** : 농본방(중국)

제품명	제 형	제조사
신텍스오수유탕엑스과립	과립	한국신텍스제약
한신오수유탕엑스과립	과립	한국신약

온경탕 溫經湯

- 출전 「금궤요략」 (3세기)

  월경이상이나 갱년기장애 등 부인과질환에 자주 사용된다. 또 피부건조, 동상, 습진, 피부소양증, 아토피
  피부염 등에도 효과가 있다.

■ 약제의 구성

기본성분	반하	맥문동	당귀	천궁	작약	인삼	계피	목단피	감초	생강	오수유	11종
분량(g)	5	10	2	3	2	2	2	2	2	0.3	3	33.3

■ 한방의 관점

| 허실 | 허 | 중간 | 실 |

| 음양 | 음 | 양 |

| 기혈수 | 혈허 |

■ 이런 사람에게

- 비교적 체력이 저하된 사람
- 냉증
- 수족화끈거림, 입술건조, 발과 허리의 냉증
- 월경이상, 불임, 성기출혈

■ 이런 증상에

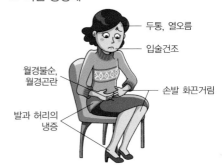

두통, 열오름
입술건조
월경불순, 월경곤란
손발 화끈거림
발과 허리의 냉증

■ 적용 질환 · 증상

운동 · 신경	두통, 요통
부인과	월경곤란증, 월경불순, 월경과다, 월경통, 불임증, 성기출혈, 대하, 난소기능부전, 습관성유 · 조산, 갱년기장애, 냉증
피부과	습진, 아토피피부염, 구순염, 동산, 지장각피증
정신신경	불면증
기타	레이노병

● 월경이상이나 불임증으로 고민하는 여성에게

부인과질환에 뛰어난 효과를 발휘하는 한방약이다. 맥과 복력이 약한 허약체질의 여성에게 나타나는 월경불순이나 불임, 냉·대하증, 월경곤란증, 갱년기장애 등과 같은 부인과 관련 증상에 효과가 있다. 한방에서 말하는 '혈'이 부족한 '혈허'를 개선하는 약으로, 냉증으로 손발이 화끈거리고 입술이 건조한 사람에게 적합하다. '당귀', '작약', '천궁'이 빈혈과 냉증을 치료하는 작용을 한다. 난소의 기능을 컨트롤하는 호르몬밸런스를 조절함으로써 몸의 상태를 개선하는 효과가 있기 때문에, 불임증으로 고민하는 여성에게도 도움이 된다.

● '혈허'를 치료하여, 피부증상을 개선한다

'온경탕'은 대부분 여성에게 처방되며, 체력에 관계없이 피부질환이나 월경불순에 주로 처방된다. 피부 건조·거침, 각질화나 살갖이 트는 것은 '혈허'의 전형적인 증상이다. '혈허'로 인해 피부의 장벽기능이 저하되어 습진 주부습진 등의 피부트러블을 일으키기 쉬운데, 이런 피부증상을 개선하는데 효과가 있다. 부인과질환으로 이 약을 복용했는데, 피부나 모발의 감촉이 좋아지는 효과를 보았다는 사례도 있다.

■ 유의점

• 장기간 복용하는 경우가 많은데, 이때에는 '감초'의 부작용에 주의해야 한다.
• 위장이 현저하게 약한 사람은, 식욕부진이나 오심 등을 일으킬 수도 있다.

■ 제품 소개

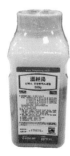

• **제품명** : 온경탕
• **제형** : 과립
• **제조사** : 한국신텍스제약(한국)

제품명	제 형	제조사
경진안중산엑스과립	과립	경진제약사
신화안중산엑스과립	과립	신화제약
아이월드안중산과립	과립	아이월드제약

신 · 비뇨기질환에 잘 듣는 한방약

우차신기환 牛車腎氣丸

- 출전 「제생방」(13세기)

  중년 이상에서 배뇨, 생식기, 신장 등에 나타나는 증상에 많이 사용된다. 특히 야간빈뇨에 효과가 있는 것으로 알려져 있다.

■ 약제의 구성

기본성분	지황	산수유	산약	택사	복령	목단피	계피	우슬	차전자	포부자	10종
분량(g)	6	3	3	3	3	3	1	3	3	0.5	28.5

■ 한방의 관점

| 허실 　허　 **중간** 　실　 　　　| 음양 　**음**　 　양　

| 기혈수 　**수체**　 　　　　　　| 오장 　**신허**　

■ 이런 사람에게

- 비교적 체력이 저하된 사람, 중년 이상
- 허리와 하지의 탈력감, 냉증, 저림
- 빈뇨(특히 야간빈뇨), 배뇨곤란, 요통, 하지통, 부종
- 전신권태감, 구갈

■ 이런 증상에

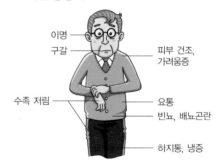

이명
구갈
피부 건조, 가려움증
수족 저림
요통
빈뇨, 배뇨곤란
하지통, 냉증

■ 적용 질환 · 증상

순환기	고혈압, 저혈압
대사 · 내분비	당뇨병, 고지혈증
운동 · 신경	요통, 어깨결림, 좌골신경통, 뇌혈관장애후유증
피부과	노인성피부소양증, 습진
신 · 비뇨기	만성위염, 신증후군, 위축신, 배뇨장애, 요실금, 급성 · 만성방광염, 전립선비대증, 남성불임
이비인후과	이명
기타	백내장, 안정피로, 부종

● 고령자에게 많이 사용되는 '신허'를 개선하는 약

'팔미지황환'의 처방증상에 하반신의 저림이나 부종이 심한 경우에 사용된다. 즉 쉽게 피로감을 느끼며, 허리 아래가 냉하고 저림이나 부종 등의 증상이 있거나, 배뇨장애나 정력감퇴 등이 있을 때 많이 사용된다. 한방에서는 이러한 증상을 '신허'로 판단한다. '오장'의 '신'은 생체에너지인 '기'를 모으는 곳이며, '신'의 동작이 약해지면 이러한 노화증상이 나타난다. 따라서 고령자나 노약자에게는 '신허'를 개선하는 '팔미지황환'이나 '우차신기환'이 많이 사용된다.

● '팔미지황환'에 '우슬'과 '차전자'를 더한 처방

'우차신기환'은 '팔미지황환'에 '우슬'과 '차전자'를 더한 한방약이다. '팔미지황환'의 별명이 '신기환'인데, 여기에 '우슬'과 '차전자'에서 한 자씩 따서 '우차신기환'이라 한 것이다. '우차신기환'은 '팔미환'의 작용을 증강시킬 때 사용하며, 서양의학적인 임상실험에서도 여러 가지 효과가 확인된 약이다. 고령자의 빈뇨 특히 야간빈뇨를 비롯하여 요통, 하지통, 노인성피부소양증, 당뇨합병증 신경장애에 의한 저림 등, 그 효과가 많은 곳에서 확인되었다.

■ 유의점
- '포부자 炮附子'는 '부자'에 비하면 독성이 약화되긴 했지만, 그래도 맹독성이다. 0.5g이라도 중독되는 경우가 있으므로 주의를 요한다.
- 체력이 충실한 사람이나 더위를 잘 타는 사람에게는 맞지 않는 처방이다.

■ 제품 소개

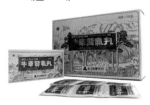

- **제품명** : 우차신기환
- **제형** : 과립
- **제조사** : 오스틴제약(한국)

제품명	제 형	제조사
우차신기환(가미신기환)	환제	오스틴제약

교원병에 잘 듣는 한방약

월비가출탕 越婢加朮湯

• 출전 「금궤요략」 (3세기)

몸속의 수분 흐름이 원활하지 않아서 잘 붓는 사람에게 흔히 발생하는 류마티스관절염, 신염, 신증후군 등에 많이 사용된다.

■ 약제의 구성

기본성분	석고	마황	백출	대조	감초	생강	6종
분량(g)	8	6	4	3	2	1	24

■ 한방의 관점

허실	허	중간	실

음양	음	양

기혈수	수체

■ 이런 사람에게

• 비교적 체력이 충실한 사람
• 부종, 발한, 구갈, 소변량 감소
• 사지관절의 종창, 동통, 열감
• 천명, 기침

■ 이런 증상에

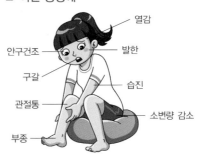

열감
발한
습진
소변량 감소
안구건조
구갈
관절통
부종

■ 적용 질환 · 증상

운동 · 신경	변형성슬관절증, 관절염
대사 · 내분비	각기에 의한 부종, 통풍
교원병	류마티스관절염
피부과	습진, 두드러기, 접촉성피부염, 아토피피부염
신 · 비뇨기	신염, 신증후군, 야뇨증
안과	알레르기성결막염, 각막염, 결막염, 플릭틴(phlycten)
소아과	야뇨증

● 관절의 부종이나 통증, 피부질환 등에 사용된다

'월비가출탕'은 염증에 의해 관절액에 열이 나는 느낌의 부종, 변형성슬관절염, 류마티스관절염아침의 관절 경직 등에 사용된다. 또 열감이나 홍반이 강한 습진, 아토피피부염 등의 피부질환, 그리고 신염, 신장병, 야뇨증 등 신장질환에 사용되기도 한다. 병의 초기에 '중간증'이나 '실증'인 사람에게 사용하며, 체력이 허약한 사람에게는 증상을 악화시키거나 부작용을 일으키기 쉽다.

● '석고'는 갈증을 멈추게 하며, '백출'은 불필요한 수분을 제거한다

'월비가출탕'은 '월비탕'에 '백출'을 추가한 처방이며, '마황'과 '석고'는 발한을 멈추는 작용을 한다. 특히 '석고'에는 강력한 해열, 소염 작용과 갈증을 멈추게 하는 효과가 있으며, '백출'은 불필요한 수분을 제거하는 작용을 한다. 입이 마르거나, 몸이 붓거나, 땀이 나거나, 소변량이 감소하는 등의 증상이 처방의 기준이다. 분비량이 많은 피부염에도 사용된다.

■ 유의점
- '마황'의 부작용으로 인해 불면, 빈맥, 심계항진, 혈압상승 등을 일으킬 수 있기 때문에, 심장병이 있는 사람이나 고령자는 복용 시 주의가 필요하다. 또 '감초'의 부작용으로 혈압상승, 부종 등을 일으킬 수 있다.
- 약을 복용하면 몸에 있는 여분의 수분을 오줌으로 배출하기 때문에, 소변량이 증가하는 경우가 있다.

■ 제품 소개

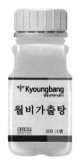

- **제품명** : 월비가출탕
- **제형** : 과립
- **제조사** : 경방신약(한국)

제품명	제 형	제조사
한신월비가출탕엑기스정	정제	한국신약
한중월비가출탕엑스산	산제	한중제약
정우월비가출탕엑스과립	과립	정우신약

육군자탕 六君子湯

- 출전 「만병회춘」 (16세기)

  몸이 허약한 사람의 위장약으로 널리 알려진 한방약이다. 식욕부진, 소화불량 등의 증상 또는 기능성소화관장애에도 사용된다.

■ 약제의 구성

기본성분	인삼	백출	복령	반하	진피	대조	감초	생강	8종
분량(g)	4	4	4	4	2	2	1	0.5	21.5

■ 한방의 관점

| 허실 | 허 | **중간** | 실 |

| 음양 | **음** | 양 |

| 기혈수 | 기허 | **기체** | 수체 |

| 오장 | **비허** |

■ 이런 사람에게

- 비교적 체력이 저하된 사람
- 식욕부진, 소화불량, 명치부의 팽만감, 메스꺼움
- 수족냉증, 어지럼증
- 복력이 약하고, 명치부에 진수음이 있다.

■ 이런 증상에

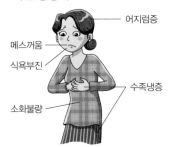

어지럼증
메스꺼움
식욕부진
수족냉증
소화불량

■ 적용 질환 · 증상

소화기	급성 · 만성위염, 위무력증, 위하수증, 위 · 십이지장궤양, 만성위장염, 식욕부진, 과민성대장증후군, 소화불량, 역류성식도염, 만성췌장염, 위장허약
기타	허약체질

● '허증'인 사람에게 사용되는 대표적인 위장약

비교적 체력이 떨어진 '허증'인 사람의 위장약으로 자주 처방되는 약이다. 위장의 작용을 개선하는 '사군자탕' '인삼', '백출', '복령', '감초', '생강', '대조'에 위 속의 '수'의 정체를 개선하는 '이진탕' '반하', '진피'을 더하여, 소화기의 기능을 높인 처방이다. 약에 포함된 '인삼', '백출'은 '비허'를 개선하여 소화기능을 높이며, '반하', '복령', '진피', '감초'는 위의 기능을 높이는 작용을 한다. 이 6가지 생약을 6명의 군자로 보고 '육군자탕'이라는 이름을 붙였다.

● 기능성위장장애나 위식도역류증에 효과가 좋다

'육군자탕'은 야윈형이고 안색이 나쁘며, 냉증이 있는 사람이 명치부의 답답함, 전신권태감, 식욕부진, 소화불량, 트림, 위통, 속쓰림, 설사, 식후의 졸음 등을 호소하는 경우에 처방된다. 위궤양 등의 병변이 없는데도 위의 기능이 저하하여 이런 증상이 일어나는 기능성위장장애를 비롯하여 위하수증, 위무력증, 소화불량 등에 사용된다.

'육군자탕'은 특히 기능성위장장애와 위식도역류증에 치료효과를 인정받고 있다. 또 소아의 소화불량에 의한 설사, 식욕부진, 자가중독증 등에도 우수한 효과를 발휘하며, 유아의 위식도역류증상에도 적극적으로 투여해 볼 만하다.

■ 유의점
- 위의 불쾌감은 비교적 빨리 사라지지만, '기'의 부족을 개선하는 데는 시간이 꽤 걸리기 때문에 장기복용하는 수가 많다.
- 장기간 복용하는 경우에는 '감초'의 부작용에 주의해야 한다.
- 드물게 설사를 일으키는 경우가 있다.

■ 제품 소개

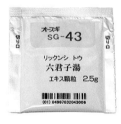

- **제품명** : 육군자탕
- **제형** : 과립
- **제조사** : 오스기(일본)

제품명	제 형	제조사
스토비엑스과립(향사육군자탕)	과립	경방신약
한신육군자탕엑스과립	과립	한국신약
한중향사육군자탕엑스과립	과립	한중제약

運動·신경계 질환에 잘 듣는 한방약

의이인탕 薏苡仁湯

• 출전「명의지장」(17세기)

몸속에 쌓인 수분을 없애서 통증을 제거하는 효과가 있다. 각종 원인에 의한 관절통, 만성류마티스관절염, 근염 등에 많이 사용한다.

■ 약제의 구성

기본성분	마황	당귀	백출	의이인	계피	작약	감초	7종
분량(g)	8	4	4	4	3	3	2	28

■ 한방의 관점

허실	허	중간	실

음양	음	양

기혈수	혈허	수체

■ 이런 사람에게

- 체력이 있는 사람
- 만성적인 사지관절통, 근육의 동통, 종창, 열감
- 빈혈경향

■ 이런 증상에

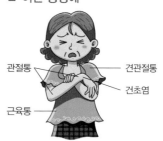

관절통
견관절통
건초염
근육통

■ 적용 질환·증상

운동·신경	만성관절염, 변형성슬관절증, 건초염, 근육통, 관절통, 근염
교원병	류마티스관절염

● 체내에 불필요한 수분을 배출하여, 관절통이나 근육통을 개선한다

한방에서는 체내 혹은 관절에 '수'가 정체되면, 몸이나 관절이 냉하여 통증이 생긴다고 판단한다. '의이인탕'은 몸에 정체된 수분을 제거하여 통증을 제거하는 작용을 한다. 따라서 부어서 열이 나는 수족관절통, 근육통, 변형성관절염, 류마티스관절염 등에 사용한다. 또 관절에 물이 차여 종창, 통증이 있을 때도 잘 듣는다.

일반적으로 환부의 통증이나 부종이 조금 만성화한 경우에 사용한다. 체력은 보통 이상이고 빈혈기미가 있는 사람에게 적합한 약이다. 체력이 현저하게 쇠약한 사람이나 심하게 땀을 흘리는 사람에게는 적합하지 않다.

● '의이인'이 체내의 불필요한 수분을 제거한다

'마행의감탕'에 행인을 빼고 '당귀', '백출', '작약'을 더한 처방으로, '마행의감탕'보다 통증이 강하고 만성화한 때 사용한다. 주약인 '의이인'은 율무의 껍질을 제거한 씨로, 체내의 불필요한 수분을 배출하여 근육의 긴장을 풀어주고 통증을 완화시켜주는 작용이 있다. 또 발한·발산작용이 강한 '마황'이나 '계피', '혈'의 부족을 보충하여 순환을 원활하게 해주는 '당귀', 통증을 제거하는 '작약' 등이 배합되어, 발한을 촉진하고 몸의 열이나 부종, 통증을 발산시켜 증상을 개선한다. '백출'도 '풍'과 '습'을 제거하여 체력을 보강하는 효과가 있다.

■ 유의점
- '마황'의 부작용으로 인해 불면, 빈맥, 심계항진, 혈압상승 등을 일으킬 수 있기 때문에, 심장병이 있는 사람이나 고령자는 복용 시 주의가 필요하다.
- '감초'의 부작용으로 혈압상승, 부종 등을 일으킬 수 있다.
- '당귀'가 들어가 있어서, 복용하면 위장장애를 호소하는 경우가 있다.

■ 제품 소개

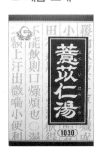

- **제품명** : 의이인탕
- **제형** : 과립
- **제조사** : 크라시에(일본)

제품명	제 형	제조사
크라시에의이인탕엑스세립	산제	콜마파마
한신의이인탕엑스과립	과립	한국신약
한중의이인탕엑스과립	과립	한중제약

인진호탕 茵蔯蒿湯

• 출전 「상한론」· 「금궤요략」 (3세기)

예로부터 황달 치료에 사용되었다. 간기능 저하로 의한 간기능장애, 두드러기, 피부가려움증, 변비 등에 사용된다.

■ 약제의 구성

기본성분	인진호	산치자	대황	3종
분량(g)	6	2	2	10

■ 한방의 관점

| 허실 | 허 | 중간 | 실 |

| 음양 | 음 | 양 |

■ 이런 사람에게

- 체력이 보통 이상인 사람
- 상복부에서 흉부에 걸쳐 팽만감, 불쾌감
- 간기능 저하, 황달
- 오심, 변비, 피부가려움증, 두드러기, 소변량 감소

■ 이런 증상에

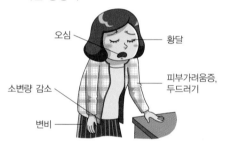

오심
황달
소변량 감소
피부가려움증, 두드러기
변비

■ 적용 질환 · 증상

소화기	간경변, 황달, 급성 · 만성간염, 담낭염, 담석증
피부과	두드러기, 피부소양증
신 · 비뇨기	신증, 신증후군
기타	구내염, 자율신경실조증

● '인진호'는 황달에 좋은 효과를 발휘한다

'인진호탕'은 중국 한나라의 의학서 「상한론」이나 「금궤요략」의 〈황달편〉에 실려 있는 처방으로 '인진호', '산치자', '대황'의 3가지 약재로 구성되어 있으며, 주약인 '인진호'에서 그 이름이 붙여졌다. '인진호'는 예로부터 황달의 성약

이라 불릴 정도로, 담낭에 좋은 효과를 미치는 생약이라 하였다. '인진호' 하나만 사용하여도 담즙분비 작용이 70% 증가한다고 하였다. 간장이나 담낭의 병에 동반되는 황달이 있을 때, 담즙의 흐름을 원활하게 하고자 할 때, 그 외에 두드러기, 구내염 등에 이용된다. 또 황달이 없는 간염에도 사용된다. '산치자'에도 이담작용이 있다. '산치자'의 주성분인 게니포시드 자체에는 이담작용이 없지만, 가수분해된 게니포시드는 이담작용 우수하다. 또 '산치자'의 소염작용과 '대황'의 소염작용이 합쳐져서 급성염증에도 뛰어난 효과를 발휘한다.

● '인진호' 등이 담즙의 양을 증가시켜 흐름을 좋게 한다

'인진호탕'은 비교적 체력이 있고, 변비에 잘 걸리는 사람에게 적합한 약이다. 이들은 소변량이 줄고 입이 마르는 것이 특징적인 증상이며, 상복부에서 흉부의 불쾌감을 동반하기도 있다. 주약인 '인진호'에는 담즙의 분비와 배설을 촉진하는 이담 利膽작용이 있어 담즙의 울체를 개선하며, 소염 및 이뇨작용도 있다. '산치자'에도 담즙의 분비를 촉진하는 작용과 소염, 이뇨, 진정작용이 있다. 또 '대황'에는 사하작용과 항염증작용이 있다.

■ 유의점
- 단 것, 알콜, 기름기 많은 음식 등의 섭취를 자제한다.
- 위장이 약하고, 설사가 잘 나는 사람에게는 적합하지 않다('산치자'에 의한 위장장애, '대황'에 의한 설사).
- 간이식이나 담낭적출 등 외과수술 후의 회복촉진에 사용하는 경우가 있다.

■ 제품 소개

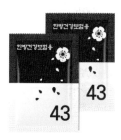

- **제품명** : 인진호탕
- **제형** : 과립
- **제조사** : 경방신약(한국)

제품명	제 형	제조사
한신인진호탕엑스과립	과립	한국신약
다로틴정	정제	지엘파마
신텍스인진호탕엑스과립	과립	한국신텍스제약

작약감초탕 芍藥甘草湯

- 출전 「상한론」 (3세기)

갑자기 일어나는 근육경련이나 통증을 없애는 돈복약으로 많이 사용된다. 특히, 장딴지에 나는 쥐에 특효약으로 널리 알려져 있다.

■ 약제의 구성

기본성분	작약	감초	2종
분량(g)	4	4	8

■ 한방의 관점

허실	허	중간	실

음양	음	양

기혈수	혈허

■ 이런 사람에게

- 체력에 관계없이 사용할 수 있다.
- 급격하게 일어나는 근육의 경련성동통
- 복부통증
- 돈복 혹은 다른 약제와 병용한다.

■ 이런 증상에

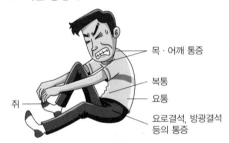

목 · 어깨 통증

복통

요통

쥐

요로결석, 방광결석 등의 통증

■ 적용 질환 · 증상

소화기	위경련, 급성복증, 위 · 십이지장궤양, 급성췌장염, 담도디스키네시아, 담석증, 딸꾹질
운동 · 신경	급성경련성동통, 장딴지근경련, 급성요통, 염좌, 타박증, 근육통, 좌골신경통, 항부통, 관절통, 대상포진후신경통
부인과	월경통, 고프로락틴혈증
운동 · 신경	요로결석 · 방광결석의 통증

● '작약'과 '감초'는 통증완화 작용이 우수하다

'작약'과 '감초'만으로 구성된 심플한 처방으로, 일명 '거장탕 去杖湯'이라고도 한다. 이는 '짚고 다니던 지팡이를 던지게 하는 약'이라는 뜻으로, 단기간에 효과가 있다는 것을 나타낸 것이다. '작약'과 '감초'는 통증을 완화하는 작용이 강한 생약으로, 통증을 없애는 돈복약 頓服藥으로 널리 사용되고 있다. 중국 한대의 의학서 「상한론」에 나오는 처방으로, 옛날부터 즉효성이 있는 것으로 알려져 있다.

● 갑자기 일어나는 여러 가지 통증에 효과를 발휘한다

'작약감초탕'은 위장경련을 포함한 위통, 복통, 담석이나 요로결석에 의한 산통 疝痛, 근육 경직·경련·당김을 동반하는 근육통, 쥐, 신경통, 요통이나 어깨결림, 생리통 등 여러 가지 통증에 폭넓게 사용되고 있다. 특히 종아리에 나는 쥐에는 특효약으로 알려져 있다. 최근에는 간경변이나 신부전으로 투석 중인 사람의 근육경련 대책으로 유용하게 사용되고 있다.

■ 유의점
- 모든 경련성 통증에 체력을 고려하지 않고 사용할 수 있는 돈복약이다.
- '감초'의 함량이 많기 때문에 장기간 복용할 때는 부작용에 주의한다. 단, 돈복할 경우에는 거의 문제가 되지 않는다.

■ 제품 소개

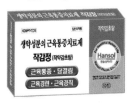

- **제품명** : 작감정(작약감초탕)
- **제형** : 정제
- **제조사** : 한솔신약(한국)

제품명	제 형	제조사
안작산(안중산합작약감초탕)	산제	경방신약
작감과립(작약감초탕)	과립	한솔신약
함소아작약감초탕엑스과립	과립	함소아제약

저령탕 猪苓湯

• 출전 「상한론」·「금궤요략」(3세기)

비뇨기계에 염증이 있을 때 사용한다. 요로감염증이나 신장·방광결석 등으로 인한 배뇨곤란, 배뇨통, 잔뇨감 등에 효과가 있다.

■ 약제의 구성

기본성분	저령	복령	택사	활석	4종
분량(g)	3	3	3	3	12

■ 한방의 관점

허실	허	**중간**	실

음양	음	**양**

기혈수	**수체**

■ 이런 사람에게

- 체력이 보통인 사람
- 명치부~계륵부의 불쾌감, 저항·압통(흉협고만)
- 빈뇨, 잔뇨감, 소변량 감소, 부종
- 오심·구토, 식욕부진, 설사, 복통

■ 이런 증상에

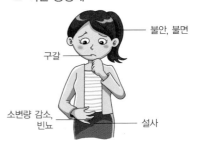

불안, 불면

구갈

소변량 감소, 빈뇨

설사

■ 적용 질환·증상

신·비뇨기	요도염, 방광염, 요로결석, 전립선염, 전립선비대증, 신우신염, 신증후군
기타	허리 아래의 부종

● 여러 가지 배뇨장애에 효과를 발휘한다

'저령탕'은 배뇨장애에 널리 사용되는 한방약이다. 소변량 감소, 소변곤란, 구갈을 호소하는 사람에게 적용된다. 요로감염증이나 결석증 등에 의한 요도염, 방광염에도 사용된다. 또 이에 동반하는 배뇨곤란, 배뇨통, 잔뇨감, 혈뇨에도 효과가 있다. 요로감염증에는 항생제와, 요로결석에는 '작약감초탕'과 병용하면 좋다. 그 외에 설사나 허리 아래의 부종에 사용되기도 한다. 빈뇨, 통증 등이 있는 경우는 '작약감초탕'을 함께 쓰는 것도 좋다. 또 빈혈이 있는 경우에는 '사물탕'을 함께 써도 좋다.

● 주로 이뇨작용이 우수한 생약으로 구성되어 있다

한방에서는 체내에 여분의 수분이 정체된 상태를 '수체 水毒'이라 하며, 이것을 개선하는 작용을 '이수'라고 한다. '저령탕'은 '오령산'의 '백출', '계지' 대신에 '아교'와 '활석'을 가미한 것이다. '저령', '택사', '복령'은 이수작용이 강한 대표적인 생약으로, '수'의 순환을 개선하여 소변의 배출을 원활하게 해준다. '활석'은 광물성 생약으로 '이수'와 함께 열을 내리는 작용이 있다. 체력이 보통인 사람을 중심으로 처방되지만, 비교적 체질을 불문하고 사용된다. '오령산'과 '저령탕'은 사용목적이 비슷하지만, '저령탕'은 염증이 있고 출혈 血尿을 동반하는 비뇨기질환에 더 좋은 효과를 발휘한다. '저령탕'에 '사물탕'을 더한 처방이 '저령합사물탕'인데, 적용증상이 배뇨장애 등은 비슷하지만 만성화하고 피부가 마르고 거친 경우에 사용한다.

■ 유의점

• 급성요도염이나 방광염과 같은 세균감염증이 원인인 경우는 항생제에 의한 치료가 우선이며, '저령탕'은 항생제와 병용하기도 한다.

■ 제품 소개

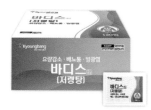

• **제품명** : 바디스(저령탕)
• **제형** : 과립
• **제조사** : 경방신약(한국)

제품명	제 형	제조사
유리날과립(저령탕)	과립	아이월드제약
인스네티신엑스과립(저령탕)	과립	한국인스팜
정우저령탕엑스과립	과립	정우신약

조등산 釣藤散

- 출전 「본사방」(12세기)

   고혈압이나 고혈압에 동반되는 증상(두통, 어깨결림, 어지럼증 등)에 효과가 있다. 특히 중년 이상 고령자의 두통에 많이 사용된다.

■ 약제의 구성

기본성분	조구등	진피	국화	방풍	반하	맥문동	복령	인삼	생강	감초	석고	11종
분량(g)	3	3	2	2	3	3	3	2	1	1	5	28

■ 한방의 관점

| 허실 | 허 | **중간** | 실 |

| 음양 | 음 | **양** |

| 기혈수 | **기허** |

| 오장 | **간의 실조** |

■ 이런 사람에게

- 체력이 보통 이상인 사람
- 중장년 이후의 사람
- 만성적인 두통, 열오름, 어깨결림, 어지럼증, 이명

■ 이런 증상에

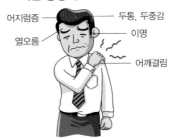

어지럼증 — 두통, 두중감
열오름 — 이명
— 어깨결림

■ 적용 질환·증상

순환기	고혈압, 고혈압에 동반되는 증상
운동·신경	근긴장성두통, 편두통, 뇌혈관장애 후유증, 어깨결림
부인과	갱년기장애
정신신경	불면증, 신경증, 우울증
이비인후과	어지럼증, 메니에르병

● '조구등'은 말초신경 확장작용과 진정·진경작용이 우수하다

주약인 '조구등'은 린코필린이라는 알카로이드가 주성분이며, 말초신경 확장작용과 진정·진경작용이 있다. '국화'는 예로부터 불로장생의 약으로 불려왔으

며, 식용하는 종류도 많다. 국화꽃잎을 넣어 만든 베개를 국침 菊枕이라 하며, 이 베개를 베고 자면 머리가 맑아지고 단잠을 잘 수 있다고 하였다. '조등산'은 중년 이후의 만성두통에 효과가 있는 약으로, 고혈압이나 만성기 뇌혈관장애 뇌경색 등의 후유증에 동반되는 두통에도 많이 사용된다. 특히 아침 무렵에 발생하는 두통·두중감에 효과가 있다. 두통에 동반되는 어지럼증, 어깨결림, 목결림, 열오름, 불안초조감, 수면장애 등의 증상도 함께 개선한다.

'조등산'은 서양의학적 연구에서 말초의 혈류 미소순환를 개선하는 작용이 있는 것이 알려져 있으며, 최근의 임상연구에서도 긴장형두통이나 뇌혈관장애의 만성기 두통, 이에 동반되는 증상에 효과가 있는 것으로 확인되었다.

● 인지증의 행동·심리증상에 대해 효과가 있는 약으로 주목

최근 '조등산'은 뇌혈관장애의 후유증으로 생긴 혈관성인지증의 행동·심리증상을 개선하는데 사용되어, 그 효과가 주목을 받고 있다. 혈관성인지증 환자에게 '조등산'을 복용하게 한 연구에서 회화의 자발성저하, 표정결핍, 환각, 망상, 야간섬망, 수면장애 등의 증상이 개선되는 효과가 있었다. 한방에서는 이러한 증상을 '기허'나 '간'의 실조로 파악한다. 주약인 '조구등'에는 '간'의 기운을 조화롭게 유지하는 작용과 신경의 이상흥분을 억제하는 진정, 진경, 혈압강하 등의 작용이 있다.

■ 유의점
- 효과가 날 때까지, 며칠에서 수 주일 이상 복용할 필요가 있다.
- 눈충혈, 어지럼증 등 눈이나 귀에 관한 질환에도 자주 사용된다.

■ 제품 소개

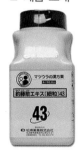

- **제품명** : 조등산
- **제형** : 세립
- **제조사** : 마쯔우라(일본)

순환기질환에 잘 듣는 한방약

진무탕 眞武湯

- 출전「상한론」(3세기)

  신진대사가 저하되어 쉽게 피로하며, 어지럼증이나 냉증이 있는 저혈압 또는 고혈압에 사용한다. 몸을 따뜻하게 하여 신진대사를 촉진시키는 대표적인 온열약이다.

■ 약제의 구성

기본성분	복령	작약	창출	생강	부자	5종
분량(g)	4	3	3	1.5	0.5	12

■ 한방의 관점

| 허실 | **허** | 중간 | 실 |

| 음양 | 음 | **양** |

| 기혈수 | **수체** |

■ 이런 사람에게

- 체력이 약한 사람
- 신진대사가 저하되어 있다.
- 수족냉증, 권태감이 심하다.
- 설사, 복통, 어지럼증을 동반한다.

■ 이런 증상에

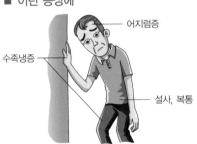

어지럼증

수족냉증

설사, 복통

■ 적용 질환 · 증상

호흡기	감기증후군
순환기	저혈압, 고혈압, 심계항진, 레이노병
소화기	위무력증, 위하수증, 만성장염, 과민성대장증후군, 위장허약, 만성설사, 위장질환, 소화불량, 복막염
운동 · 신경	뇌혈관장애 후유증(반신불수), 척수질환에 의한 운동마비
피부과	노인성피부소양증, 두드러기
신 · 비뇨기	만성신염, 신증후군
기타	냉증, 심신증

● 허약한 사람의 냉증이나 소화기능 저하에 사용된다

냉증과 소화기능저하 등이 주요 치료 분야이다. 신진대사가 나빠 쉽게 피로하고, 전신냉증이나 어지럼증이 있거나, 설사하기 쉬운 경우에 적합한 약이다. 소화불량, 만성장염, 위하수증, 과민성대장증후군 등 대부분의 위장증상에 사용된다. 또 전신권태감이나 허약체질을 개선하기 위한 약으로 사용되기도 한다.

● '수체'로 인한 어지럼증, 냉증, 부종에 효과가 있다

'진무탕'은 '수'가 정체된 '수체'를 개선하는 약으로 어지럼증이나 후들거림, 냉증, 부종 등이 있을 때 사용된다. 이들 증상은 저혈압인 사람에게 많이 나타나지만, 고혈압에 동반되어 이런 증상이나 두통, 어깨결림 등이 있는 경우에도 사용한다.

'진무탕'은 원래 '현무탕'이라 불렀다. 현무는 고대 중국의 사방을 지키는 수호신 중 하나로 북방을 지키는 신수이다. 현무의 색이 검은색인데, '현무탕'의 주약인 '부자'의 색이 검기 때문에 붙여진 이름이다.

■ 유의점
- 신진대사를 높여 몸을 따뜻하게 하는 '부자'를 포함하기 때문에, 체력이 있고 얼굴 홍조를 띠는 '실증'인 사람이나 고열 · 염증이 있는 사람에게는 사용하지 않는다.
- '부자'의 부작용으로 인한 혀저림, 심계항진, 오심 · 구토 등의 증상이 나타나면, 즉시 복용을 중지하고 전문가와 상담한다. 또 '부자'가 포함되어 있기 때문에 임산부에게는 사용을 금한다.

■ 제품 소개

- **제품명** : 진무탕
- **제형** : 산제
- **제조사** : 북경동인당(중국)

제품명	제 형	제조사
한중진무탕엑스과립	과립	한중제약
정우진무탕엑스과립	과립	정우신약
크로닉엑스과립 (진무탕)	과립	경방신약

대사 · 내분비질환에 잘 듣는 한방약

팔미지황환 八味地黃丸

• 출전 「금궤요략」 (3세기)

　노인병에 대표적인 한방약으로 기초대사를 높이는 작용이 우수하다. 대사 · 내분비계에서는 당뇨병신경
장애에 의한 저림이나 배뇨장애에 사용된다.

■ 약제의 구성

기본성분	지황	산수유	산약	택사	복령	목단피	계피	포부자	8종
분량(g)	5	3	3	3	3	3	1	1	22

■ 한방의 관점

| 허실 | 허 | 중간 | 실 |

| 음양 | 음 | 양 |

| 기혈수 | 수체 |

| 오장 | 신허 |

■ 이런 사람에게

- 중년 이후 및 고령자
- 허리 또는 다리의 냉증이나 저림, 배뇨이상(빈뇨, 다뇨, 배뇨통 등)
- 피로감, 전신권태감, 요통, 구갈

■ 이런 증상에

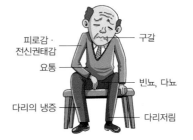

피로감 · 전신권태감 — 구갈
요통
빈뇨, 다뇨
다리의 냉증 — 다리저림

■ 적용 질환 · 증상

순환기	고혈압, 저혈압
대사 · 내분비	당뇨병
운동 · 신경	요통, 골다공증, 좌골신경통, 하지통
부인과	갱년기장애
피부과	노인성피부소양증, 습진
신 · 비뇨기	만성신염, 신증후군, 급성 · 만성방광염, 전립선비대증, 전립선염, 배뇨장애, 남성불임, 정력감퇴
이비인후과	이명
기타	백내장, 녹내장, 부종

● '신'의 작용이 쇠한 고령자의 원기를 높인다

'팔미지황환'은 고령자에게 많이 처방되는 약이다. 빈뇨 · 야간빈뇨, 배뇨곤란, 전립선비대증, 기력 · 정력의 감퇴, 발기장애, 요통, 좌골신경통, 저림, 시력저하 등 노화로 인한 증상에 많이 처방된다. 한방에서는 이런 증상을 '오장'의 '신'의 작용이 저하된 '신허'에 의한 것으로 파악하여, '신'의 원기를 높여서 개선한다. 또 피로 · 권태감이 심하고, 추위를 많이 타서 손발이나 허리 아래가 냉하고, 야간에 화장실에 자주 가는 사람에게 효과가 있다.

● '부자'와 '계피'가 몸을 따뜻하게 하여, 냉증으로 인한 통증을 잡는다

'팔미지황환'은 냉증으로 인한 통증을 잡는데 많이 이용되는 '부자제' 중 하나이다. 몸을 따뜻하게 함으로써 중년 이후에 많이 나타나는 다리나 허리 등의 만성적인 통증이나 저림을 개선한다. 부인과질환 노인성질염, 갱년기장애에도 사용된다.

'팔미지황환'은 '기'의 병, '혈'의 병, '수'의 병을 모두 치료하는 약재들이 들어 있는데, '목단피'와 '지황'은 혈제 血劑, '계지'는 기제 氣劑, '복령'은 수제 水劑로 작용한다. 또 '산약'과 '산수유'는 자윤강장 작용이 있다.

■ 유의점

- 신진대사를 높여 몸을 따뜻하게 하는 '부자'를 포함하기 때문에, 체력이 있고 얼굴 홍조를 띠는 '실증'인 사람이나 고열 · 염증이 있는 사람에게는 사용하지 않는다.
- '부자'의 부작용으로 인한 혀저림, 심계항진, 오심 · 구토 등의 증상이 나타나면, 즉시 복용을 중지하고 전문가와 상담한다.
- 식욕부진이나 설사 증상이 나타나면, 전문가와 상담한다.

■ 제품 소개

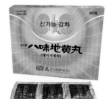

- **제품명** : 팔미지황환 **제형** : 과립 **제조사** : 경방신약(한국)

제품명	제 형	제조사
경방팔미지황환엑스과립	과립	경방신약
보광(팔미지황환)	환제	동의제약
신화팔보환(팔미지황환)	환제	신화제약

호흡기질환에 잘 듣는 한방약

향소산 香蘇散

- 출전 「화제국방」(12세기)

  감기 초기에 사용하여 가볍게 땀을 나게 하며, 위장의 동작을 개선한다. 체력이 약하고 위장의 기능이
  저하되어, '마황'이나 '갈근'을 사용할 수 없는 사람에게 적합하다.

■ 약제의 구성

기본성분	향부자	소엽	진피	감초	생강	5종
분량(g)	2.1	0.9	1.8	0.6	0.6	6

■ 한방의 관점

| 허실 | 허 | 중간 | 실 |

| 음양 | 음 | 양 |

| 기혈수 | 기체 |

■ 이런 사람에게

- 체력이 저하된 사람이나 고령
  자에게 비교적 안전하다.
- 위장의 기능이 저하된 사람
- 가벼운 발열, 오한, 두통 등의
  감기 초기증상
- 억울감 등의 정신신경증상

■ 이런 증상에

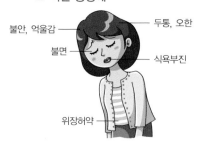

불안, 억울감 / 두통, 오한 / 불면 / 식욕부진 / 위장허약

■ 적용 질환 · 증상

호흡기	감기증후군(가벼운 발열, 오한, 두통 등)의 초기
소화기	만성위염, 기능성위장장애
운동 · 신경	두통
부인과	월경곤란증, 갱년기장애
신경정신	신경증, 심신증, 우울증

● 위장이 약한 사람, 고령자나 임신부의 감기 증상에 많이 처방된다

'향소산'은 체력이 허약하고, 평소에 위장이 약한 사람에게 잘 맞는 약이다.
'기제'의 대표적인 처방으로 특히 우울감을 동반하는 초기감기에 주로 처방된

다. 또 가벼운 오한이나 두통, 코막힘, 식욕부진 등의 증상 개선에 사용된다. '마황'을 포함하지 않기 때문에, '갈근탕' 등을 복용하면 식욕부진이 되기 쉬운 사람에게 적용하면 좋다. 고령자나 임신 중인 여성, 생선중독 등의 증상에 처방된다.

'향부자'와 '소엽'을 주약으로 하기 때문에 '향소산'이라는 이름이 붙여졌다. '향부자'는 정체된 '기'의 순환을 원활하게 하여 정신을 안정시키며, 소화기능을 높이는 작용도 한다. '소엽'은 감기 증상이 있을 때 체표부에 울체된 '한寒'의 나쁜 기운을 발산시킨다. '진피'에는 건위작용과 이기작용이 있다. '향부자', '소엽', '진피'는 모두 방향성 약재이므로, 탕제를 만들 때는 정유성분이 휘발할 우려가 있으므로 주의해야 한다.

● '기체'로 인한 스트레스성질환에 많이 사용된다

'향소산'은 신경이 예민하고 쉽게 우울해지거나, '기체'로 인한 스트레스성 질환에 적합한 처방이다. 기능성위장장애, 과민성대장증후군, 신경증, 자율신경실조증, 심인성두통, 불면, 불안, 억울 등 다양한 병이나 증상에 처방된다. 스트레스로 인한 월경곤란증이나 갱년기장애에도 사용된다.

■ 유의점
- 성분생약이 식품에 가깝기 때문에, 부작용이 거의 없다.
- '마황'의 부작용으로 인해 '마황'이 들어간 감기약을 쓸 수 없을 때 대용한다.
- 복용이 쉽기 때문에, 다른 한방약에서 이 약으로 변경하는 경우도 있다.

■ 제품 소개

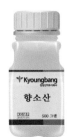

- **제품명** : 향소산
- **제형** : 과립
- **제조사** : 경방신약(한국)

제품명	제 형	제조사
경진향소산엑스과립	과립	경진제약사
기화향소산엑스과립	과립	한국신텍스제약
동의향소산엑스과립	과립	동의제약

황련탕 黃連湯

- 출전 「상한론」 (3세기)

  메스꺼움, 식욕부진, 배에서 꾸룩꾸룩하는 물 흐르는 소리가 나는 설사 등에 많이 사용된다. 또 숙취, 구내염에도 효과가 있다.

■ 약제의 구성

기본성분	황련	건강	계피	반하	감초	인삼	대조	7종
분량(g)	3	3	3	6	3	3	3	24

■ 한방의 관점

| 허실 | 허 | **중간** | 실 |

| 음양 | 음 | **양** |

| 기혈수 | **기역** |

■ 이런 사람에게

- 체력이 보통인 사람
- 오심, 구토, 식욕부진
- 명치부의 저항감 · 압통
- 설사, 연변
- 숙취

■ 이런 증상에

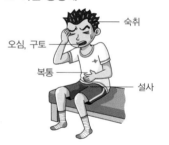

숙취

오심, 구토

복통

설사

■ 적용 질환 · 증상

소화기	급성 · 만성위염, 위 · 십이지장궤양, 위산과다, 소화불량, 급성 · 만성장염, 신경성위장장애
기타	구내염, 숙취, 혀의 황태 · 백태, 구취

● 급성 · 만성 위염이나 장염 등 위장의 증상에

'반하사심탕'에서 '황금'을 '계피'로 대체하고, '황련'의 양을 늘인 처방이다. '황련'은 '열'을 식히고 '수'의 정체를 제거하여, 명치부의 억압감이나 팽만감을 없애준다. '계피'는 몸을 따뜻하게 하여 복통을 개선하는 작용을 한다. '반하사심탕'과 비슷하게 사용되지만, 소화기증상 스트레스성위염 등이나 열오름증이 있을 때 사용된다. 위 주위에 정체감이나 중압감이 있어 식욕부진, 복통, 속쓰림, 메스꺼움, 구취 등을 동반하는 급성위염, 숙취, 위식도역류증, 기능성위장장애, 급성장염, 구내염 등에 사용되는 한방약이다.

● '황련'의 베르베린 성분이 설사치료에 효과가 우수하다

「상한론」〈태양하편〉에 소개된 처방으로, 여기에는 배가 아프고 구토를 하는 사람에게 사용한다고 되어 있다. 주약인 '황련'은 건위제로 알려져 있으며, 위장의 염증을 제거하는 작용과 해독작용이 있다. 주요 성분인 베르베린 berberine은 서양약의 의료용 의약품으로 인정받아, 설사치료에 처방되고 있다.

'황련탕'은 '소시호탕'에서 '시호' 대신에 '계피'를, '황금' 대신에 '황련'을, '생강' 대신에 '건강'으로 대체한 것으로 볼 수 있다.

'건강'에는 열을 내어 복통이나 설사를 개선하는 작용, '반하'에는 가슴답답함이나 메스꺼움을 억제하는 작용, '인삼'에는 소화기능을 높이는 작용과 자양작용, '감초'에는 염증과 통증을 완화시키는 작용이 있다.

■ 유의점

• 구내염이나 설황태 등의 열증상에 효과가 있기 때문에, 일본에서는 치과의 보험한방약이다.
• '감초'의 부작용으로 부종, 혈압상승 등을 일으킬 수 있다. 위알도스테론증, 근육장애, 저칼륨혈증이 있는 사람은 사용할 수 없다.

■ 제품 소개

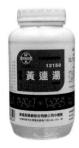

• **제품명** : 황련탕
• **제형** : 농축산
• **제조사** : 승창제약(중국)

제품명	제 형	제조사
한중황련탕엑스과립	과립	한중제약
한풍황련탕엑스과립	과립	한풍제약
황련탕엑스과립	과립	천우신약(주)

정신신경질환에 잘 듣는 한방약

황련해독탕 黃連解毒湯

- **출전「외대비요」(8세기)**

  불안감이나 초조감, 조바심, 열오름 등의 정신신경 증상이 있는 경우에 많이 사용된다. 두통이나 위염, 습진 등 넓은 영역에서 사용된다.

■ 약제의 구성

기본성분	황련	황금	황백	산치자	4종
분량(g)	1	1.5	1	1	4.5

■ 한방의 관점

| 허실 | 허 | 중간 | **실** |

| 음양 | 음 | **양** |

| 기혈수 | **혈열** |

| 오장 | **신의 실조** | **비의 실조** |

■ 이런 사람에게

- 체력이 보통 이상인 사람
- 열오름, 안면홍조, 불면, 불안감, 초조감
- 명치부나 복부의 팽만감
- 출혈(토혈, 하혈 등), 피부가려움증

■ 이런 증상에

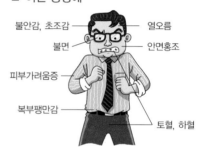

불안감, 초조감 — 열오름
불면 — 안면홍조
피부가려움증
복부팽만감
토혈, 하혈

■ 적용 질환 · 증상

순환기	고혈압, 두통(고혈압 수반증상), 동맥경화증, 심계항진
소화기	급성 · 만성위염, 위 · 십이지장궤양, 역류성식도염, 토혈, 하혈
신경 · 근	뇌혈관장애 후유증
부인과	갱년기장애
피부과	피부염, 습진, 아토피피부염, 두드러기, 여드름, 소양증, 색소침착증
정신신경	신경증, 불면증, 과호흡증후군, 심장신경증
기타	코피, 치육출혈, 어지럼증, 숙취, 구내염

● 고혈압 수반증상이 있을 때 유용하다

'황련'을 주약으로 하며, 열에 의한 독증상을 해독하는 약이다. 체력이 보통 이상이며, 열오름감이 있고 초조감을 느끼는 경향이 있는 사람들에게 잘 듣는 약이다. 고혈압에 수반되는 증상에도 많이 사용된다. 최근의 임상연구에서도 혈압은 내리지 않으며 고혈압에 동반되는 흥분, 정신불안, 출혈, 수면장애, 열오름, 안면홍조, 피부가려움증 등에 대해 유효성이 있는 것으로 확인되었다. 또 어깨결림, 전신권태감 등의 자각증상이 개선되었다는 보고도 있다. 객혈, 하혈, 부정출혈 등 출혈성질환에도 처방된다.

● 뇌출혈로 인한 정신증상, 스트레스로 인한 피부증상에도

'황련해독탕'은 뇌출혈로 인한 정신증상을 개선하는데도 이용된다. 특히 스트레스와 관련성이 큰 심계항진이나 위염증상 등의 치료에도 유용하다. 스트레스를 받으면 악화되기 쉬운 두드러기, 아토피피부염 등 가려움이 심한 피부질환에도 사용된다. '갈근탕'이나 '소시호탕' 등과 함께 복용하는 경우가 많다.

■ 유의점
• 응용범위가 넓지만, 주로 염증과 출혈을 억제하는 처방에 사용된다.
• 체력이 약한 사람이 사용하면, 설사 등의 부작용이 일으키기 쉽다. 드물게 간질성폐렴이나 간기능장애, 황달을 일으킬 수 있으므로 주의가 필요하다.

■ 제품 소개

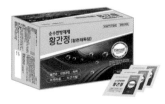

• **제품명** : 황간정(황련해독탕)
• **제형** : 과립
• **제조사** : 한솔신약(한국)

제품명	제 형	제조사
경진황련해독탕	산제	경진제약사
세독정(황련해독탕)	정제	오스틴제약
열해산엑스과립(황련해독탕엑스과립)	과립	한중제약

부인과질환에 잘 듣는 한방약
대황목단피탕 大黃牧丹皮湯

• 출전 「금궤요략」 (3세기)

체력이 충실하고 변비 경향이 있는 여성의 변비를 수반하는 각종 질환에 사용된다. 특히 월경곤란증, 월경과다증 등의 월경이상에 많이 사용된다.

■ 약제의 구성

기본성분	대황	목단피	도인	망초	동과자	5종
분량(g)	2	4	4	1.8	6	17.8

■ 한방의 관점

| 허실 | 허 | 중간 | 실 |

| 음양 | 음 | 양 |

| 기혈수 | 어혈 |

■ 적용 질환 · 증상

- 변비를 동반하는 월경통, 월경불순, 월경곤란증
- 변비
- 치질
- 두드러기 · 습진 등의 피부질환

■ 이런 증상에

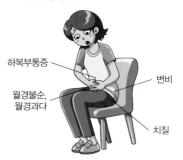

하복부통증

변비

월경불순,
월경과다

치질

■ 약제 설명

'대황'과 '망초'는 장의 연동운동을 도와 설사를 촉진하며, 장내의 분변을 제거하여 독소의 흡수를 방지하는 작용이 있다. 장에 열이 있으면 아랫배가 끌어당기듯이 아프면서 금시 대변이 나올 것 증상 이급후중, 裏急後重이 있는데, 이런 증상에도 효과가 있다.

제품명	제 형	제조사
경방대황목단피탕	산제	경방신약
경진대황목단피탕	산제	경진제약사
대목과립(대황목단피탕엑스과립)	과립	한풍제약

소화기질환에 잘 듣는 한방약

반하백출천마탕 半夏白朮天麻湯

• 출전 「비위론」(13세기)

체력이 저하되고 소화기능이 허약한 사람의 하지냉증, 두통, 두중감, 어지럼증 등에 사용한다. 오심, 구토, 식욕부진, 전신권태감 등에도 사용한다.

■ 약제의 구성

기본성분	반하	백출	진피	복령	맥아	천마
분량(g)	3	3	3	3	2	2

생강	황기	인삼	택사	황백	건강	12종
0.5	1.5	1.5	1.5	1	1	23

■ 한방의 관점

| 허실 | 허 | 중간 | 실 |

| 음양 | 음 | 양 |

| 기혈수 | 기허 |

| 오장 | 비허 |

■ 적용 질환·증상

• 어지럼증
• 두통, 두중감
• 식욕부진

■ 이런 증상에

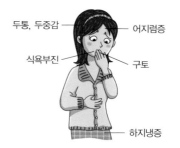

두통, 두중감 — 어지럼증
식욕부진 — 구토
하지냉증

■ 약제 설명

비교적 체력이 저하되고 위장이 허약하여 쉽게 피로하며, 지속적이고 가벼운 두통, 두중감, 어지럼증을 호소하는 경우에 사용한다. 명치부의 진수음, 오심, 구토, 식욕부진, 전신권태감 등을 동반하는 경우가 많다.

제품명	제 형	제조사
경방반하백출천마탕	산제	경방신약
경진반하백출천마탕	산제	경진제약사
아이월드반하백출천마탕 (혼합단미엑스산)	과립	아이월드제약

소화기질환에 잘 듣는 한방약

보중익기탕 補中益氣湯

- 출전 「비위론」(13세기)

  '보제'의 대표적인 처방. 허약 체질이고 소화기능이 나쁘며, 체력이 저하된 사람의 병후체력 증강, 결핵, 식욕부진, 다한증, 치질 등에 사용된다.

■ 약제의 구성

기본성분	인삼	창출	감초	생강	대조	당귀	황기	진피	승마	시호	10종
분량(g)	4	4	1.5	0.5	2	3	4	2	1	2	24

■ 한방의 관점

| 허실 | 허 | 중간 | 실 |

| 음양 | 음 | 양 |

| 오장 | 폐의 실조 |

■ 적용 질환 · 증상

- 장기요양이나 수술 후의 체력회복
- 피로감, 식욕부진
- 만성화된 설사, 위하수증, 탈항
- 체력 약화로 인한 도한이나 불면

■ 이런 증상에

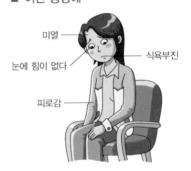

미열

식욕부진

눈에 힘이 없다

피로감

■ 약제 설명

기력이 약하고 피로하기 쉬운 사람의 위장허약, 설사, 과민성대장증후군, 감기, 더위먹음, 도한 등에 사용한다. 또 질병·산후의 체력회복, 허약체질 개선, 암 수술 후의 회복, 항암제나 방사선치료의 부작용 등에도 활용된다.

제품명	제 형	제조사
경방보중익기탕연조엑스	엑스제	경방신약
경진보중익기탕(혼합단미엑스산제)	산제	경진제약사
경진보중익기탕엑기스과립	과립	경진제약사

소화기질환에 잘 듣는 한방약

복령음 茯苓飮

• 출전「금궤요략」(3세기)

위에 수분이 정체된 '수체'일 때 나타나는 위부팽만감, 식욕불량, 위부진수음, 속쓰림, 오심 등 위장장애에 많이 사용된다.

■ 약제의 구성

기본성분	복령	창출	인삼	생강	진피	지실	6종
분량(g)	5	4	3	1	3	1.5	17.5

■ 한방의 관점

| 허실 | 허 | 중간 | 실 |

| 음양 | 음 | 양 |

| 기혈수 | 수체 |

| 오장 | 비의 실조 |

■ 적용 질환 · 증상

- 위부진수음
- 위부팽만감, 속쓰림, 트림, 오심, 식욕부진
- 심계항진, 소변량 감소

■ 이런 증상에

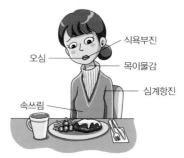

식욕부진
오심
목이물감
심계항진
속쓰림

■ 약제 설명

메스꺼움, 속쓰림, 트림, 소화불량, 식욕부진, 소변량 감소 등을 동반하는 위염, 위하수증, 기능성위장장애 등에 사용된다. 체력에 관계없이, 거의 대부분의 위장장애에 사용할 수 있다.

제품명	제 형	제조사
스토벨엑스과립(복령음)	과립	경방신약
신텍스복령음엑스과립	과립	한국신텍스제약
한중복령음엑스과립	과립	한중제약

소화기질환에 잘 듣는 한방약

사군자탕 四君子湯

• 출전 「화제국방」(12세기)

체력이 저하된 사람이 안색이 나쁘고 소화기능이 불량할 때 사용한다. 위염, 소화불량 등의 기능성위장장애, 구토, 설사 등에 효과가 있다.

■ 약제의 구성

기본성분	인삼	백출	복령	감초	생강	대조	6종
분량(g)	4	4	4	1	1	1	15

■ 한방의 관점

| 허실 | 허 | 중간 | 실 |

| 음양 | 음 | 양 |

| 기혈수 | 기허 |

| 오장 | 비허 |

■ 적용 질환 · 증상

- 위장허약, 만성위염, 소화불량
- 안색불량
- 구토, 오심, 설사

■ 이런 증상에

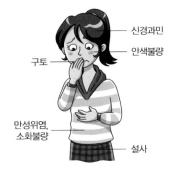

신경과민

안색불량

구토

만성위염,
소화불량

설사

■ 약제 설명

체력이 현저하게 저하되어 위장기능이 약하고 조금만 먹어도 배가 부르고, 안색이 나쁘고, 빈혈이 있으며, 피로하기 쉬운 사람에게 사용한다. 전신권태감, 수족냉증, 식욕부진, 명치부불쾌감, 오심, 구토, 설사, 복명, 팽만감 등에도 효과가 있다.

제품명	제 형	제조사
정우사군자탕엑스과립	과립	정우신약
한신사군자탕엑스과립	과립	한국신약
한중사군자탕엑스과립	과립	한중제약

부인과질환에 잘 듣는 한방약

사물탕 四物湯

• 출전 「화제국방」 (12세기)

비교적 체력이 저하된 사람에게, 안색이 나쁘고 출혈이나 빈혈의 징후가 있는 경우에 사용한다. 월경불순, 산후 또는 유산 후의 피로회복 등 부인과질환에 효과가 있다.

■ 약제의 구성

기본성분	당귀	작약	천궁	지황	4종
분량(g)	3	3	3	3	12

■ 한방의 관점

| 허실 | 허 | 중간 | 실 |

| 음양 | 음 | 양 |

| 기혈수 | 혈허 |

■ 적용 질환 · 증상

• 냉증, 월경불순, 불임증, 갱년기장애
• 산후체력회복
• 피부질환, 소모성질환

■ 이런 증상에

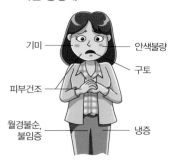

기미
안색불량
구토
피부건조
월경불순, 불임증
냉증

■ 약제 설명

'사물탕'은 부인병의 선약 仙藥이라고도 하며 월경불순, 자율신경실조, 산후 또는 유산 후의 피로회복 등 산부인과질환에 많이 사용된다. 체력이 허약하고, 얼굴색이 나쁘고, 손발이 냉하고, 피부가 건조하고, 출혈이나 빈혈의 징후가 있을 때 사용한다. 다른 처방과 합방, 가미방으로 사용되는 경우가 많다.

제품명	제 형	제조사
경방사물탕엑스과립	과립	경방신약
한신사물탕엑스과립	과립	한국신약
한중사물탕엑스과립	과립	한중제약

정신신경질환에 잘 듣는 한방약

산조인탕 酸棗仁湯

• 출전「금궤요략」(3세기)

체력이 저하되고 심신이 피로하며, 불면을 호소하는 사람에게 사용된다. 또 불안감, 정신불안, 신경과민
등의 정신신경 증상에도 효과가 있다.

■ 약제의 구성

기본성분	산조인	지모	천궁	복령	감초	5종
분량(g)	10	3	3	5	1	22

■ 한방의 관점

| 허실 | **허** | 중간 | 실 |

| 음양 | 음 | **양** |

| 오장 | **심의 실조** |

■ 적용 질환·증상

- 피로나 스트레스로 인한 불면
- 신경과민, 불안·초조감
- 전신권태감

■ 이런 증상에

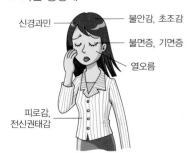

신경과민

불안감, 초조감

불면증, 기면증

열오름

피로감,
전신권태감

■ 약제 설명

체력이 저하되어 심신이 피로한 노인이나 허약자의 불면 개선에 이용된다. 신경증,
자율신경실조증에 의한 불면 치료에도 이용된다. 주약인 '산조인'은 멧대추나무의
잘 익은 씨로 '기'를 진정시키는 작용이 있다. 특히 '오장' 중 '심'의 부조에 관한
증상에 이용되는 생약으로 중추억제, 항스트레스 작용이 있다. '지모'나 '복령'도
같은 효과를 기대할 수 있다.

제품명	제 형	제조사
경방산조인탕엑스과립	과립	경방신약
한신산조인탕엑스과립	과립	한국신약
한중산조인탕엑스과립	과립	한중제약

교원병에 잘 듣는 한방약

오적산 五積散

- 출전 「화제국방」(12세기)

냉증이나 습기로 악화된 만성적인 관절염, 요통, 신경통, 두통, 냉방병 등에 사용한다. 류마티스관절염에도 사용한다.

■ 약제의 구성

기본성분	복령	창출	진피	반하	당귀	작약	천궁	후박
분량(g)	2	3	2	2	2	1	1	1

백지	지실	길경	생강	계피	마황	대조	감초	16종
1	1	1	1	1	1	1	1	22

■ 한방의 관점

| 허실 | 허 | 중간 | 실 |

| 음양 | 음 | 양 |

■ 적용 질환 · 증상

- 냉증으로 인한 요통, 하지관절통, 신경통, 근육통
- 빈혈경향, 냉증
- 월경불순, 월경곤란

■ 이런 증상에

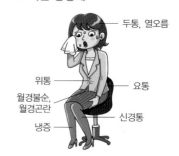

두통, 열오름

위통

월경불순,
월경곤란

냉증

요통

신경통

■ 약제 설명

수분대사를 원활하게 하고, 위장의 움직임과 혈행을 개선하는 생약이 많이 배합되어 있다. 증상이 심하지 않은 만성적인 위장염, 신경통, 관절통, 월경통, 두통, 냉증, 냉방병, 갱년기장애 등에 사용된다. 냉증으로 피로감을 잘 느끼고, 위장이 약한 사람에게도 효과가 있다.

제품명	제 형	제조사
경방오적산엑스과립	과립	경방신약
경진오적산	산제	경진제약사
신텍스오적산엑스과립	과립	한국신텍스제약

보험 한방약 호흡기질환에 잘 듣는 한방약

자음강화탕 滋陰降火湯

* 출전 「만병회춘」(16세기)

'음'을 촉촉하게 하여 '화'를 내려 주는 작용을 한다. 취침 시 기침이나 목건조로 가래가 거의 나오지 않는 사람에게 적합하다.

■ 약제의 구성

기본성분	당귀	작약	지황	천문동	맥문동	진피	창출	지모	황백	감초	10종
분량(g)	2.5	2.5	2.5	2.5	2.5	2.5	3	1.5	1.5	1.5	22.5

■ 한방의 관점

| 허실 | 허 | 중간 | 실 |

| 음양 | 음 | 양 |

| 기혈수 | 혈허 |

| 오장 | 폐의 실조 |

■ 적용 질환·증상

* 가래가 적은 건조한 기침이나 천식
* 미열, 변비
* 열오름, 구갈

■ 이런 증상에

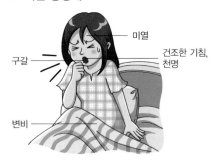

미열 / 건조한 기침, 천명 / 구갈 / 변비

■ 약제 설명

기관지염이 오래 계속되고, 목이 건조하고, 가래가 끊이지 않고, 심한 기침이 계속될 때 사용한다. 체력이 저하된 사람에게 적합하지만, 위장이 약한 사람에게는 위부불쾌감이나 설사 등이 일어날 수 있다. 폐결핵 등의 열성병으로 인해 체액이 소모되었을 때, 몸을 촉촉하게 적셔준다.

제품명	제 형	제조사
경방자음강화탕(혼합단미엑스산)	산제	경방신약
경진자음강화탕	산제	경진제약사
정우자음강화탕엑스과립	과립	정우신약

소화기질환에 잘 듣는 한방약

조위승기탕 調胃承氣湯

• 출전 「상한론」(3세기)

위장의 상태를 조절하여 변비를 개선한다. 장내에 가스가 많이 차서, 복부팽만감이 있는 경우에 사용한다.

■ 약제의 구성

기본성분	대황	망초	감초	3종
분량(g)	2	0.5	1	3.5

■ 한방의 관점

| 허실 | 허 | 중간 | 실 |

| 음양 | 음 | 양 |

■ 적용 질환 · 증상

• 변비
• 심한 복부팽만감, 복통
• 복벽이 비교적 두껍고, 긴장이 있다.

■ 이런 증상에

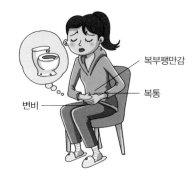

복부팽만감

복통

변비

■ 약제 설명

'대황감초탕'에 '지실'과 '후박' 대신에 '감초'를 더한 처방이다. '대승기탕'을 적용할 정도로 열이 심하지 않으며, '기체'가 있더라도 심하지 않은 흉통이나 복통, 복부팽만감에 사용한다. 입과 혀가 마르고, 배가 팽창하거나 복통이 있는 사람의 변비증상에 사용한다. 비교적 체력이 강한 사람에게 적합하다.

제품명	제 형	제조사
경방조위승기탕(혼합단미엑스산)	산제	경방신약
경진조위승기탕(단미엑스산혼합제)	산제	경진제약사
한풍조위승기탕(단미엑스산혼합제)	산제	한풍제약

소화기질환에 잘 듣는 한방약

청서익기탕 淸暑益氣湯

• 출전 「의학육요」 (16세기)

비교적 체력이 저하된 사람의 더위먹음이나 더위로 인한 식욕부진, 전신권태감 등에 사용된다. 소변량 감소, 자연발한, 수족열감 등에도 효과가 있다.

■ 약제의 구성

기본성분	인삼	창출	맥문동	당귀	황기	진피	오미자	황백	감초	9종
분량(g)	3.5	3.5	3.5	3	3	3	1	1	1	22.5

■ 한방의 관점

| 허실 | 허 **중간** 실 |

| 음양 | 음 **양** |

| 기혈수 | **기허** |

| 오장 | **비허** |

■ 적용 질환 · 증상

- 설사, 식욕부진(열사병 등에 의한)
- 더위먹음
- 피로감, 전신권태감
- 구강내 건조

■ 이런 증상에

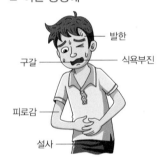

발한
구갈
식욕부진
피로감
설사

■ 약제 설명

여름 더위먹음에 사용되는 대표적인 한방약이다. 또 더위로 인한 식욕부진, 설사, 전신권태감 등에 적합하다. '인삼'에는 소화기능을 높이는 작용, '황기'에는 자양 · 강장과 함께 발한을 개선하는 작용이 있다. 수분대사를 좋게 하는 '창출'과 열감을 잡아주는 '맥문동'이 함께 작용하여, 더위로 약해진 몸의 회복을 돕는다.

제품명	제 형	제조사
경방청서익기탕	산제	경방신약
경진청서익기탕엑스과립	과립	경진제약사
인스팜청서익기탕엑스과립	과립	한국인스팜

호흡기질환에 잘 듣는 한방약

청폐탕 清肺湯

• 출전 「만병회춘」(16세기)

끈적끈적한 가래가 나오고, 목에 열감을 느낄 정도의 심한 기침이 있는 증상에 사용한다. 폐의 열을 식혀주는 작용이 있어서, 거담작용이 뛰어나다.

■ 약제의 구성

기본성분	황금	길경	상백피	행인	산치자	천문동	패모	진피
분량(g)	2	2	2	2	2	2	2	2

대조	죽여	복령	당귀	맥문동	오미자	생강	감초	16종
2	2	3	3	3	1	1	1	32

■ 한방의 관점

| 허실 | 허 | **중간** | 실 |

| 음양 | 음 | **양** |

| 오장 | 폐의 실조 |

■ 적용 질환 · 증상

- 만성화한 해수(오랜 기침)
- 점도가 높은 가래를 동반한다.
- 목에 열감이 있다.

■ 이런 증상에

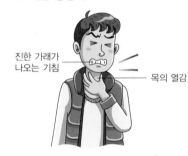

진한 가래가
나오는 기침

목의 열감

■ 약제 설명

진해 · 거담작용, 소염작용이 우수한 '맥문동', '오미자', '천문동' 등이 포함되어, 폐의 열을 식혀 건조한 가래를 묽게 만들어 쉽게 배출되도록 해준다. 드물게 간질성폐렴, 간기능장애, 황달 등의 부작용이 나타날 수 있다.

제품명	제 형	제조사
한신청폐탕엑스과립	과립	한국신약
한중청폐탕엑스과립	과립	한중제약
한풍청폐탕엑스과립	과립	한풍제약

소화기질환에 잘 듣는 한방약

평위산 平胃散

- 출전 「화제국방」 (12세기)

예로부터 위의 증상에 사용하는 대표적인 약으로 알려져 있다. 위부불쾌감, 소화불량으로 인한 식욕부진, 설사 등 소화기증상에 많이 사용된다.

■ 약제의 구성

기본성분	창출	후박	진피	대조	감초	생강	6종
분량(g)	4	3	3	2	1	0.5	13.5

■ 한방의 관점

| 허실 | 허 | 중간 | 실 |

| 음양 | 음 | 양 |

| 기혈수 | 수체 |

| 오장 | 비의 실조 |

■ 적용 질환 · 증상

- 소화불량
- 명치부의 불쾌감, 복부팽만감, 식후의 복명 腹鳴
- 명치부의 진수음

■ 이런 증상에

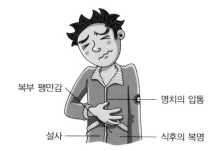

복부 팽만감

명치의 압통

설사

식후의 복명

■ 약제 설명

소화불량을 동반하는 위통, 복통, 식욕부진, 설사 등에 사용된다. 구내염, 위장염, 기능성위장장애 등에도 사용된다. '창출'은 수분을 제거하고, '진피'와 '후박'은 위의 소화기능을 도와서 정체된 음식물을 뚫어준다. '대조', '감초', '생강' 역시 위장의 기능을 높여서 소화기능을 돕는다.

제품명	제 형	제조사
경방평위산연조엑스	엑스제	경방신약
경진평위산엑스과립	과립	경진제약사
듀루과립	과립	한풍제약

이비인후과질환에 잘 듣는 한방약

형개연교탕 荊芥連翹湯

• 출전 「일관당 경험방」 (20세기)

축농증, 만성비염, 중이염 등의 코질환, 여드름이나 아토피피부염 등의 피부질환에 많이 사용된다. 열과 관련된 병태를 개선한다.

■ 약제의 구성

기본성분	형개	연교	작약	방풍	천궁	박하	지황	지실	황련
분량(g)	1.5	1.5	1.5	1.5	1.5	1.5	1.5	1.5	1.5

당귀	황금	백지	황백	길경	산치자	시호	감초	17종
1.5	1.5	1.5	1.5	1.5	1.5	1.5	1	25

■ 한방의 관점

| 허실 | 허 | **중간** | 실 |

| 음양 | 음 | **양** |

| 기혈수 | 혈허 | **혈열** |

■ 적용 질환 · 증상

- 피부색이 거무스름하고, 손 · 발바닥에 땀이 많다.
- 복직근의 긴장
- 비염, 편도선염, 중이염, 축농증

■ 이런 증상에

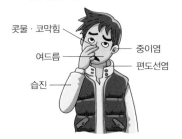

콧물 · 코막힘
여드름
습진
중이염
편도선염

■ 약제 설명

'온청음'에 '방풍', '형개', '박하', '지실'을 더한 처방이다. 만성축농증, 만성비염, 만성편도염, 여드름 등에 사용한다. 혈행이 나빠서 피부가 거무스름한 사람, 손발바닥에 땀이 잘 나는 사람에게 적합하다. 드물게 간질성폐렴, 간기능장애, 황달 등의 부작용이 나타날 수 있다.

제품명	제 형	제조사
경방형개연교탕연조엑스	엑스제	경방신약
경진형개연교탕엑스과립	과립	경진제약사
아이월드형개연교탕엑스과립	과립	아이월드제약

가미귀비탕 加味歸脾湯

• 생약	황기, 시호, 산조인, 백출, 인삼, 복령, 원지, 산치자, 대조, 당귀, 감초, 생강, 목향, 용안육
• 한방의 관점	양증, 허증, 비허, 기허, 혈허

'귀비탕'에 '시호'와 '산치자'를 더한 처방. 허약체질이고 혈색이 나쁜 사람의 빈혈, 불면, 정신불안, 자율신경실조증, 갱년기장애 등의 개선이 사용된다. 도한, 미열, 열감 등이 있는 경우에 적합하다.

갈근탕가천궁신이 葛根湯加川芎辛夷

• 생약	갈근, 대조, 마황, 감초, 계피, 작약, 신이, 천궁, 생강
• 한방의 관점	양증, 중간증

코막힘, 만성비염, 축농증 등에 사용된다. '갈근탕'에 진통작용이 있는 '천궁'과 비염 등에 많이 이용되는 '신이'를 더한 처방이다.

계비탕 啓脾湯

• 생약	창출, 복령, 산약, 인삼, 택사, 진피, 감초, 연육, 산사자
• 한방의 관점	음증, 허증, 비증, 기허, 수체

체형이 마르고 안색이 나쁘며, 체력이 약한 사람의 위장의 작용을 좋게 하는 약. 식욕부진, 소화불량, 물같은 설사, 만성위장염 등에 사용한다. 병후의 식욕부진과 위장기능 강화에도 사용된다.

계작지모탕 桂芍知母湯

• 생약	계피, 지모, 방풍, 생강, 작약, 마황, 백출, 감초, 부자
• 한방의 관점	음증, 허증, 수체

진정·진통작용이 있는 '지모'와 '작약'을 배합. 체력이 약하고 마른 체형인 사람의 신경통이나 변형이 심한 류마티스관절염, 손발저림, 경직 등에 사용된다. '마황'이나 '부자'의 부작용에 주의한다.

계지가령출부탕 桂枝加苓朮附湯

• 생약	계피, 작약, 대조, 생강, 감초, 백출, 복령, 부자
• 한방의 관점	음증, 허증, 수체

냉증이고, 비교적 체력이 저하된 사람에게 적합하다. 관절통이나 신경통, 냉증으로 인한 통증 등에 '계지가출부탕'과 동일하게 사용한다.

계지가작약대황탕 桂枝加芍藥大黃湯

- **생약**   계피, 작약, 대조, 감초, 대황, 생강
- **한방의 관점**   음증, 중간증

'계지가작약탕'에 '대황'을 더한 처방. 체력이 보통이고 복부가 팽창한 것 같은 느낌이 있는 사람의 변비, 상습변비, 더부룩한 배 등의 증상에 사용한다. 또 과도한 긴장 등의 정신적 스트레스로 인한 변비, 과민성대장증후군에도 사용된다.

계지가황기탕 桂枝加黃耆湯

- **생약**   계피, 작약, 대조, 생강, 감초, 황기
- **한방의 관점**   양증, 허증

'계지탕'에 피부의 혈행을 좋게 하고 발한을 멈추게 하며, 저린 증상을 개선하는 '황기'를 더한 처방. 체력이 허약한 사람의 도한, 다한, 땀띠 개선에도 사용된다.

계지복령환가의이인 桂枝茯苓丸加薏苡仁

- **생약**   의이인, 계피, 작약, 도인, 복령, 목단피
- **한방의 관점**   양증, 중간증, 어혈

'계지가복령환'에 '의이인'을 더한 처방. 체력이 보통이고 어깨결림, 두중감, 어지럼증, 열오름감이 있으며, 발은 냉한 증상이 있는 사람의 월경불순, 기미, 검버섯, 손발거침 등에 사용한다.

궁귀교애탕 芎歸膠艾湯

- **생약**   지황, 작약, 당귀, 감초, 천궁, 애엽, 교이
- **한방의 관점**   음증, 허증, 혈허

냉증으로 치출혈이나 월경장애에 동반되는 내출혈, 산후출혈, 빈혈이 있는 경우에 사용된다. 그러나 위알도스테론증, 근육장애, 저칼륨혈증이 있는 사람은 사용할 수 없다.

궁귀조혈음 芎歸調血飮

- **생약**   당귀, 천궁, 지황, 백출, 복령, 진피, 향부자, 목단피, 대조, 생강, 감초, 오약, 익모초
- **한방의 관점**   음증, 허증, 혈허, 기체

산후에 체력이 쇠약하여 빈혈이 있고 위장의 기능이 약하며, 두통, 이명, 어지럼증, 흥분, 부종, 식욕부진 등의 자율신경실조증이 있는 경우에 사용한다.

귀비탕 歸脾湯

- **생약** 　　황기, 산조인, 인삼, 백출, 복령, 원지, 대조, 당귀, 감초, 생강, 목향, 용안육
- **한방의 관점** 　음증, 허증, 기허, 혈허, 비허

체력이 저하되고 위장이 약한 사람에게, 식욕이 없고 피로하기 쉬울 때 사용한다. 불면, 도한, 불안감, 억울감, 건망증, 빈혈에도 사용한다.

당귀건중탕 當歸建中湯

- **생약** 　　작약, 계피, 대조, 당귀, 감초, 생강
- **한방의 관점** 　음증, 허증, 기허, 혈허

'소건중탕'의 '교이' 대신 '당귀'를 더하여, 혈행을 좋게 하고 몸을 따뜻하게 한 처방이다. 쉽게 피로하고 혈색이 나쁜 사람의 월경통, 하복부통, 치질, 탈항 등의 통증에 이용된다. 아토피피부염에도 이용된다.

당귀사역가오수유생강탕 當歸四逆加吳茱萸生薑湯

- **생약** 　　대조, 계피, 작약, 당귀, 목통, 감초, 오수유, 세신, 생강
- **한방의 관점** 　음증, 허증, 기역, 혈허

냉기로 의한 통증을 제거하는 작용이 있어서, 감기나 월경 전 두통에 사용된다. 수족냉증을 동반하는 하복부통증, 요통, 하지통, 신경통 등에도 효과가 있다.

당귀음자 當歸飮子

- **생약** 　　당귀, 지황, 작약, 천궁, 방풍, 하수오, 황기, 형개, 감초, 질려자
- **한방의 관점** 　음증, 허증, 혈허

체력이 약하고 냉증이 있는 사람의 피부건조로 인한 가려움증, 습진, 건선, 두드러기 등에 사용되는 약이다. 특히 고령자의 가려움증에 사용되는 대표적인 한방약이다.

대승기탕 大承氣湯

- **생약** 　　후박, 지실, 대황, 망초
- **한방의 관점** 　음증, 허증, 혈허

변비로 복부팽만감이 심하거나, 비만체질이고 변비가 있는 경우에 사용하는 매우 강력한 '완하제'이다. 상습변비, 급성변비 혹은 식체에도 사용된다. 고혈압, 신경증이 있는 사람에게 사용되기도 한다.

마행의감탕 麻杏薏甘湯

- **생약** 의이인, 마황, 행인, 감초
- **한방의 관점** 양증, 중간증, 수체

체력이 보통인 사람의 열감이나 부종 등을 동반하는 신경통, 근육통, 류마티스관절염 등에 사용된다. 이외에 사마귀, 각질증 등의 건조 · 각화한 피부 증상에도 사용된다.

목방기탕 木防己湯

- **생약** 방기, 인삼, 계피, 석고
- **한방의 관점** 양증, 실증, 수체

혈색이 나쁘고 명치부에 압박감이 있으며, 기침과 천식을 동반하는 호흡곤란, 심계항진 등에 사용한다. 부종, 소변량 감소, 구갈 등이 있는 만성신장병이나 심장의 작용이 저하된 증상에 사용한다.

방기황기탕 防己黃耆湯

- **생약** 황기, 방기, 백출, 대조, 감초, 생강
- **한방의 관점** 음증, 허증, 수체

수분대사가 나빠서 여분의 '수'가 몸에 남아있는 사람의 수분대사를 원활하게 하여 부종을 제거하는 약이다. 몸이 무겁고 자주 붓는 사람의 비만증, 다한증, 하지관절염에 사용한다. 최근에는 비만약으로도 사용되고 있다.

배농산급탕 排膿散及湯

- **생약** 길경, 감초, 지실, 작약, 대조, 생강
- **한방의 관점** 양증, 중간증

체력이 보통인 사람에게 환부에 발적, 부종, 통증이 있는 화농성피부질환 등에 사용한다. 치조농루, 치은염 등에도 사용한다. 대부분의 경우 다른 한방약과 병용한다.

백호가인삼탕 白虎加人參湯

- **생약** 석고, 갱미, 지모, 감초, 인삼
- **한방의 관점** 양증, 실증

구갈로 인해 화끈거림이 있고 땀을 많이 흘리며, 이러한 증상을 동반하는 초기 당뇨병, 더위먹음, 아토피피부염, 만성습진이나 피부염으로 피부에 열감이나 발적이 있는 경우에 사용한다.

사역산 四逆散

- **생약** 시호, 작약, 지실, 감초
- **한방의 관점** 양증, 중간증, 간의 실조

체력이 보통 이상인 사람의 복통, 비염, 기관지염, 요통·하지통 등에 사용한다. 정신불안이나 신경증에도 사용한다. '시호제'이며, '대시호탕'과 '소시호탕'의 중간 증상에 사용한다.

삼황사심탕 三黃瀉心湯 보험 한방약

- **생약** 황금, 황련, 대황
- **한방의 관점** 양증, 실증, 기역, 혈열, 심의 실조, 비의 실조

체력이 있는 사람에게 안면홍조, 열오름감, 정신불안, 불면, 변비가 있는 경우에 사용한다. 고혈압에 동반되는 어깨결림, 이명, 두중감, 불면, 불안 등의 증상에도 효과가 있다. '삼황'은 '대황', '황금', '황련'을 뜻한다.

소반하가복령탕 小半夏加茯苓湯

- **생약** 반하, 복령, 생강
- **한방의 관점** 양증, 중간증, 수체, 비의 실조

입덧에 사용되는 특효약으로, 식욕이 없고 '수'의 정체가 있는 사람에게 효과가 있다. 입덧 이외에도 여러 종류의 구토에도 사용된다.

소풍산 消風散

- **생약** 석고, 지황, 당귀, 우방자, 창출, 방풍, 목통, 지모, 감초, 고삼, 형개, 호마, 선퇴
- **한방의 관점** 양증, 중간증

분비물이 많이 나와서 환부가 축축하고 가려움증이 심한 만성피부질환, 예를 들면 무좀, 땀띠, 피부소양증, 습진, 아토피피부염, 두드러기 등에 사용된다. 위장이 약한 사람에게는 위부불쾌감, 설사 등을 일으킬 수 있다.

시박탕 柴朴湯

- **생약** 시호, 반하, 복령, 황금, 후박, 대조, 인삼, 감초, 소엽, 생강
- **한방의 관점** 양증, 중간증, 기체

'소시호탕'과 '반하후박탕'을 합한 처방으로 '기체'가 있고 목이나 식도에 폐색감이 있으며, 심계항진이나 어지럼증, 구토감 등을 동반하는 경우에 사용한다. 드물게 간질성폐렴, 간기능장애, 황달의 부작용이 있을 수 있다.

신비탕 神秘湯

- **생약** 　　마황, 행인, 후박, 진피, 감초, 시호, 소엽
- **한방의 관점** 　양증, 중간증, 기체

천식 특히 소아천식에 많이 사용한다. 체력이 보통 이상인 사람으로 호흡곤란이 심하고 위장이 튼튼하며, 해소가 있으나 가래가 적고 억울감이 있는 사람에게 사용한다. 폐기종에도 사용한다.

억간산가진피반하 抑肝散加陳皮半夏

- **생약** 　　반하, 복령, 천궁, 조구등, 창출(백출), 진피, 당귀, 시호, 감초
- **한방의 관점** 　양증, 허증, 간의 실조

'억간산'과 같은 증상이지만, 보다 체력이 저하되고 위장이 허약한 경우에 사용한다. 신경증, 갱년기장애, 불면증, 소아야제증, 감증, 경련 등에 유효하다.

여신산 女神散

- **생약** 　　향부자, 천궁, 창출, 당귀, 황금, 계피, 인삼, 빈랑자, 황련, 감초, 정자, 목향
- **한방의 관점** 　양증, 중간증, 어혈, 기체 · 기역

화끈거림이나 어지럼증이 있는 사람의 산전 · 산후 신경증(불안이나 불면 등), 월경불순, 갱년기장애, 자율신경실조 등에 사용된다. 주로 체력이 보통 정도인 여성에게 유효하다.

영감강미신하인탕 苓甘薑味辛夏仁湯

- **생약** 　　행인, 반하, 복령, 오미자, 감초, 세신, 건강
- **한방의 관점** 　음증, 허증, 폐의 실조

체력이 저하되고 위장이 허약하며, 냉증인 사람의 묽은 가래나 기침을 동반하는 기관지염, 기관지천식 등에 사용된다. 물과 같은 묽은 콧물이 나오는 알레르기비염에도 적용된다.

영강출감탕 苓薑朮甘湯

- **생약** 　　복령, 백출, 건강, 감초
- **한방의 관점** 　음증, 허증, 수체

허리부터 발까지 냉증이 심하고 잘 피로를 느끼며, 배뇨량과 횟수가 많은 사람의 요통이나 좌골신경통 등에 사용한다. 야뇨증이나 대하증에도 적용한다.

영계출감탕 苓桂朮甘湯

- **생약**   복령, 계피, 창출(백출), 감초
- **한방의 관점**   양증, 허증, 기역, 수체

상반신의 정체된 수분을 제거하는 약이다. 발이 차고 소변량이 적으며, 머리에 무언가 쓴 것 같은 느낌이 있는 사람의 어지럼증, 기립성현기증, 상기증, 두통, 숨가쁨 등에 사용한다.

오령산 五苓散

- **생약**   택사, 저령, 창출(백출), 복령, 계피
- **한방의 관점**   양증, 중간증, 수체

부종, 신장병, 급성위장염, 설사, 만성두통, 주위가 빙빙 도는 듯한 회전성어지럼, 더위먹음, 숙취 등으로 인한 구토감이나 메스꺼움에 사용한다.

오림산 五淋散

- **생약**   복령, 황금, 감초, 당귀, 산치자, 작약, 지황, 차전자, 택사, 목통, 활석
- **한방의 관점**   양증, 중간증

배뇨통, 빈뇨, 잔뇨감 등 배뇨이상에 사용된다. 방광염, 요도염, 요로결석에 응용하며, '저령탕'으로 효과가 없을 때 사용하면 좋다.

온청음 溫淸飮

- **생약**   지황, 작약, 천궁, 당귀, 황금, 황백, 황련, 산치자
- **한방의 관점**   양증, 중간증, 혈열 · 혈허

'사물탕'과 '황련해독탕'을 합한 처방으로, 체력이 보통인 사람의 월경불순, 월경곤란, 갱년기장애, 신경증, 피부염 등에 사용된다. 드물게 간질성폐렴, 간기능장애의 부작용이 있을 수 있다.

용담사간탕 龍膽瀉肝湯

- **생약**   지황, 당귀, 목통, 황금, 차전자, 택사, 감초, 산치자, 용담
- **한방의 관점**   양증, 중간증

주로 비뇨기계의 염증에 사용되는 약으로, 체력이 있는 사람의 요도염, 질염, 음부습진 등에 사용된다. 배뇨통, 배뇨곤란, 빈뇨, 잔뇨감, 대하증 등에 효과가 있다. 드물게 간질성폐렴, 간기능장애의 부작용이 있을 수 있다.

위령탕 胃苓湯

- **생약** : 후박, 창출, 택사, 저령, 진피, 백출, 복령, 계피, 생강, 대조, 감초
- **한방의 관점** : 양증, 중간증, 수체, 비의 실조

'평위산'과 '오령산'을 합한 처방이다. 아주 묽은 설사, 구토, 구갈, 소변량 감소 등을 동반하는 과식, 식체, 더위먹음, 복통, 냉한 배, 급성위장염 등에 사용한다.

육미환 六味丸

- **생약** : 지황, 산수유, 산약, 택사, 복령, 목단피
- **한방의 관점** : 음증, 허증, 신허

'팔미지황환'에서 '계피'와 '부자'를 뺀 처방이다. 배뇨곤란, 빈뇨, 부종, 가려움증, 저림, 신경통 등에 사용한다. 피로감, 소변량 감소 또는 증가, 구갈, 도한 등의 증상에도 사용한다.

윤장탕 潤腸湯

- **생약** : 지황, 당귀, 황금, 지실, 행인, 후박, 대황, 도인, 마자인, 감초
- **한방의 관점** : 음증, 중간증, 혈허

체력이 약한 사람이나 노약자 등에게 토끼똥처럼 건조한 변이 나올 때 처방한다. 피부가 건조한 사람, 특히 고령자의 이완성변비 또는 경련성변비에 사용한다.

이출탕 二朮湯

- **생약** : 반하, 창출, 위령선, 황금, 향부자, 진피, 백출, 복령, 감초, 생강, 천남성, 화강활
- **한방의 관점** : 양증, 중간증, 수체

체력이 보통인 사람의 어깨나 팔의 통증, 오십견 등에 사용한다. 근육에 탄력이 없는 수독체질인 사람의 팔이나 어깨가 아픈 증상에 사용한다.

인삼양영탕 人參養榮湯

- **생약** : 지황, 당귀, 백출, 복령, 인삼, 계피, 원지, 작약, 진피, 황기, 감초, 오미자
- **한방의 관점** : 음증, 허증, 기체, 혈허

'인삼'을 주약으로 하며, 영양상태를 개선하는 효과가 뛰어난 한방약이다. 병후 또는 산후의 체력저하, 만성질환으로 인한 피로권태감, 식욕부진, 도한, 수족냉증, 빈혈 등에 사용된다.

인삼탕 人參湯

- **생약** 인삼, 백출, 감초, 건강
- **한방의 관점** 음증, 허증, 기허, 수체, 비허

위장이 허약한 사람에게 사용하는 처방이다. 야위고 체력이 저하된 냉증인 사람에게 배에 힘이 없고, 입속에 묽은 침이 고이고, 배에서 꾸룩꾸룩 하는 소리가 나는 증상에 사용된다.

인진오령산 茵蔯五笭散

- **생약** 택사, 창출, 저령, 복령, 인진호, 계피
- **한방의 관점** 양증, 중간증, 수체

'오령산'에 '인진호'를 더한 처방이다. 목이 마르고, 소변량이 적고, 변비가 없는 사람의 부종, 간염, 황달, 신염, 숙취 등에 사용한다.

자감초탕 炙甘草湯

- **생약** 지황, 맥문동, 계피, 대조, 인삼, 마자인, 생강, 자감초, 교이
- **한방의 관점** 양증, 허증, 심의 실조

체력이 쇠약하여 피로감을 잘 느끼는 사람의 심계항진, 숨가쁨 등에 사용한다. 위알도스테론증, 근육 장애, 저칼륨혈증이 있는 사람은 사용할 수 없다.

저령탕합사물탕 猪苓湯合四物湯

- **생약** 지황, 작약, 천궁, 택사, 저령, 당귀, 복령, 교이, 활석
- **한방의 관점** 양증, 중간증, 혈허, 수체

'저령탕'과 '사물탕'을 합한 처방이다. 위장장애가 없으며, 안색이 나쁘고 피부가 건조한 사람에게 배뇨곤란, 배뇨통, 잔뇨감, 빈뇨, 혈뇨 등이 있는 경우에 사용한다.

청상방풍탕 淸上防風湯

- **생약** 황금, 길경, 산치자, 천궁, 방풍, 백지, 연교, 황련, 감초, 지실, 형개, 박하
- **한방의 관점** 양증, 허증

여드름을 치료하는 대표적인 한방약이다. 체력이 보통인 사람의 여드름, 화농습진 등에 사용된다. 위장이 허약한 사람은 위부불쾌감이나 설사 등이 나타날 수 있다.

청심연자음 清心蓮子飮

- **생약** 맥문동, 복령, 황금, 차전자, 인삼, 황기, 감초, 연육, 지골피
- **한방의 관점** 양증, 허증, 기허

만성비뇨기질환에 사용되는 한방약이다. 위장이 약하고 체력이 저하된 사람의 잔뇨감, 빈뇨, 배뇨통, 배뇨곤란 등의 배뇨이상에 사용된다.

치두창일방 治頭瘡一方

- **생약** 천궁, 창출, 연교, 방풍, 감초, 형개, 홍화, 대황, 인동
- **한방의 관점** 양증, 중간증

변비 경향인 사람의 두부 또는 얼굴에 생긴 습진·피부염, 진무름, 딱지 등의 개선에 사용된다. 분비물이 많은 축축한 습진에 효과가 있다. 영유아의 습진에도 사용된다.

치자백피탕 梔子柏皮湯

- **생약** 산치자, 황백, 감초
- **한방의 관점** 양증, 중간증

간장 부위에 가벼운 압박감이 있는 경우의 피부가려움증, 두드러기, 아토피피부염, 경증의 황달, 숙취 등에 사용된다. 체력이 보통인 사람에게 적합하다.

칠물강하탕 七物降下湯

- **생약** 작약, 당귀, 황기, 지황, 천궁, 조구등, 황백
- **한방의 관점** 양증, 허증, 혈허

체력이 약하고 경증의 고혈압이 있는 사람에게 단독으로 사용하기도 하지만, 일반적으로 서양약 강압제와 병용하는 경우가 많다. 고혈압에 동반되는 열오름, 어깨결림, 이명, 두중감 등에 사용된다.

통도산 通導散

- **생약** 지실, 대황, 당귀, 감초, 홍화, 후박, 진피, 목통, 소목, 망초
- **한방의 관점** 양증, 실증, 어혈, 기체

부인병을 개선하는 한방약으로 비교적 체력이 있고, 하복부에 압통이 있으며, 변비에 잘 걸리는 사람에게 적합하다. 월경불순, 월경통, 갱년기장애, 요통, 변비, 타박증, 고혈압 등에 동반되는 두통, 어지럼증 등에 사용된다.

황금탕 黃芩湯

- **생약** 황금, 대조, 감초, 작약
- **한방의 관점** 양증, 중간증

소화불량, 구토, 오한, 설사 등의 위장증상에 사용된다. 발열이나 복통을 동반하는 급성장염 등에 단기간 사용되는 경우가 많다. 위알도스테론증, 근육장애, 저칼륨혈증이 있는 사람은 사용할 수 없다.

황기건중탕 黃耆建中湯

- **생약** 작약, 황기, 계피, 대조, 감초, 생강, 교이
- **한방의 관점** 음증, 허증, 기허

'소건중탕'에 '황기'를 더한 처방이다. '소건중탕'보다 허약한 사람의 권태감, 도한, 다한, 병후쇠약, 식욕부진 등에 사용된다. 만성화농증이나 궤양에도 사용된다.

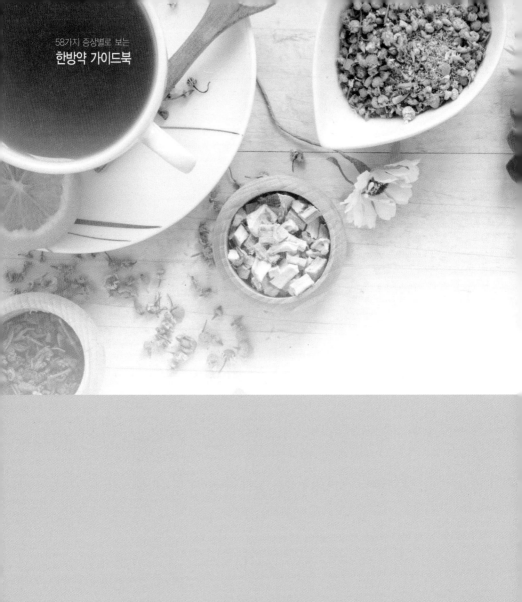

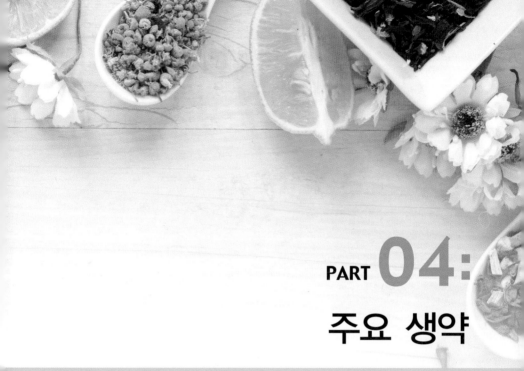

PART 04:

주요 생약

| 생약의 유래

● 천연물을 가공해서 얻는다

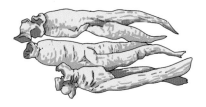

생약生藥이란 천연물 그대로 혹은 건조 · 분쇄 · 추출 등의 간단한 가공을 거친 것을 말한다. 생약의 대부분은 식물의 줄기 · 가지 · 껍질 · 뿌리 · 종자 등에서 유래한 것이지만, 굴牡蠣의 껍질이나 곰의 쓸개 등과 같이 동물에서 유래한 것이나 '석고石膏'나 '망초芒硝' 등과 같이 광물에서 유래한 것도 있다. 또 중의학에서는 '비소'나 '수은'과 같은 독성이 강한 금속도 이용되고 있다. 이처럼 생약은 천연물질에서 유래한 것으로 여러 가지 성분을 포함하고 있기 때문에, 약효가 다양하고 부작용이 적은 것이 장점이다. 그러나 천연물이기 때문에 생산되는 곳의 기후나 토질 등에 따라 성분의 함유량에 차이가 있다는 단점이 있다.

| 생약의 분류

● '오성'에 의한 분류

생약은 성질약성에 기초하여 분류할 수 있으며, 몸을 따뜻하게 하는 작용과 몸을 차게 하는 작용 어느 쪽인가에 따라 '한寒', '량凉', '온溫',

'열熱' 4종류로 분류할 수 있다. 이것을 '사성 四性' 또는 '사기 四氣'의 약성분류라 한다. 또 여기에 어느 쪽에도 속하지 않는 '평平'을 더해서, '오성 五性' 또는 '오기 五氣'의 약성분류라 한다.

한약 寒藥과 양약 涼藥을 아울러 한량약 寒涼藥이라 하고, '열증'을 치료할 때 사용한다. 또 온약 溫藥과 열약 熱藥을 아울러 온열약 溫熱藥이라 하고, '한증'을 치료할 때 사용한다.

작 용	오 성	주요 생약
몸을 따뜻하게 하는 작용	열(熱)	건강, 오수유, 부자, 계피, 산초
	온(溫)	황기, 행인, 생강, 천궁, 당귀, 인삼
몸을 차게 하는 작용	한(寒)	황금, 황련, 시호, 석고, 망초, 대황
	량(涼)	국화, 갱미, 작약, 박하, 목단피, 의이인
–	평(平)	갈근, 감초, 길경, 저령, 도인, 복령

● '오미'에 의한 분류

생약의 맛은 미감으로 느끼는 실제 맛과 인체에 대한 효능으로 결정되며, 이 맛에 기초하여 분류할 수 있다. 즉 '신맛酸', '쓴맛苦', '단맛甘', '매운맛辛', '짠맛鹹'의 5종류의 맛을 '오미 五味'라 하며, 약효와 연관이 있다.

오미	특 징	주요 생약
신맛 (酸)	• 수렴 · 지사 · 지한 · 지혈 작용이 있다. • 간(肝) · 담(膽) · 목(目) · 근(筋)의 기능을 보한다.	오미자, 산수유, 산조인, 우슬, 지실, 작약
쓴맛 (苦)	• 열을 식히는(청열) 작용, 습을 건조하게 하는(건습) 작용이 있다. • 심 · 소장의 기능을 보한다.	황련, 황백, 대황, 창출, 시호, 조구등, 마황
단맛 (甘)	• 급박증상을 완화시키는 작용, 체력이나 기력을 보하는 보양작용이 있다. • 비 · 신의 기능을 보한다.	황기, 갈근, 인삼, 감초, 행인, 맥문동, 지황
매운 맛(辛)	• 기나 혈의 정체를 순환시키는 행기작용, 발한작용이 있다. • 폐 · 간장 · 코 · 피부의 기능을 보한다.	건강, 생강, 계피, 박하, 진피, 산초, 부자
짠맛 (鹹)	• 수분을 조절하고, 딱딱한 것을 연화시키는 작용, 건조한 것을 습윤하게 하는 작용이 있다. • 신 · 방광 · 귀 · 골수의 기능을 보한다.	망초, 모려

갈근 葛根 | 콩과에 속하는 칡의 주피를 제거한 뿌리를 건조시킨 것

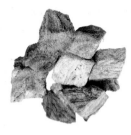

성 미 감·신·양   **귀 경** 비·위

효 능 갈탕이나 갈병의 원료인 갈분은 칡뿌리에서 얻은 전분. 생약 '갈근'은 발한작용, 해열작용, 진통작용, 목덜미나 등 부분의 경직을 풀어주는 작용이 있다. 감기나 어깨 결림에 사용하는 '갈근탕'은 널리 알려진 한방약이다.

적용예 갈근탕, 갈근탕가천궁신이, 승마갈근탕, 삼소음 등

감초 甘草 | 콩과에 속하는 감초의 뿌리 및 뿌리줄기를 건조시킨 것

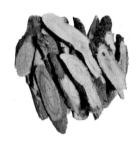

성 미 감·평   **귀 경** 비·심·위·폐

효 능 여러 가지 생약의 작용을 조화롭게 할 목적으로 사용하는 경우가 많으며, 최근 사용빈도가 높아지고 있다. 통증완화 및 긴장을 풀어주는 작용이 있다. 여러 가지 한방약을 함께 사용할 때는 '감초'의 총량에 주의해야 한다.

적용예 마황탕, 소시호탕, 반하사심탕, 보중익기탕, 작약감초탕, 사군자탕, 소청룡탕, 황련탕 등

강활 羌活 | 미나리과에 속하는 강활의 뿌리줄기 및 뿌리를 건조시킨 것

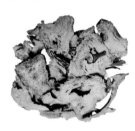

성 미 신·고·온   **귀 경** 간·방광·신

효 능 해열, 발한, 진통 작용 및 각종 세균을 억제하는 작용이 있다. 풍치를 예방하고 관절염에도 많이 사용하며, 염증을 제거하고 통증을 없애준다. 빈혈로 인한 두통이 있을 때는 복용을 금한다.

적용예 대방풍탕, 소경활혈탕 등

건강 乾薑 | 생강과에 속하는 생강의 뿌리줄기를 쪄서 말린 것

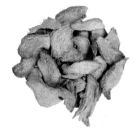

성미 신·열   **귀경** 비·심·위·폐

효능 '생강'과 같은 뿌리줄기이지만, '건강'은 가공법이 다르기 때문에 냉증을 개선하는 작용이 더 강하다. 냉증을 동반하는 복통, 요통, 설사 등의 치료에 사용한다. 소화기능을 촉진하는 작용도 있다.

적용예 인삼탕, 반하사심탕, 소청룡탕, 대건중탕, 영강출감탕, 계지인삼탕, 시호계지건강탕, 대방풍탕 등

계피 桂皮 | 녹나무과에 속하는 육계나무의 줄기껍질을 말린 것

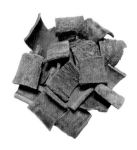

성미 신·감·열   **귀경** 간·비·신·심

효능 '기'를 순환시키고, 발한에 의해 체표의 독을 제거하는 작용을 한다. 또 해열, 진정, 혈행촉진, 항혈전 등의 작용도 있다. 두통, 발열, 감기, 열오름, 통증 등에 사용한다.

적용예 계지탕, 갈근탕, 계지복령환, 승기탕, 안중산, 팔미지황환, 계지가용골모려탕, 계지작약탕, 계지가출부탕 등

괄루근 栝樓根 | 박과에 속하는 하눌타리의 겉껍질을 벗긴 뿌리를 건조시킨 것

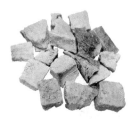

성미 고·양   **귀경** 위·폐

효능 가루로 만든 것을 '천화분天花粉'이라고 한다. '폐'와 '위'의 열을 내려 진액을 생성하기 때문에, 열로 인해 진액이 손상되었을 때의 소갈증, 종기, 농 등에 효과가 있다.

적용예 시호계지건강탕, 괄루계지탕 등

길경 桔梗 | 초롱꽃과에 속하는 도라지의 뿌리를 건조시킨 것

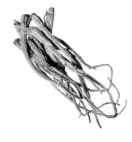

성미 고 · 신 · 평   **귀경** 폐

효능 거담, 진해작용이 우수한 생약으로 기침, 기관지염, 편도염, 인두염 등에 사용한다. 농膿을 제거하는 배농약으로 화농성질환이나 목이 붓고 아픈 인후통에 효능이 있다.

적용예 방풍통성산, 십미패독탕, 오적산, 형개연교탕, 청폐탕, 삼소음 등

당귀 當歸 | 미나리과에 속하는 당귀의 뿌리를 건조시킨 것

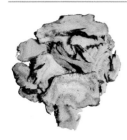

성미 감 · 신 · 온   **귀경** 간 · 비 · 심

효능 '혈'의 부족을 보충하고 순환을 개선시킨다. 월경불순, 월경통 등의 부인과질환에 사용되는 경우가 많다. 장을 촉촉하게 하여 변을 잘 나오게 하는 작용도 있다. 냉증, 빈혈 등의 처방에도 배합된다.

적용예 사물탕, 궁귀교애탕, 당귀작약산, 십전대보탕, 당귀음자, 가미소요산, 보중익기탕, 소경활혈탕, 온경탕, 억간산 등

대조 大棗 | 갈매나무과에 속하는 대추나무의 잘 익은 열매를 건조시킨 것

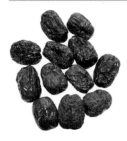

성미 감 · 온   **귀경** 비 · 위

효능 위장의 기능을 조절하고 정신을 안정시키며, 근육의 긴장에 의한 통증이나 복통을 완화시켜주는 작용이 있다. 진정작용도 있으며, 자극성이 강한 약재의 약성을 완화시킨다.

적용예 감맥대조탕, 소시호탕, 반하사심탕, 보중익기탕, 육군자탕, 갈근탕, 계지가작약탕, 맥문동탕, 계지탕, 계지가용골모려탕 등

대황 大黃 | 마디풀과에 속하는 대황류의 뿌리를 말린 것

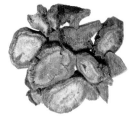

성미 고 · 한

귀경 간 · 대장 · 비 · 심포 · 위

효능 '장군'이라는 별명이 붙어있다. 변비를 개선하는 '하제'로 사용하며, '기혈'의 과잉상태를 해소시켜 '열'을 식히는 작용이 있다. 달여서 사용하는 경우는 달이는 방법에 따라 작용이 달라지는 수가 있다.

적용예 대승기탕, 대시호탕, 대황목단피탕, 도핵승기탕, 삼황사심탕, 대황감초탕, 마자인환, 조위승기탕, 인진호탕, 방풍통성산 등

도인 桃仁 | 장미과에 속하는 복숭아의 잘 익은 씨를 말린 것

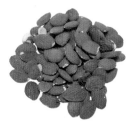

성미 고 · 감 · 평

귀경 간 · 대장 · 심

효능 '어혈'을 제거하는 대표적인 생약. 혈액의 응고를 억제하는 작용은 약리학적으로도 인정을 받고 있다. 월경곤란, 월경불순, 타박상으로 인한 내출혈, 통증 등의 개선에 사용한다. 장을 촉촉하게 하여 변비를 개선하는 작용도 있다.

적용예 계지복령환, 도핵승기탕, 대황목단피탕, 소경활혈탕 등

마황 麻黃 | 마황과에 속하는 풀마황의 지상부를 말린 것

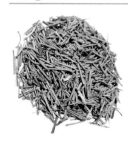

성미 신 · 미고 · 온

귀경 방광 · 폐

효능 발한 · 진해 작용 외에, 기관지 경련을 억제하는 작용이 있다. 감기의 한방약으로 많이 배합된다. 교감신경이나 중추신경을 흥분시키는 작용이 있어서, 고령자나 심장병 · 고혈압이 있는 사람에게는 주의가 필요하다.

적용예 갈근탕, 마황탕, 마황부자세신탕, 소청룡탕, 마행감석탕, 방풍통성산, 월비가출탕, 의이인탕, 향소산 등

망초 芒硝 | 천연 광물류 약재

성 미 함·고·한   **귀 경** 대장·위

효 능 광물성 생약. 열을 내리고 대변을 소통시키며, 대장의
소통을 부드럽게 하고 굳은 변을 풀어준다. 또 화를 내
리고, 붓기를 없애 주는 효능이 있다. 맛은 맵고 쓰고
짜며, 성질은 차갑다.

적용예 도핵승기탕, 방풍통성산, 대황목단피탕, 조위승기탕 등

맥문동 麥門冬 | 백합과에 속하는 맥문동의 비대한 덩이뿌리를 건조시킨 것

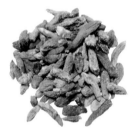

성 미 감·미고·미한   **귀 경** 폐·심·위

효 능 건조한 조직을 촉촉하게 하는 작용이 있다. '폐'를 촉
촉하게 하여 기침을 멎게 하고, 가래를 없앤다. 또 장
을 촉촉하게 하여 변통이 잘 되게 한다. 심장의 열을
내려, 마음을 편안하게 하는 작용도 있다.

적용예 맥문동탕, 자음강화탕, 청폐탕, 청심연자음, 청서익기탕,
온경탕, 조등산, 자감초탕 등

모려 牡蠣 | 굴과에 속하는 굴의 껍질을 가루로 만든 것

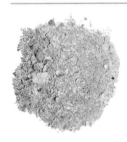

성 미 함·한   **귀 경** 신·폐

효 능 진정, 진통, 수렴, 제산작용 등이 있어서 위산과다, 위
통, 도한, 심계항진, 몽정, 정신불안, 불면 등의 증상에
사용한다. 제산제로 위장약에 배합되는 경우가 많다.

적용예 안중산, 계지가용골모려탕, 시호계지건강탕, 시호가용
골모려탕 등

목단피 牧丹皮 | 작약과에 속하는 모란의 뿌리껍질을 건조시킨 것

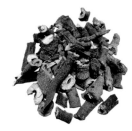

성미 고·신·미한   **귀경** 간·신·심

효능 혈행을 좋게 하여, '열'을 식히는 작용이 있다. 혈소판 응집을 억제하는 작용이 약리학적으로 증명되었다. 부인과질환, 월경불순, 월경곤란 등 '혈'이 정체되는 증상을 개선하는데 이용된다.

적용예 계지복령환, 대황목단피탕, 온경탕, 가미소요산, 팔미지황환, 우차신기환 등

박하 薄荷 | 꿀풀과에 속하는 박하의 지상부를 건조시킨 것

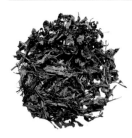

성미 신·양   **귀경** 간·폐

효능 성질이 차면서 발산시키는 작용이 있어, 온병의 초기 두통, 발열 또는 가벼운 오한 등의 증상에 사용한다. 머리와 눈을 시원하게 하여, 인체의 상부에 침범한 두통, 안구충혈 등을 개선하는데 이용한다.

적용예 가미소요산, 방풍통성산, 형개연교탕 등

반하 半夏 | 천남성과에 속하는 반하의 주피를 제거한 덩이줄기를 말린 것

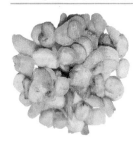

성미 신·온   **귀경** 비·위·폐

효능 '수'의 대사장애를 개선하면서, '기'의 순환을 조절한다. 구토, 오심, 어지럼증, 두통, 담 등을 개선하는 약제로 많이 이용된다. '생강'이나 '건강'과 함께 배합되는 경우가 많다.

적용예 반하사심탕, 반하후박탕, 반하백출천마탕, 소시호탕, 소청룡탕, 대시호탕, 맥문동탕, 시령탕 등

방풍 防風 | 미나리과에 속하는 방풍의 뿌리를 건조시킨 것

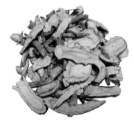

성미 신·감·온　**귀경** 간·방광·비

효능 해열·진통작용 및 소염·배농작용이 있다. 감기, 두통, 어지럼증, 사지경련, 통증 등의 증상에 사용한다. 혈액의 응고를 억제시키고 순환을 원활하게 도와주는 효능이 있어, 뇌경색이나 중풍예방에도 효과가 있다.

적용예 대방풍탕, 방풍통성산, 소경활혈탕, 십미패독탕, 형개연교탕, 조등산, 청상방풍탕 등

백출 白朮 | 국화과에 속하는 삽주 또는 백출의 뿌리줄기를 건조시킨 것

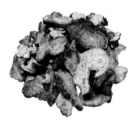

성미 감·고·온　**귀경** 비·위

효능 '수체'를 개선하기 위해 사용하는 생약으로, 체내의 수분대사를 조절하고 소화기능을 높이는 작용이 있다. 관절통, 신경통 등을 개선하는 한방약에도 배합된다. '창출'과 비슷한 작용을 한다.

적용예 계지가출부탕, 사군자탕, 십전대보탕, 진무탕, 영계출감탕, 반하백출천마탕, 방풍통성산, 소경활혈탕, 억간산, 의이인탕, 사군자탕 등

복령 茯苓 | 소나무 뿌리에 기생하는 잔나비걸상과의 복령의 균핵을 건조시킨 것

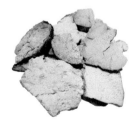

성미 감·담·평　**귀경** 비·신·심·폐

효능 이수작용이 우수한 생약으로 알려져 있다. 여분의 수분을 배설시키고 위장을 튼튼하게 하며, 정신을 안정시키는 작용이 있다. 부종, 식욕부진, 설사, 불면, 심계항진 등의 증상개선에 사용된다.

적용예 오령산, 영계출감탕, 계지복령환, 복령음, 육군자탕, 가미소요산, 당귀작약산, 반하후박탕, 소경활혈탕 등

부자 附子 | 미나리아재비과에 속하는 오두의 덩이뿌리를 건조시킨 것

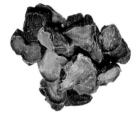

성 미 신·감·대열　　**귀 경** 비·신·심

효 능 몸을 따뜻하게 하는 작용과 진통작용이 우수하다. 심한
냉증이나 관절통, 신경통 등을 개선하는데 사용한다.
부작용(혀·입술의 저림, 구토, 심계항진, 부정맥 등)이
나타날 수 있으므로 주의를 요한다.

적용예 진무탕, 마황부자세신탕, 팔미지황환, 우차신기환, 계지
가출부탕, 대방풍탕 등

산약 山藥 | 마과에 속하는 마 또는 참마의 주피를 제거한 뿌리줄기를 건조시킨 것

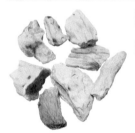

성 미 감·온·평　　**귀 경** 비·신·폐

효 능 자양강장약으로 비위의 저하된 기능을 개선한다. 권태
감, 무력감, 식욕부진, 설사 등에 효과가 있으며 기침,
천식, 가래에 좋다. 유정, 빈뇨 등의 증상에 사용한다.
보음작용이 있기 때문에 습을 만들 수 있으므로, 습이
많은 환자는 주의를 요한다.

적용예 우차신기환, 팔미지황환 등

산조인 酸棗仁 | 갈매나무과에 속하는 멧대추나무의 잘 익은 씨

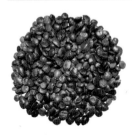

성 미 감·산·평　　**귀 경** 간·담·심

효 능 신경과민, 불면증, 건망증, 식은땀 등에 사용한다. 진
정, 최면, 혈압강하, 진통 등의 약리작용이 있다. 또 비
위를 튼튼하게 하며, 빈혈에도 효과가 있다.

적용예 산조인탕, 귀비탕 등

산초 山椒 | 운향과에 속하는 초피나무의 잘 익은 열매껍질

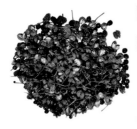

성 미 신·온   **귀 경** 비·신·폐

효 능 해독작용뿐 아니라 마취작용이 있다. 소화불량, 식체, 위하수, 구토, 설사, 신경쇠약, 회충구제 등에 사용한다. 매운 성질이 있어 벌레를 몰아내기도 하고, 비린내 나는 물고기나 해산물의 독을 풀어주는 효과가 있다.

적용예 대건중탕 등

상백피 桑白皮 | 뽕나무과에 속하는 뽕나무의 뿌리껍질을 건조시킨 것

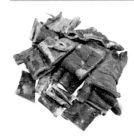

성 미 감·한   **귀 경** 폐

효 능 '폐'의 '열'로 인한 해수, 천식을 치료한다. 진해, 이뇨, 혈압강하, 진정, 진통, 해열, 항균 등의 약리작용이 있다. 코피, 각혈, 유행성 간염 등에도 사용한다. 이뇨작용이 있어 부종, 배뇨장애 등을 치료하며, 혈압을 내리는 작용이 있어 고혈압에도 사용한다.

적용예 청폐탕 등

생강 生薑 | 생강과에 속하는 생강의 신선한 뿌리줄기

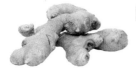

성 미 신·온   **귀 경** 비·위·폐

효 능 몸을 따뜻하게 하고 소화기관을 튼튼하게 하는 작용이 있어, 건위, 식욕증진 등에 사용한다. 가슴이 답답하고 트림이 나는 증상을 없앤다. 몸을 따뜻하게 하는 작용은 '생강' 보다 '건강' 이 더 강하다.

적용예 계지탕, 소시호탕, 보중익기탕, 갈근탕, 진무탕, 육군자탕, 가미소요산, 계지가작약탕, 반하후박탕, 대시호탕 등

석고 石膏 | 천연 광물인 함수황산칼슘

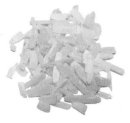

성미 감 · 신 · 대한   **귀경** 삼초경 · 위 · 폐

효능 광물성 생약. 갈증을 멎게 하는 작용과 '열'을 식혀주는 작용이 있어, 심한 구갈이나 열감, 열오름이 있는 경우에 사용한다. 부종이나 가려움에도 사용한다. '음증'인 사람에게는 사용하지 않는다.

적용예 월비가출탕, 소풍산, 조등산, 백호가인삼탕, 마행감석탕, 방풍통성산 등

세신 細辛 | 쥐방울덩굴과에 속하는 족두리풀의 뿌리줄기 및 뿌리를 건조시킨 것

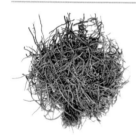

성미 신 · 온   **귀경** 신 · 심 · 폐

효능 몸을 따뜻하게 하고 통증을 진정시키는 작용이 있으며, 체표나 가슴부위의 냉증이나 '수'를 따뜻하게 하여 발산시킨다. 목의 통증, 콧물, 기침, 가래 등의 증상을 완화시킬 목적으로 감기약에 배합되는 경우가 많다.

적용예 마황부자세신탕, 영감강미신하인탕, 당귀사역가오수유생강탕, 소청룡탕 등

시호 柴胡 | 미나리과에 속하는 시호의 뿌리를 건조시킨 것

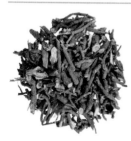

성미 고 · 미한   **귀경** 간 · 담

효능 '열'을 식히고, '기'의 울체를 제거하는 작용이 있다. 육병위 중 소양병일 때 사용하는 약에 배합되는 경우가 많다. '시호'가 포함된 것을 총칭하여 '시호제'라 하며, 응용범위가 넓은 방제군이다.

적용예 소시호탕, 대시호탕, 보중익기탕, 시호가용골모려탕, 시호계지건강탕, 시령탕, 십미패독탕 등

신이 辛夷 | 목련과에 속하는 백목련의 꽃봉오리를 건조시킨 것

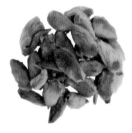

성미 신·온

귀경 위·폐

효능 막힌 코를 뚫어주는 작용이 있어서 비염, 코막힘, 축농증 등 코와 관련된 질환에 효능이 있다. 또 진통·진정 작용이 있어 두통과 집중력이 떨어지는 증상에도 잘 듣는다. 배농작용도 있다.

적용예 갈근탕가천궁신이, 신이청폐탕 등

연교 連翹 | 물푸레나무과에 속하는 개나리의 잘 익은 열매를 건조시킨 것

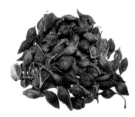

성미 고·미한

귀경 폐·간·심·담

효능 차가운 성질을 가지고 있어서, 열을 내려주는 효능이 있다. 이뇨작용, 배농작용, 청열작용 등이 있으며, 피부의 화농성질환에도 사용한다. 열독이 많아 발생하는 각종 부스럼, 임파선 부종, 결핵 등에도 사용한다.

적용예 방풍통성산, 형개연교탕, 은교산 등

오미자 五味子 | 오미자과에 속하는 오미자의 열매를 건조시킨 것

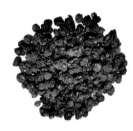

성미 산·감·온

귀경 신·심·폐

효능 체내에 편중된 '수'를 확산시키는 작용과 함께, '폐'의 기능을 조절하여 기침과 가래를 진정시키는 작용이 있다. 자양강장작용도 있어, 피로감을 느낄 때에도 자주 사용된다. 도한이나 설사 등의 증상에도 좋다.

적용예 청서익기탕, 소청룡탕, 청폐탕, 인삼양영탕, 영감강미신하인탕 등

우슬 牛膝 | 비름과에 속하는 쇠무릎의 뿌리를 건조시킨 것

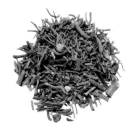

성 미 고 · 산 · 감 · 평   **귀 경** 간 · 신

효 능 콜레스테롤 강하, 이뇨, 혈당 강하, 간기능 개선 등의
작용이 있다. '어혈'을 제거해주기 때문에 생리불순,
산후복통 등에 사용한다. 해열 · 진통 작용이 있어서 인
후통, 학질, 몸살, 편두통 등에 효과가 있다.

적용예 대방풍탕, 소경활혈탕, 우차신기환 등

원지 遠志 | 원지과에 속하는 원지의 뿌리를 건조시킨 것

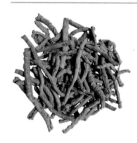

성 미 신 · 고 · 미온   **귀 경** 신 · 심 · 폐

효 능 거담작용과 정신안정작용이 뛰어나다. 거담, 천식, 편
도선염, 진통, 해열 등에 효과가 있다. 건망증, 가슴두
근거림, 불면, 억울증상 등에 사용한다. 각종 염증성 뇌
질환과 이로 인한 기억손상의 개선에 도움이 된다.

적용예 원지탕, 안신정지환, 가미온담탕 등

의이인 薏苡仁 | 화본과에 속하는 율무의 껍질을 제거한 씨

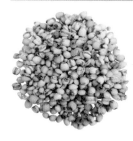

성 미 감 · 담 · 양   **귀 경** 비 · 위 · 폐 · 신

효 능 자양, 이수, 배농, 강장작용이 있다. 부종을 제거하거
나, 관절통이나 신경통 등의 통증개선에 효과가 있다.
여드름을 동반하는 피부염이나 사마귀를 제거하는 데
도 사용한다.

적용예 의이인탕, 마행의감탕, 계지복령환가의이인 등

인삼 人蔘 | 두릅나무과에 속하는 인삼의 생뿌리 또는 생뿌리를 쪄서 말린 것

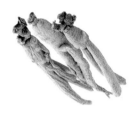

성미 감·미고·미온   **귀경** 비·심·폐

효능 소화기능을 높여 '기'의 생성을 증진시킴으로써, 체력을 회복시키는 작용이 강하다. 또 신진대사를 촉진시키고, 면역기능을 높이는 작용도 있다. '보제의 왕'이라고도 불린다.

적용예 인삼탕, 사군자탕, 보중익기탕, 십전대보탕, 소시호탕, 인삼양영탕, 인삼계지탕, 육군자탕, 시호계지탕, 대건중탕 등

인진호 茵蔯蒿 | 국화과에 속하는 사철쑥의 지상부를 가을에 채취하여 건조시킨 것

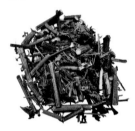

성미 고·신·미한   **귀경** 간·담·비·위

효능 담즙분비 촉진, 간기능 보호, 혈압강하, 해열, 이뇨 등의 작용이 있다. 만성간염, 습진, 옴 등의 피부질환과 소변불리, 습열황달 등에 사용한다. 고지혈증, 임신성 간내 담즙 울체증, 구강궤양 등의 치료에 활용된다.

적용예 인진호탕, 인진출부탕, 인진오령산 등

자소엽 紫蘇葉 | 꿀풀과에 속하는 차즈기의 잎 및 끝가지를 건조시킨 것

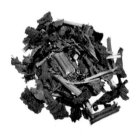

성미 신·온   **귀경** 비·심·폐

효능 식욕증진, 혈행개선, 발한해열, 항균, 방부, 염증제거, 진해 등의 작용이 있다. 특히 물고기나 게를 먹고 중독되었을 때, 효과가 있다. 여름철 토사곽란이나 찬 음식을 먹고 생긴 소화불량에 좋다.

적용예 반하후박탕, 향소산, 시박탕, 신비탕 등

작약 芍藥 | 작약과에 속하는 작약의 뿌리를 건조시킨 것

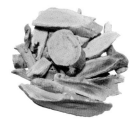

성 미 고·산·양   **귀 경** 간·비

효 능 '혈'의 순환을 좋게 하는 대표적인 생약. 진통작용과 근육경련을 없애는 작용이 우수하다. 한방에서 많이 처방되는 생약 중 하나로, 냉증이나 부인병 등의 방제에 많이 배합된다.

적용예 작약감초탕, 계지탕, 계지가작약탕, 계지복령환, 사물탕, 가미소요산, 계지가용골모려탕, 계지가출부탕, 당귀작약산, 대방풍탕 등

조구등 釣鉤藤 | 꼭두서니과에 속하는 조구등의 가시가 달린 가지를 건조시킨 것

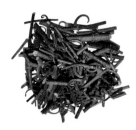

성 미 감·미한   **귀 경** 간·심포

효 능 '간'의 흥분을 진정시켜주며, 진정·진경작용이 있다. 정신불안, 두통, 어지럼증 등의 증상을 개선한다. 아이의 경련이나 경기에도 효과가 있다. 강압작용도 있다. 눈의 출혈, 풍열로 인한 피부반점 등에도 사용한다.

적용예 조등산, 억간산, 억간산가진피반하, 칠물강하탕 등

지실 枳實 | 운향과에 속하는 탱자나무의 덜 익은 열매를 건조시킨 것

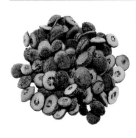

성 미 고·산·신·미한   **귀 경** 대장·비·위

효 능 자궁수축, 위장연동운동항진, 혈압상승, 강심, 이뇨 등의 작용이 있다. 식체, 소화불량, 복부팽만, 변비, 이질, 자궁하수증, 위하수, 탈항 등에 사용한다.

적용예 대시호탕, 마자인환, 오적산, 형개연교탕, 복령음 등

지황 地黃 | 현삼과에 속하는 지황의 뿌리

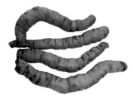

성미 감·한   귀경 간·신·심

효능 '혈'의 부족을 보충하고, '신'의 작용을 활성화시킨다. 뿌리를 그대로 말린 건지황은 열을 식혀주는 작용이 강하다. 또 지황을 쪄서 말린 숙지황은 쇠약한 몸의 원기를 북돋워주고, 부족한 '혈'을 보충하는 작용이 강하다.

적용예 사물탕, 궁귀교애탕, 십전대보탕, 자음강화탕, 팔미지황환, 대방풍탕, 소경활혈탕, 우차신기환 등

진피 陳皮 | 운향과에 속하는 귤나무의 잘 익은 열매껍질을 건조시킨 것

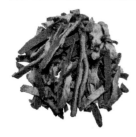

성미 신·고·한   귀경 비·폐

효능 '기'를 순환시키는 작용과 건위작용이 있으며 소화불량, 구토, 식욕부진, 가래 등의 개선에 사용된다. 방향성이 있어서 기분을 차분하게 하는 작용도 기대된다. 역류성식도염, 위염, 궤양성결장염, 기관지염, 만성신부전 등에 활용된다.

적용예 위령탕, 평위산, 보중익기탕, 향소산, 청서익기탕, 육군자탕, 소경활혈탕, 조등산, 반하백출천마탕 등

천궁 川芎 | 미나리과에 속하는 천궁의 뿌리줄기를 건조시킨 것

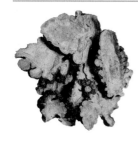

성미 신·온   귀경 간·담·심포

효능 '혈'과 '기'의 순환을 좋게 하며, 체내의 밸런스를 조절한다. 진정, 진통, 보혈, 강장 등의 효과가 있고, 두통이나 열오름, 빈혈, 월경이상 등의 부인병에 사용되는 경우가 많다.

적용예 당귀작약산, 사물탕, 궁귀교애탕, 억간산, 갈근탕가천궁신이, 대방풍탕, 소경활혈탕, 십미패독탕 등

치자 梔子 | 꼭두서니과에 속하는 치자나무의 잘 익은 열매를 말린 것

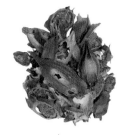

성 미 고 · 한   **귀 경** 삼초 · 심 · 위 · 폐

효 능 열을 식히고 정신을 안정시키는 작용이 있다. '기체'를
풀어주며, 열오름이나 속쓰림 등을 개선한다. '혈'을
식히는 작용과 해독작용도 있다. '비허'로 인한 설사나
식욕부진이 있는 사람은 사용을 금한다.

적용예 인진호탕, 진무탕, 팔미지황환, 우차신기환, 계지가출부탕,
가미소요산, 방풍통성산, 황련해독탕, 청폐탕 등

택사 澤瀉 | 택사과에 속하는 택사의 덩이줄기를 건조시킨 것

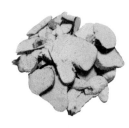

성 미 감 · 담 · 한   **귀 경** 방광 · 신

효 능 몸속의 과잉수분을 제거하는 작용이 있다. 배뇨장애,
빈뇨, 어지럼증, 구토 등의 증상을 개선하는 효과가 있
다. 구갈이나 위속에 수분이 많을 때 사용된다. 고지혈
증, 지방간, 고혈압, 당뇨병 등의 치료에 활용한다.

적용예 오령산, 저령탕, 당귀작약산, 팔미지황환, 우차신기환,
시령탕, 반하백출천마탕 등

행인 杏仁 | 장미과에 속하는 살구나무의 잘 익은 종자의 인(仁)

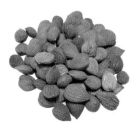

성 미 고 · 미온   **귀 경** 대장 · 폐

효 능 가슴 부위에 생긴 '수체'를 해소시킨다. 기침이나 가
래, 천식 등을 개선하는 작용이 있어서, 호흡기계의 증
상에 많이 사용된다. 또 통변을 좋게 하는 한방약에 많
이 배합된다.

적용예 마행감석탕, 마자인환, 윤장탕, 마황탕, 신비탕, 청폐탕
등

형개 荊芥 | 꿀풀과에 속하는 형개의 지상부를 건조한 것

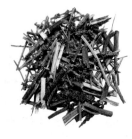

성미 신·온　　**귀경** 간·폐

효능 발열, 해열, 해독, 구어혈 작용이 있다. 감기, 급성편도선염, 인후염, 산욕열, 열이 나고 머리가 아플 때, 눈충혈, 산후중풍 등에 사용한다. 항염증, 항알러지, 항병원미생물, 혈류개선 등의 작용이 있다.

적용예 방풍통성산, 십미패독탕, 형개연교탕 등

황금 黃芩 | 꿀풀과에 속하는 황금의 주피를 제거한 뿌리를 건조시킨 것

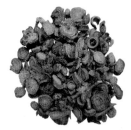

성미 고·한　　**귀경** 담·대장·소장·심·폐

효능 '열'을 식히고 '수'의 정체를 없애주는 작용이 있다. 이런 작용에 의해 명치부의 억압감이나 위불쾌감, 팽만감, 설사 등의 증상을 개선한다. 위장염이나 방광염, 요도염, 기관지 천식 등 염증에 사용한다. 해독작용도 있다.

적용예 대시호탕, 시호가용골모려탕, 시호계지탕, 반하사심탕, 방풍통성산, 소시호탕, 시령탕, 시호계지건강탕 등

황기 黃耆 | 콩과에 속하는 황기의 뿌리를 건조시킨 것

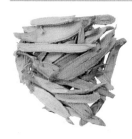

성미 감·미온　　**귀경** 비·폐

효능 '기허'를 개선하고 '오장'의 작용을 활발하게 하며, 강장작용과 자양작용이 있다. 또 체내에 정체된 '수'를 제거하는 작용도 있다. 체력저하, 부종, 발한이상 등의 방제에 이용되는 경우가 많다.

적용예 보중익기탕, 십전대보탕, 방기황기탕, 황기건중탕, 대방풍탕, 반하백출천마탕, 청서익기탕, 계지가황기탕 등

황련 黃連 | 미나리아재비과에 속하는 황련의 뿌리줄기를 건조시킨 것

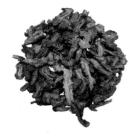

성미 고·한   **귀경** 간·대장·심·위

효능 '열'을 식히고 '수'의 정체를 제거하여, 명치부의 억압감이나 팽만감을 없애준다. 복통, 설사, 구토 등의 증상을 개선한다. '황금'과 비슷하지만, 정신불안을 진정시키는 작용도 있으며, 흉통이나 심계항진 등을 완화시킨다. 해독작용도 있다.

적용예 황련탕, 반하사심탕, 황련해독탕, 시호청간탕, 형개연교탕, 삼황사심탕, 온청음 등

황백 黃柏 | 운향과에 속하는 황벽나무의 주피를 제거한 줄기껍질를 건조시킨 것

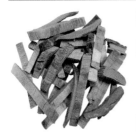

성미 고·한   **귀경** 대장·방광·신

효능 열을 내리고 습을 없애는 효능이 있다. 설사, 이질, 황달, 대하, 열로 인해 오줌을 찔끔거리는 증상, 다리와 무릎이 붓고 아픈 증상 등에 사용한다. 혈압강하, 중추신경계 억제, 항염증 등의 효과도 있다.

적용예 황련해독탕, 반하백출천마탕, 청서익기탕, 형개연교탕, 자음강화탕 등

후박 厚朴 | 목련과에 속하는 일본목련 또는 후박나무의 줄기껍질을 건조시킨 것

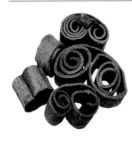

성미 고·신·온   **귀경** 대장·비·위·폐

효능 '기'를 순환을 원활하게 하여, 긴장이나 통증을 완화시키는 작용이 있다. 흉부나 복부의 부종, 복통, 팽만감을 개선하는 효과가 있다. 근이완작용 성분이 포함되어 있어서, 다량 섭취는 피한다.

적용예 반하후박탕, 위령탕, 평위산, 시박탕, 대승기탕, 마자인환, 오적산 등

참 | 고 | 자 | 료

- 《한의학 개론》김규열 _원광대지털대학교
- 《한의학 개론》김도완 외 _정문각
- 《본초학 해설》김길춘 _신일북스
- 《한약본초》명노일 _원광대지털대학교
- 《약용식물학 개론》명노일 _원광대지털대학교
- 《신증 방약합편》황도연 _영림사
- 《한약 제제학》한약제제학 교재편찬위원회 _신일북스
- 《임상본초학》신민교 _영림사
- 《방제학》국윤범 외 _영림사
- 《약선 방제학》명노일 _원광대지털대학교
- 《웰빙 한방차》김용현 _한올
- 《보험 한약입문》이준우 _군자출판사
- 《새로 보는 빈용 202처방》이종대 _정담
- 《MBC 라디오 동의보감》조기호 _부광
- 《중국 한방 처방집》이원춘 _태학당
- 《フローチャート漢方藥治療》新見 正則 _新興医学出版社
- 《皇帝の漢方藥圖鑑》木村美紀 _じほう
- 《NHK きょうの健康》_NHK 出版
- 《漢方の服藥指導》飯塚 晃, 吉江文彦 _ナツメ社
- 《漢方診療のレッスン》花輪壽彦 _金原出版
- 《漢方 212の使い方》埴岡 博 _じほう
- 《図解 漢方のトリセツ》川添和義 _じほう
- 《藥膳 素材辭典》辰巳洋 _源草社
- 《中藥方劑學》李鐵男 _人民卫生出版社
- 《常用中藥100味》陳仁 壽 _江苏科学技术出版社
- 《中藥處方手冊》劉紹貴 _湖南科学技术出版社
- 《中藥大辭典》南京中医藥大學 _上海科学技术出版社
- 《茶療法》金世明 _中國中医药出版社
- 약학정보원 홈페이지 _http://www.health.kr/main.asp/
- 드러그인포 홈페이지 _https://www.druginfo.co.kr/
- 일본동양의학회 홈페이지 _http://www.jsom.or.jp/index.html
- (株)ツムラ 漢方サイト _https://www.tsumura.co.jp/kampo/

색 | 인